オペナーシング 2014年 秋季増刊

6科24術式

術式別でわかりやすい！
内視鏡外科手術
実践マニュアル

編集／近畿大学医学部外科学内視鏡外科部門教授　今本治彦

編者のことば

　内視鏡外科手術は，患者にやさしく低侵襲であることより，近年増加傾向にあり，手術全体に占める割合も大きくなりつつあります．診療報酬においても，手術による収入は大きく，特に内視鏡外科手術の点数は高いため，病院収入の大きな割合を占めることも大きな要因です．

　内視鏡外科手術は，我々医療者にとっても，より詳細に術野を観察できること，細かな精確な手術が可能であること，また，スタッフ全員がモニターを介して術野を共有できることなど大きな利点があります．一方で，使用機器が多く，機器に頼った手術でもあります．利点を生かしつつ，安全で質の高い手術を行うためには，この手術の特性を熟知し，術者と同じ視点から手術看護を行うための知識や技術が必要です．

　本増刊では，まず，内視鏡外科手術において，手術室看護師が知っておくべき基礎知識やテクニックなどの基本的なマニュアルを解説し，経験年数の短い方が重要なポイントを押さえることができる内容といたしました．次に，代表的な術式ごとに「手術内容や知っておくべき知識」「使用する器具や機器類の配置，体位，体温管理」「手術の流れにおける術者の動きや看護師の注意ポイント」など，詳細について写真とともに解説しております．

　実際の手術では，緩急があります．手術の流れの中で，術者が何を考え，どこが重要なのかもくわしく解説していただき，器械出しや外回りを担当する手術室看護師が実践現場で役立つポイントを明確にしていただきました．

　手術はよく演劇に例えられます．術者が主役，看護師や臨床工学技士が脇役といわれていますが，実際の芝居（手術）では主役も脇役もなく，すべての役者が自分の役目を，ほかの役者を思いやりながら確実に行うことが芝居（手術）の質を高めると思います．医師と看護師が同じ術野を共有できることはもちろん，手術全体の流れの中で同じ方向を向き，想いを一つにすることが，より安全で質の高い内視鏡外科手術を行うことになると考えます．

　この増刊が内視鏡外科チームの気持ちを一つにすることのお役にたてることを心より願います．

近畿大学医学部外科学内視鏡外科部門教授
今本治彦

画面が読める！
術者の動きと気合いがわかる！

6科24術式

術式別でわかりやすい！内視鏡外科手術実践マニュアル

OPE NURSING 2014年 秋季増刊

編集／近畿大学医学部外科学内視鏡外科部門教授　今本治彦

編者のことば……………………………………………………………………3

第1章 初心者オペナースのためのベーシックマニュアル

- 内視鏡外科手術における「器械出し」と「外回り」のポイント……8
- どうすればいい？体位固定……………………………………………11
- 気をつけよう！体温管理………………………………………………15
- 道具を知る！内視鏡手術でよく使用する器械………………………17
- 再確認！基本的な手順…………………………………………………22

第2章 レベルアップを目指すオペナースのための術式別マニュアル

① 消化器外科

1. 腹臥位胸腔鏡下食道切除術 30
2. 腹腔鏡補助下胃全摘術 37
3. 腹腔鏡下胃切除術（LDG） 45
4. 腹腔鏡下胆嚢摘出術 54
5. 腹腔鏡下膵体尾部切除術 62
6. 腹腔鏡下脾臓切除術 73
7. 腹腔鏡下肝外側区域切除術 80
8. 腹腔鏡下結腸切除術 88
9. 腹腔鏡下低位前方切除術 96
10. 腹腔鏡下鼠径ヘルニア修復術 105

知っててて損はなし！ ワンポイントレクチャー 114

② 呼吸器外科

1. 胸腔鏡下肺葉切除術（左肺下葉切除） 116

知っててて損はなし！ ワンポイントレクチャー 124

③ 整形外科

編集協力／高岡整志会病院関節鏡・スポーツ整形外科部長　今田光一

1. 顕微鏡視下腰椎後方手術 126

Contents Endoscopic surgery manual

- ② 内視鏡下腰椎後方椎間板摘出術 ……………………… 130
- ③ 肩関節鏡手術 ………………………………………… 136
- ④ 膝関節鏡手術 ………………………………………… 141
- ⑤ 足関節前方インピンジメント症候群に対する鏡視下骨棘切除術 … 148
- ⑥ 関節鏡下TFCC断裂縫合術 …………………………… 154
- ⑦ 肘関節鏡手術 ………………………………………… 161
- ワンポイントレクチャー ……………………………… 170

④ 泌尿器科

- ① 経尿道的膀胱腫瘍切除術（TUR-BT） ………………… 174
- ② 経尿道的尿管結石砕石術（TUL） ……………………… 178
- ③ ホルミウムレーザー前立腺核出術（HoLEP） ………… 182
- ④ ロボット支援下前立腺全摘術 …………………………… 187
- ワンポイントレクチャー ……………………………… 195

⑤ 耳鼻咽喉科

- ① 鼻内内視鏡手術 ……………………………………… 198

⑥ 産婦人科

- ① 腹腔鏡下子宮全摘術 ………………………………… 206
- ワンポイントレクチャー ……………………………… 214

執筆者一覧 …………………………………………………… 215

表紙・本文デザイン：安楽麻衣子

バリア性能としなやかさの融和

マルチ・レイヤー・ファブリック
Tigalyer®
ティガリヤ

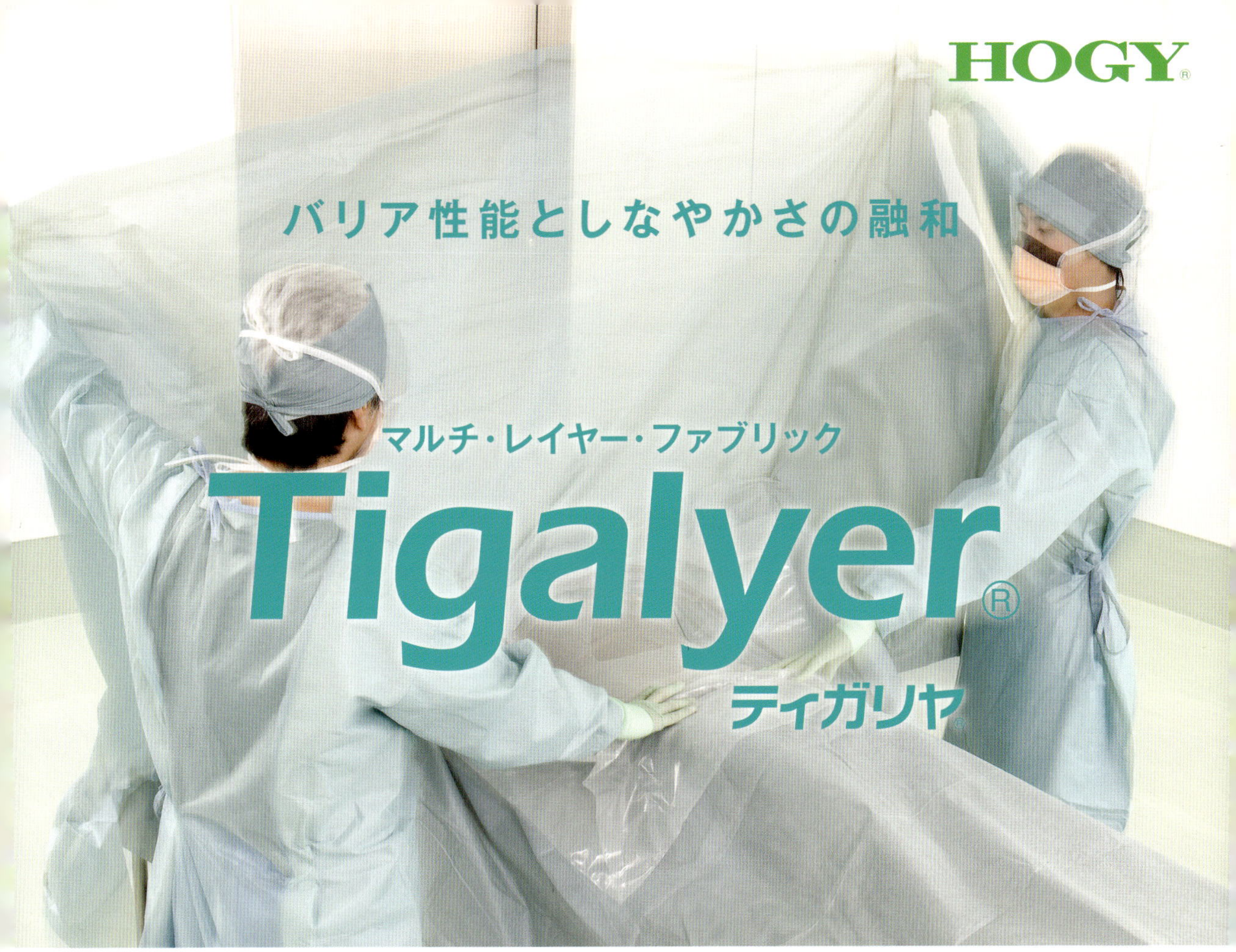

ANSI/AAMI PB70
レベル4適合ドレープ ティガリヤ® の特長

1 高バリア　**2** 高強度　**3** 高柔軟性

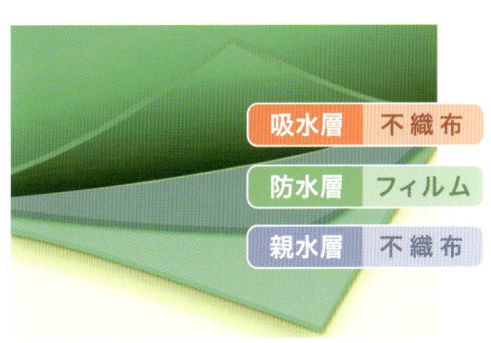

- 吸水層　不織布
- 防水層　フィルム
- 親水層　不織布

さらに…低リントで感染経路をシャットアウト！

日本全国の手術室と共に不織布の歴史を歩んできたホギメディカル。
時代の移り変わりと共にニーズに適した素材・機能性のドレープを提供してまいりました。

現在では単なる不織布に限らず、術式や出血量、手術時間に応じた素材が求められています。

ティガリヤは最高レベルのバリア性を備えた素材です。
ホギメディカルが皆様と蓄えたノウハウと組み合わせることで求められる性能に最も適したドレープとなりました。

ホギメディカルは今までも、これからも、ベストなドレープをお届けいたします。

HOGY MEDICAL Co., Ltd.

SURGICAL GLOVES
テクラップ® LF

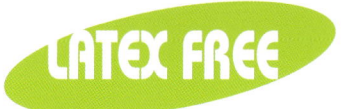

- テクラップ® LF
- テクラップ® LF・マイクロ

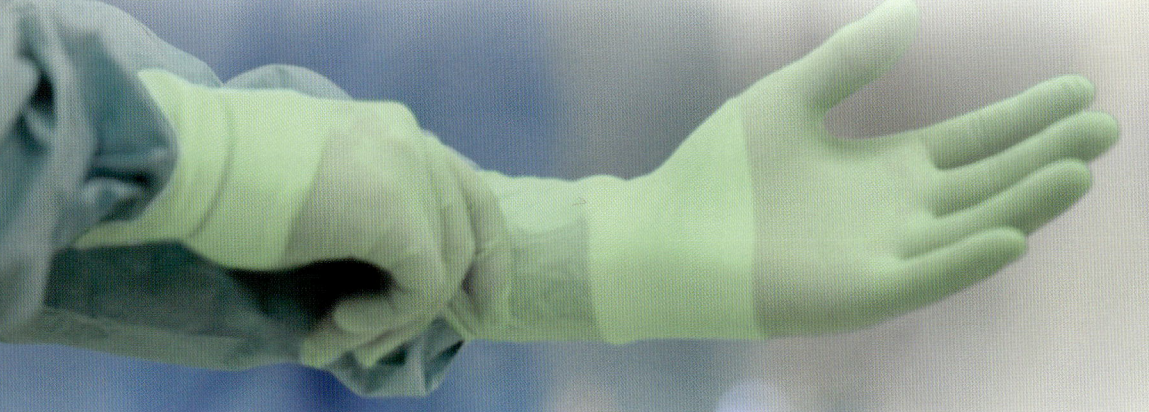

安心のラテックスフリー

■ ラテックスフリー
アレルギー源となる天然ゴムラテックスを含まない、新素材ポリイソプレン製の手術用合成ゴム手袋です。

■ ミルクカゼインフリー
ゴム系製品の乳化剤として多く使用されているウシ由来原料のミルクカゼインを含みません。厚生労働省ではウシ伝達海綿状脳症(BSE)の危険性から医療機器への使用を禁止しています。

■ パウダーフリー
パウダーによる皮膚の擦過や乾燥がありません。

■ 優れたフィット感
天然ゴム製手術用手袋と同等以上の伸縮性を有していますので、弛まずピッタリと装着でき、繊細な指先の感触を損ないません。

※「テクラップ® LF・マイクロ」は、より繊細な感触を必要とするマイクロサージャリーに適しています。

器械セッティングの統一と明確なゾーニング

スカルペルホルダー

器械台の危険エリアが識別できメスの配置が一目でわかるホルダーをご提案します。

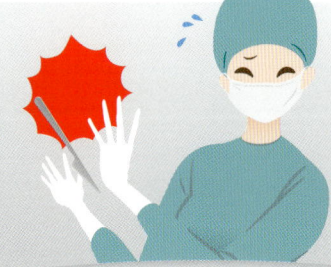

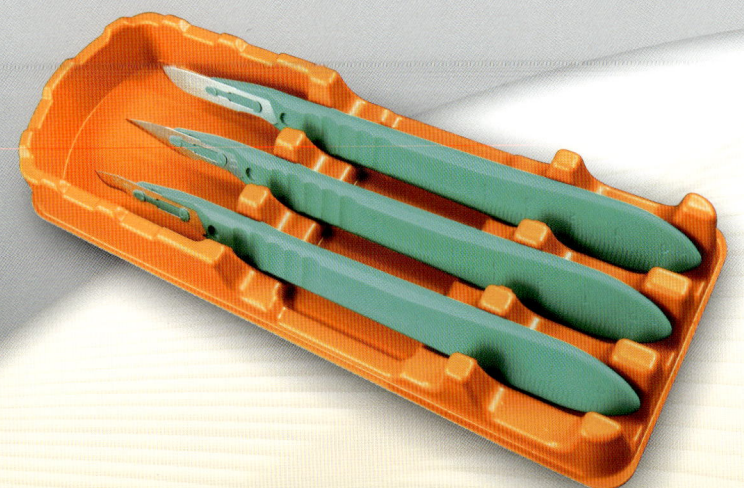

- 刃先形状が一目でわかる
- 固定できる
- 安全・確実なメスの取り出し
- 明確なゾーニング

株式会社ホギメディカル　〒107-8615 東京都港区赤坂2-7-7　TEL: 03-6229-1300(代表)　FAX: 03-6229-1344　http://www.hogy.co.jp

第1章

初心者オペナースのための
ベーシックマニュアル

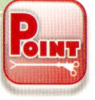 内視鏡外科手術における「器械出し」と「外回り」のポイント

公益財団法人がん研究会有明病院中央手術室副師長（手術看護認定看護師） **武田知子**

■器械出し

ポイント 術式や手技を理解し必要な器械を準備し，丁寧に扱い管理する．

　内視鏡外科手術では，内視鏡装置や電気メス・超音波凝固切開装置などのそのほかのデバイスと，さまざまな医療器械を使用し，術式ごとに使用するものが異なることも多い．ほかの器械では代用のきかない場合もあり，術前に使用する器械がそろい，安全に使用できるかを確認する．術野で使用する鉗子類は，細かな部品からなり分解できるものもあり，形状や組み立て方などの構造を知り丁寧に扱う．また，「鉗子のかみ合わせ」「作動」「破損などがないか」など，術前から術後まで確認し管理することが重要である．

ポイント 術前の準備や術中は，デバイスのコード類が絡まることや垂れ下がり不潔になることがないように整理し管理する．

　術前の準備では，器械台の上にさまざまな器械・コード類が並び，器械台の上が整理されていないと，使用する物品の落下やカメラシステムなどのコードを術野側とモニター側で誤って下ろしてしまう危険性がある．特に，内視鏡外科手術で使用する物品には，ディスポーザブル製品で高価な物や数に限りがあるものなどが多いため，コード類は術野にセッティングする順番で渡せるようにあらかじめ準備するなど整理することが大切である．また，術中は，場面に応じて使用する器械を理解し，器械を渡す際は戻ってくる器械とのコードが絡まないように，受け取る器械と渡す器械のコードを確認しながら動線を考え受け渡す．

ポイント 術中は術者の手元や患者の体に振動を与えないように注意する．

　内視鏡外科手術では，シャフトの長い鉗子を使用し手術操作を行うため，小さな手ブレでも鉗子先の動きは大きなブレとなり組織損傷や出血などにつながり，大変危険である．特に，術野展開のために術者の肘の動きも大きくなりやすいため，手術の進行を理解し術者の動きを予測することで，術者の手にぶつからないように注意する．

ポイント 超音波凝固切開装置や血管組織シーリングシステム，自動縫合器・止血用クリップなど手術操作に使用する機器は，安全に使用できることを確認し術者に渡す．

　内視鏡外科手術では，手術操作はトロッカーから挿入された器械で行われており，トロッカーの本数やサイズによって使用できる鉗子の本数や使用できる器械が限られる．血管処理，組織の剥離・離断，吻合にはさまざまな医療器械が使用されている．安全に作動しなかった場合，リカバリーが困難な状況となりやすく，時に出血や開創手術への切り替えにつながりかねない．超音波凝固切開装置や血管組織シーリングシステムなどに付着した汚れは確認し，こまめに落としておく．自動縫合器・止血クリップなどは，装着状況や物品によっては作動を確認し，術野で使用するその場面までに装着状況に異常がないかを注意する．

ポイント 術中は，モニター画面から手術の進行を理解できるように観察するとともに術者の手元を確認する．

　内視鏡外科手術は，術者が手術操作を行う場面のみに焦点を絞って術野が画面に映し出されるため，視野が狭く解剖の理解やどれだけ剥離操作が必要かの判断が難しいことが多い．しかし，術野を展開し直す時は広い視野を得ることができ，解剖やその先の手術の進行を理解できるので，観察することは特に重要である．このほかに，術野に出血や器械の破損などの異常がないかについて，操作場面以外のモニター画面に注意し観察する．また，術者は画面で見られる場面に集中する状況となるため，鉗子操作を妨げるようなコードの絡みがないかなど手元も確認する．

外回り

ポイント 使用する機器と，術中の動線を考え，術前に部屋の準備を整える．

　内視鏡外科手術では，患者周囲に医療機器が並び，床にはコード類が多い状態となる．術中手術操作を妨げず患者観察が行えるようにセッティングや動線を考え，足元がコードに引っかかることのないようにコード類を整理しておく．各科術式ごとに室内のセッティングを決めておくことで，術者・看護師が共通認識を図り，スムーズな準備・環境整理を行うことができる．

ポイント 手術操作や手術時間を考慮し，安全な手術体位を確実にとる．

　内視鏡外科手術では，腹腔・胸腔などの限られた空間の中で視野を確保するため，臓器の圧排などには手術の展開に伴い，患者の体を左右に傾けることや長時間の頭低位など手術体位における工夫が必要となってくる．術式ごとの体位と術野の関係を理解し，「皮膚神経障害予防や褥瘡を予防する目的で術中にとられる手術体位が安全に維持できるか」「モニターや気管チューブ・ルート類が引きつれることがないか」などについて，術前に実際にベッドを動かしシミュレーションを行う．内視鏡外科手術では長いシャフトの器械を使用するため，鉗子操作を妨げない離被架や四肢の固定も重要である．

ポイント 気腹による合併症を知り，それらのもたらす異常の早期発見に努める．

　腹腔鏡外科手術では，術野を確保する方法として二酸化炭素を腹腔内に注入し，腹壁を膨らませるとともに腸管を圧排することで術野を得る気腹法がある．気腹圧は患者の体格や状態によって異なるが，8〜10mmHg程度[1]で設定している．合併症として，皮下気腫，気胸，二酸化炭素の血管内流入によるガス塞栓，気腹時の腹膜伸展に伴う迷走神経反射や高炭酸ガス血症による不整脈，気腹や頭低位によって気管チューブの位置が深くなり気管支内に入り込むことなどがある．これらの合併症を認識し，患者およびモニター・気腹圧の異常がないかを観察する．また，乾燥した気腹ガスを流入することで，気化熱として体内の熱が奪われ低体温を起こしやすいため，体温管理を行っていくことも重要である．

ポイント 術野モニターを観察して手術の進行を理解し，術者・麻酔科医・器械出し看護師と連携を図る．

　内視鏡外科手術では，術野のモニター画面を通し，「今何をしているのか」「腹腔内の癒着はあるか」など術野を共有して観察することができる．手術の進行を理解・予測し，縫合器などの必要となる物品が室内にそろっているかを事前に確認し，タイミングを図り準備することが重要である．また，視野が狭いといった欠点もあるため，器械出し看護師と連携を図り，体内に留置したガーゼなどの位置や枚数を確認しておく．「モニターでは見えない所からの出血がないか」「腹膜や周囲組織などに血液が付いていないか」など，モニターを観察していく．

引用・参考文献
1) 白石憲男．"安全な気腹の作成法"．消化管がんに対する腹腔鏡下手術のいろは　技術認定に求められる基本手技の鉄則．北野正剛監．東京，メジカルビュー社，2013，34-7．
2) 安田李道．"腹腔鏡下手術の麻酔"．周術期管理チームテキスト．第2版．日本麻酔科学会・周術期管理チームプロジェクト編．兵庫，日本麻酔科学会，2011，420-2．
3) Ryan S. Schellpfeffer, M.D, et al. "低侵襲の麻酔"．麻酔科シークレット．第2版．太城力良ほか監訳．東京，メディカル・サイエンス・インターナショナル，2007，527-33．
4) 内視鏡外科手術に関するアンケート調査第11回集計結果報告．日内視鏡外会誌．17 (5)，2012，650．
5) 久布白兼行ほか．腹腔鏡下手術患者の周術期管理の要点．臨婦産．59 (3)，2005，263-6．
6) 片岡恵子ほか．一施設において16年間に経験した腹腔鏡下手術4,069例の合併症の検討．日産婦内視鏡会誌．24 (2)，2008，331-5．

どうすればいい？体位固定

公益財団法人がん研究会有明病院中央手術室副師長（手術看護認定看護師）**武田知子**
●撮影協力（仰臥位・砕石位・頭低位：手術部スタッフ）

■腹臥位（半側臥位）

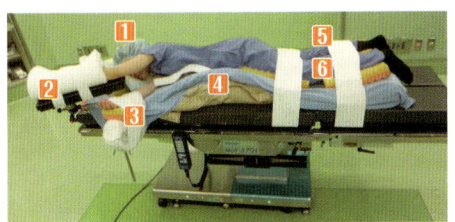

1 頭部
　下側になる眼球を圧迫しないように，穴の開いた枕を使用する．頭部が前屈・後屈しないように枕の高さを合わせる．

2 上側上肢
　肩関節が180°以上に屈曲しないように，手台の高さを合わせる．腋窩が圧迫されないように，手台の位置を調整し除圧マットを敷く．

3 下側上肢
　下側の腋窩が圧迫されないように，腋窩枕と隙間を空ける．肘関節の圧迫がないように，胸壁と隙間を空ける．肘関節の過伸展がないように，前腕を支える．

4 骨盤
　上側肩関節への屈曲・荷重を防ぐため，体幹が前に倒れないようにマジックベッド®などで固定する．

5 下側下肢
　下側になる下肢の腓骨小頭を圧迫しないように，スポンジを入れて浮かせる．

6 上側下肢
　半側臥位のポジションに合わせ，上側の足に高さをもたせる．

■側臥位

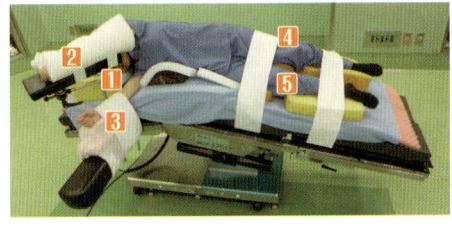

1 頭部
　下側になる眼球を圧迫しないように，穴の開いた枕を使用する．頸椎および上側の腕神経叢が伸展しないように，脊椎が一直線になるように枕の高さを合わせる．下側になる耳が折れて圧迫されていないかを確認する．

2 上側上肢
　腋窩が圧迫されず，肩関節が180°以上に屈曲しないように，手台の位置と高さを調整する．橈骨神経，尺骨神経，正中神経の圧迫や肘関節の過伸展がないように，除圧マットを敷き，腕の固定は幅広く行う．

3 下側上肢
　腋窩が圧迫されないように，腋窩枕と腋窩の間を空ける．肘関節の過伸展がないように，前腕

を支える.

4 5 上下肢
　両下肢が重ならないように,股関節,膝関節を屈曲し,両下肢の位置をずらす.腓骨小頭を圧迫しないように,下側の下肢には枕を入れ,上側の下肢は抑制帯の位置に注意する.

■仰臥位（閉脚と開脚）

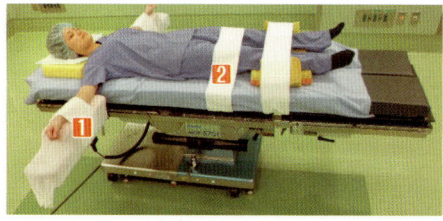

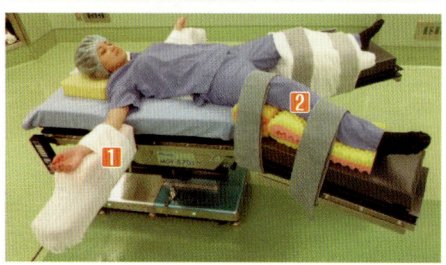

1 上肢
　肩関節や肘関節の過伸展がないように,体幹と手台の高さを合わせ,前腕を支える.肩は90°以上に外転しない.

2 下肢
　腓骨小頭を圧迫しないように,大腿部と下肢の骨幹部で固定する.膝関節が過伸展にならないように,下肢を支える.

■砕石位

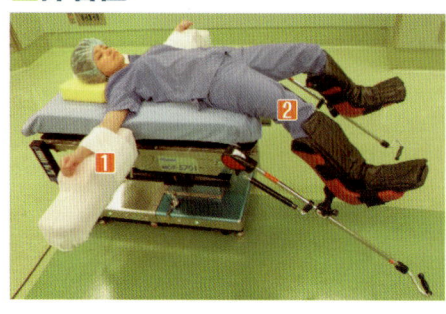

1 上肢
　肩関節や肘関節の過伸展がないように,体幹と手台の高さを合わせ,前腕を支える.肩は90°以上に外転しない.

2 下肢
　腓骨神経が圧迫されないように,ブーツと腓骨小頭の隙間を空ける.脹脛を圧迫しないように,踵をブーツに合わせ,足の甲をしっかり固定する.脛の固定はブーツと脹脛との隙間を空ける.

■頭低位

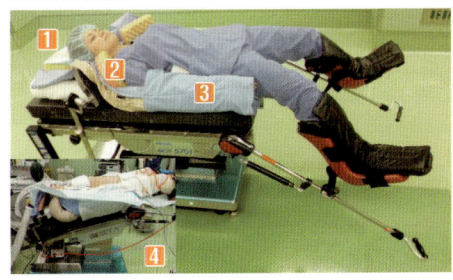

1 頭部
　頸部が後屈しないように，頭低位にして枕の高さを合わせる．

2 肩
　体が頭側にずれないように，肩をマジックベッド®や側板で固定する．頸部に近いところは，腕神経叢を圧迫するため肩関節部で固定する．

3 上肢
　体幹に付け，患者の体で腕が圧迫されないように腕と体幹との間には除圧マットを入れておく．

4 下肢
　砕石位の下肢固定と同様に，腓骨神経の圧迫と脹脛の圧迫を防ぐように隙間を空ける．必ず実際に術中に行う頭低位をとり，圧迫されていないかについて確認する．

■体位変換（腹臥位→開脚位）

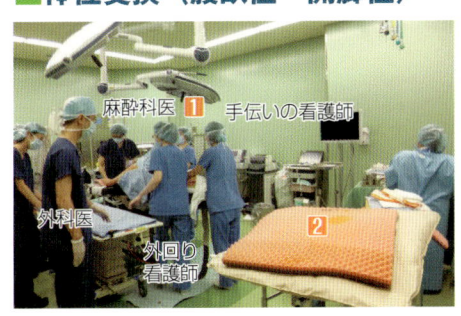

1 外回り看護師は麻酔科医，術者に声をかけ，気管チューブおよび蛇管，ライン，モニターなどのコード類を整理する．**2** 体位変換に必要な物品は事前に準備しておき，必要な人員をそろえる．

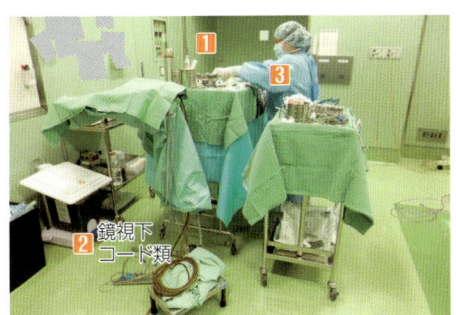

1 器械出し看護師は器械が不潔にならないように，部屋の端に器械台を移動する．**2** 内視鏡カメラなどのコード類は踏まれないように，動線を考え整理しておく．**3** 器械・ガーゼ類のカウントを行い，体位変換後に行う手術操作に必要な物品を準備しておく．

引用・参考文献

1) 田中マキ子ほか. "手術患者のポジショニングの意義と重要性". 動画でわかる 手術患者のポジショニング. 東京, 中山書店, 2007, 4.
2) 松下典正ほか. 腹腔鏡補助下直腸低位前方切除術後に発症した左腕神経叢障害の1例. 日臨外会誌. 71 (4), 2010, 177-81.
3) 水野樹ほか. 腹腔鏡補助下S状結腸切除術後に発症した右側正中神経障害. 麻酔. 57 (6), 2008, 752-5.
4) 近藤洋司ほか. 腹腔鏡下直腸手術後に腕神経叢損傷を来した1例. 麻酔と蘇生. 49 (5), 2013, 3-6.
5) 高野公徳ほか. 腹腔鏡補助下前方切除術後に合併した重症下肢コンパートメント症候群の1例. 日消外会誌. 45 (1), 2012, 101-6.

気をつけよう！体温管理

公益財団法人がん研究会有明病院中央手術室副師長（手術看護認定看護師） **武田知子**

ポイント 患者入室前に，手術室内，患者のベッド，輸液を温め，手術室内を整理しておく．

　全身麻酔導入後は，麻酔薬により末梢血管が拡張し，重要な臓器の温度（核心温）が末梢へと分布する"熱の再分布"が麻酔導入後から1時間程度で急激に起こる．よって，麻酔導入前に患者の末梢を冷やさないことが熱の再分布による体温低下を予防するうえで重要になってくる．体温低下予防には，室温を30℃以上にすることが効果的とされているが[3]，空調設定が困難な場合では，加温装置などで患者の体表を加温する（図1）．また，麻酔導入時は輸液が速く投与されることから使用する輸液を温めておくなどの工夫を行う．患者の緊張が高まると末梢血管は収縮し四肢末梢が冷えるため，室温を温めたうえで，患者の好みの音楽をかける，不必要な準備時の物音を立てないなど，室内を整理し緊張を和らげる環境作りを行う．

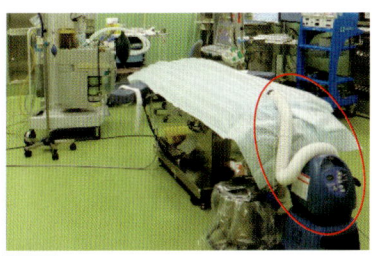
図1　温風式加温装置

ポイント 麻酔導入後から手術開始まで，患者体表面の露出は最小限にし，加温・保温に努める．

　麻酔導入後は，手術体位や消毒野の確保などで患者の肌の露出度が高くなる．体位をとった後は消毒する直前まで肌の露出を避け，四肢末梢を含め全身的に保温する．手術開始までに術者が室温設定を下げることがあるが，手術室が垂直層流型空調システムの場合，患者に直接空調の冷風が当たり，体表面が冷やされる．空調設定を変える時は，手術体位をとり，肌の露出を避け，保温・加温することができてから行うようにするなど工夫する（図2）．

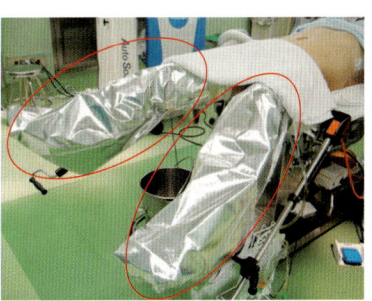
図2　下肢保温用ドレープ

ポイント 術中は，患者の加温・保温に努め，手術室内の温度設定を下げる場合には必要最低限とし，末梢温および中核温を下げない（図3）．

　全身麻酔では，体温調節能が抑制されている．このため，体温が下がらないようにするための血管収縮は，普段より体温が下がると起こる．熱の再分布が起こった後，気腹に

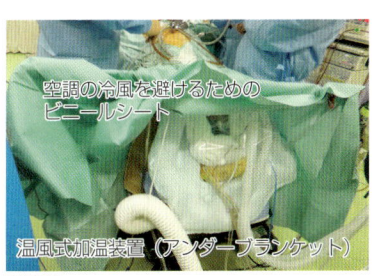
図3　温風式加温装置による加温とビニールシートによる保温

よって体内の熱が気化熱として奪われることや肌の露出などにより，熱の放散が熱の産生よりも上回ると，閾値に達するまで体温が低下していく．また，体温が低下し，末梢血管が収縮した後では四肢の加温が困難となる．熱の再分布が起こっている間は，患者の四肢末梢は温かい状態となるため，体温低下が見られなくても末梢を冷やさないように加温する．体温は術野の部位・気腹による影響を踏まえ，イヤホン型近赤外線鼓膜温度計の使用など測定方法を選択する．

ポイント 加温装置は，手術体位に合わせ加温面積が広く得られるものを選択し正しく取り扱う（図4）．

加温装置には温風式加温装置や温水循環式加温装置，カーボンファイバータイプの加温装置などさまざまあるが，手術体位に合わせ加温面積が広く得られるものを選択する．特に温風式加温装置ではさまざまな体位に対応したブランケットがあり，手術体位に応じた加温が可能である．アンダーブランケットは，体圧が加わっているところには温風が流れないため低温熱傷のリスクがない．温風式加温装置は，直接患者に温風を当てず専用のブランケットを使用する．温水循環式加温装置では，患者接地面の血流障害による低温熱傷に注意して温度を設定し，除圧マットを使用する．各種装置の説明書に応じ，それぞれの特性に応じた使用が必要である．

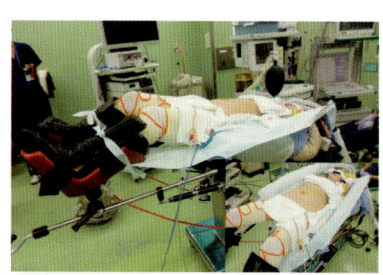

図4 手術体位に合わせたブランケットの選択（アンダーブランケット：砕石位用）

ポイント 手術終了時は，室温を上げ，体の清拭や体位を戻す動作は速やかに行い体温の低下を予防する．

内視鏡外科手術では，術野を得るためにさまざまな手術体位がとられる．また，術中は患者周囲にはさまざまな医療機器が並んでいる．手術終了に向け周囲環境を整理し，速やかに体位を戻すとともに加温が行うことができるようにする．手術創が小さいため，創部の縫合の様子に合わせ手術終了に室温が上がっているように空調を設定する．

体を清拭する際，アルコール類が含まれたものは患者の気化熱を奪うため，使用する時にはその認識を持ち控えめにする．

引用・参考文献

1) 溝部俊樹．麻酔で低体温が起こる機序　周術期低体温の予防とアウトカム改善は道半ば．LiSA．19 (1)，2012，2-5．
2) 加藤崇央ほか．各種加温機器の効果，適応，工夫－加温機器の適正使用により再分布性低体温までも予防できる．前掲書1)，30-5．
3) 山内正憲ほか．"体温測定"．周術期管理チームテキスト．第2版．日本麻酔科学会・周術期管理チームプロジェクト編．兵庫，日本麻酔科学会，2011，304-6．

道具を知る！内視鏡手術でよく使用する器械

公益財団法人がん研究会有明病院中央手術室副師長（手術看護認定看護師）　**武田知子**

■内視鏡（光学機器）

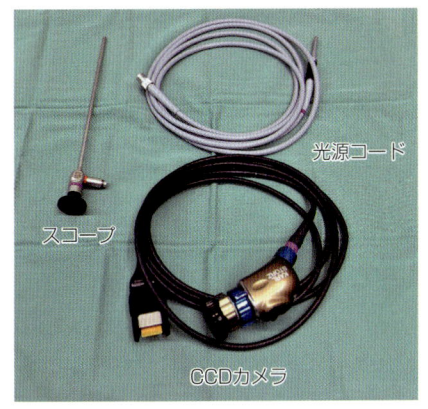

光源コード
スコープ
CCDカメラ

1 使用目的

スコープが入る程度の小さな傷で術野をモニター画面に映し出す．狭い術野や細かい血管などを拡大して見ることで精密な手術を行う．

2 器械の特徴

スコープにはサイズや長さ，先端のレンズの向き（直視，斜視），フレキシブルタイプなどに違いがあり，使用用途に応じて選択される．スコープ，CCDカメラ，光源コードからなり，それぞれメーカーごとに専用のビデオ・光源装置が必要である．3Dシステムを内蔵したものや，造影剤のインドシアニングリーン（ICG）を映し出すことのできるICG蛍光内視鏡システムなど多機能なものもある．

3 オペナースの注意点

光学機器は繊細で高額なものであるため，破損しないように取り扱いには十分に注意する．スコープは先端に注意し，レンズを傷つけたり割らないように大きな衝撃を与えない．コード類は断線しないように，折り曲げることのないように取り扱う．また，カメラと接続する側（術野側），装置に接続する側（術野から下ろす側）を確認しておく．スコープやカメラヘッドは，光源がついていたり電源が入っていると熱をもつため，患者の体の上には直接置かないようにし，使用しない時には電源を落とす．

■気腹装置

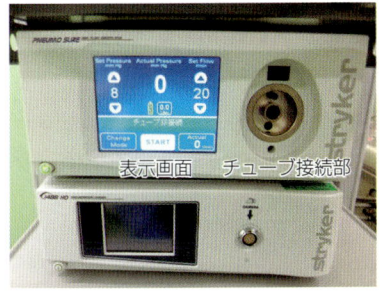

表示画面　チューブ接続部

1 使用目的

腹腔内に気腹用ガス（主に二酸化炭素が使用される）を注入し，腹壁を押し上げることで術野を得る．

2 器械の特徴

気腹専用のチューブがあり，チューブ先を気腹装置とトロッカーのコックに接続し，トロッカーから気腹用ガスを注入する．腹腔内圧を手動で設定することができ，設定さ

れた圧が常に一定に保たれるように自動で調整される．気腹装置の画面は，設定圧・腹腔圧，流量速度や流量，気腹用ガスのボンベ残量（ボンベ使用時）を知ることができる．

3 オペナースの注意点

　気腹ガスには，可燃性のない無色のガスが使用されており，準備する時にはガスを間違わないように注意する．気腹装置の画面表示を理解し，設定圧は気腹前に必ず術者に確認し設定する．術中気腹圧に異常がないかについて注意する．ボンベを使用している時にはボンベの残量が十分にあるかについて術前に確認しておき，術中もボンベが空になる前に，前もって早めに術者に声をかけ，手術操作でタイミングのよい時にボンベ交換ができるようにする．

■鉗子類

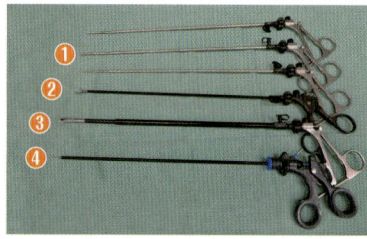

❶把持鉗子，❷剝離鉗子，❸バブコック鉗子，❹シザース

1 使用目的

　シャフトの長い器械で，鉗子を入れるための小さな傷だけで手術操作を行う

2 器械の特徴

　把持鉗子や剝離鉗子，剪刀，圧排用器具，持針器，吸引器など使用目的によってさまざまな種類があり，ディスポーザブル製品やリユース製品，ラチェットの有無などの違いがある．鉗子のシャフトの長さや太さにも種類があり，使用部位や目的によって選択される．

3 オペナースの注意点

　腹腔鏡用の鉗子類はシャフトが細く長いため，曲がったりすることのないように丁寧に扱う．使用する前には破損の有無や鉗子のかみ合わせ，分解されるものは接続がゆるんでいないかなどの形状確認を行う．手術操作に必要な専用の器械もあるため，事前に術式に合わせ，必要な器械がそろっているかを確認する．

■電気メス

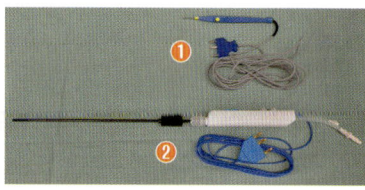

❶電気メス（開腹用の短い電気メス先を接続する），❷鏡視下手術用電気メス（吸引・洗浄が可能である）

1 使用目的

　組織の切開や止血を行う．

2 器械の特徴

　内視鏡用の電気メスは通常よりも電気メス先が長く，ヘラ型，フック型，吸引嘴管と一体型など，形状や形態がさまざまであり，手術操作に合わせて選択される．出力モードでは切開・凝固のほかに止血能力の高い低電圧凝固（ソフト凝固）などがあり，使用場面に合わせて選択される．

3 オペナースの注意点

　正確に作動するように鉗子先に付着した汚れは，濡れたガーゼなどで拭き取る．電気メスの出力設定は，術式，操作部位によって異なるため，術前に確認し設定しておく．フットスイッチを使用する際は，電気メスコードの接続とフットスイッチを確認する．複数使用する際は，混同しないように置く位置や電気メスコードの接続に注意する．

■超音波凝固切開装置および血管組織シーリングシステム

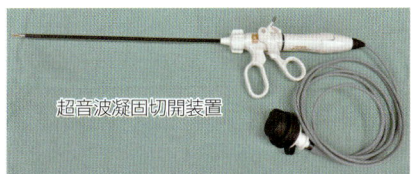
超音波凝固切開装置

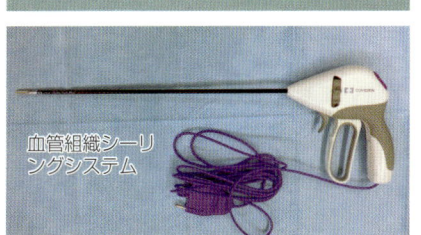
血管組織シーリングシステム

1 使用目的
　止血を行いながら組織の剝離や離断を行う．

2 器械の特徴
　超音波凝固切開装置は，専用の鉗子ではさまれた組織の蛋白質が超音波振動によって変性し血管をシールドすることで止血が得られる．血管組織シーリングシステムは，太い血管をシーリングができるアドバンスバイポーラがある．

3 オペナースの注意点
　組み立てや作動確認などは，各種器械の取り扱い手順に準じて行う．正確に作動するように鉗子先に付着した汚れは，濡れたガーゼなどで拭き取る（使用直後は鉗子先が熱くなっているものもあるので注意する）．鉗子先に触れる時や使用せず管理する時は，ボタンを誤って押したりして出力されないように注意し，器械は重ねずボタンが見えるように管理する．ディスポーザブル製品は，高価な器械なので，手術の進行を見て必ず使用することを術者に確認してから出す．

■内視鏡外科用特殊ガーゼ

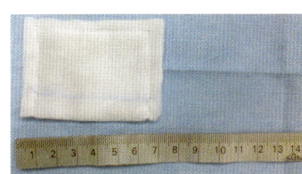

1 使用目的
　血液を拭き取ることによる視野の確保や，手術操作での血管の止血，周囲組織の保護，組織の圧排を行う．

2 器具の特徴
　トロッカーから挿入できるような小さな形状でX線造影糸が入っている．

3 オペナースの注意点

　使用前後に必ず形状とX線造影糸があるかどうかを確認する．術者が，スムーズにトロッカーから挿入できるように，ガーゼの角を鉗子で把持できるように渡す．体内に留置される場合もあり，体内に入った枚数や留置した場所を確認し，常に把握しておく．

■ 小開創器

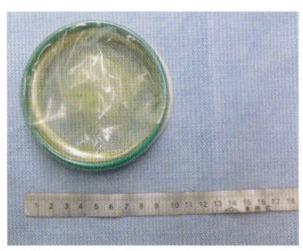

1 使用目的
小切開創の創縁保護に加え，操作を行う際に創部を開創できる．

2 器具の特徴
小さな傷で広い視野が得られるように円形に創部を開創する．創縁部の組織を保護し，汚染による感染を防ぐ．

3 オペナースの注意点
切開創に応じたサイズの開創器を準備し，使用前後は形状を確認する．体内に挿入する向きを考え，術者がスムーズに挿入し使用できるように渡す．

■ 自動吻合器・縫合器

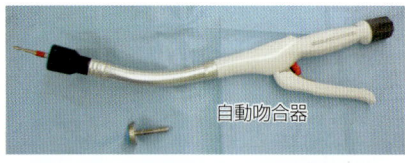

1 使用目的
消化管を吻合する際やそのほかの組織を縫合する際に，ステープリングによりすばやく均一な吻合や縫合を行う．

2 器械の特徴
ステイプルの形状で，サーキュラータイプ（円型，自動吻合器）とリニアー（直線型，自動縫合器）に分かれる．組織の厚さや大きさに応じて使用できるように，ステイプルの長さやステイプルラインの長さにさまざまな種類がある．シャフトの長さ，器械のヘッドの角度を変えられるもの，縫合し組織を離断できるものとできないもの，縫合器でカートリッジを取り替え複数回使用できるものなどさまざまな種類がある．

3 オペナースの注意点
使用部位や患者体型によって使用する器械が変わる．術前に使用が考えられる自動縫合器や自動吻合器があるかを確認する．高価な器械でもあるため，間違うことのないように，術野に出す前に必ず術者に器械の種類やサイズを確認する．使用前に必ず取扱説明書に準じた作動確認を行う．ステイプルが正確にかかるように，自動縫合器や自動吻合器は箱に入った状態でも大きな衝撃を与えないように取り扱う．電動ステイプラーの場合，バッテリーが切れていないかを確認する．

■ トロッカー類

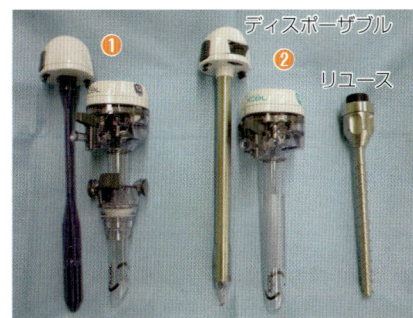

❶ オープン法，❷ クローズド法

1 使用目的
体表から筒状の操作用のポートを挿入することで体腔内と体腔外をつなぎ，内視鏡で使用するスコープや鉗子類などの操作をスムーズに行う．

2 器械の特徴
トロッカーの太さや長さ，リユース製品，ディスポーザブル製品はトロッカーの内筒に刃があるものとないもの，単孔用などさまざまな種類がある．気腹のために最初に使用されるトロッカーには，トロッカーの挿入方法の違いによって，腹膜を開けたうえでトロッカーを挿入するオープン法用やクローズド法用，直接トロッカーを腹壁に穿刺して気腹を行うダイレクト法用などがある．

3 オペナースの注意点
術式や手術手技によって使用するトロッカーが異なる．必ず使用するとは決まっていないトロッカーは，術者に確認してから出す．気腹法では，一番初めに挿入するトロッカーの気腹用コックは開いておき，それ以降は気腹用のガスが抜けないようにコックを閉じて準備する．

引用・参考文献
1) 和田則仁ほか．内視鏡外科手術をめぐる最近のトピックス　手術器具・機器の開発と進歩　自動縫合器・吻合器．消化器外科．34 (1)，2011，39-45．

再確認！基本的な手順

公益財団法人がん研究会有明病院中央手術室副師長（手術看護認定看護師） **武田知子**

①ポート挿入

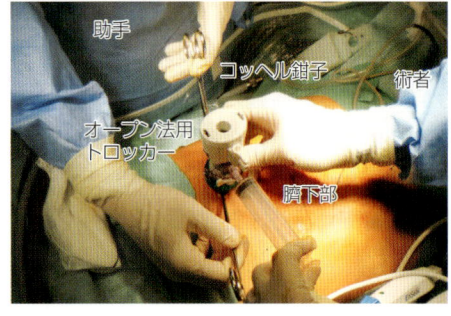

🔊 術者の動き

　第一トロッカーをオープン法で挿入する．臍下部または臍部に皮膚切開を加え，腹膜はコッヘル鉗子で摘み，腸管を傷つけないように開けてからトロッカーを挿入する．

▶使用する器具

　メス，有鉤鑷子，コッヘル鉗子，電気メス，筋鉤，オープン法用トロッカー，トロッカーによっては固定用の針糸．

✴ テキパキ！器械出しの注意ポイント

　第一トロッカー挿入方法にはオープン法のほか，気腹針を刺し，気腹を行ってからトロッカーを挿入するクローズド法，トロッカーを刺してから気腹するダイレクト法があり，術者のトロッカー挿入方法を把握しておく．トロッカー挿入方法によって，手順・必要物品は決まっており，順番でスムーズに器械が出せるように使用器械を準備しておく．第一トロッカーの気腹用コックは開いておく．

🔄 流れを読む！外回りの注意ポイント

　第一トロッカーが挿入されると，気腹が行われるため事前に患者のバイタルを確認しておく．気腹に備え，第一トロッカーが挿入されるまでに内視鏡外科用装置の設定（光源，録画，気腹）を準備する．

②気腹

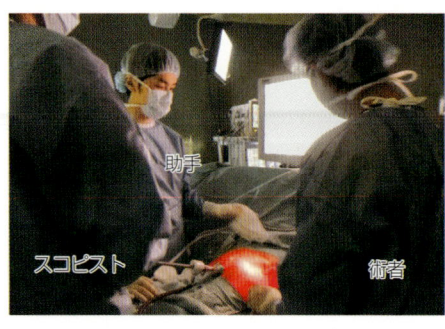

🔊 術者の動き

　第一トロッカーのコックに気腹チューブを接続し気腹を行う．スコープを挿入し，腹腔内を観察し，「癒着がないか」「トロッカー挿入が行えるか」などを確認する．クローズド法の場合は，気腹時に皮下気腫を生じやすく，皮膚に異常がないかについて，観察する．

▶使用する器具

　スコープ（カメラコード・光源コード），気腹チューブ，モニター，ビデオシステム，気腹装置，曇り止め，ガーゼ．

🌸 テキパキ！器械出しの注意ポイント

　硬性鏡の場合には、スコープを温めておき、気腹後すぐに腹腔内の観察が行えるように、曇り止めをして出せるように準備しておく。第一トロッカーの後に続くトロッカー挿入の順番、挿入部位によるトロッカーの種類を把握し、スムーズに出せるように準備しておく。腹壁に癒着がある場合には、トロッカー挿入の順番が変わることもあるため、トロッカーが挿入できるかについて、腹腔内を観察する。

🔄 流れを読む！外回りの注意ポイント

　「気腹の設定圧を確認し、気腹圧に異常がないか」「皮膚に異常がないか」を確認する。腹膜伸展に伴う迷走神経反射による徐脈や、片肺換気などの換気障害が生じていないかなどバイタルサインの変化に注意する。モニター画面が見やすいように、無影灯を消し室内の照明を暗くするなどの調整を行う。デバイスの出力設定を含めた準備ができていることを確認し、設定が開腹操作時と腹腔鏡で異なる場合には調整する。

③術野の展開
腹腔鏡下幽門側胃切除術（ルーワイ再建）

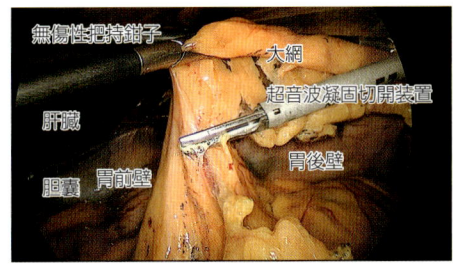

📡 術者の動き

　4dのリンパ節郭清を行うために、助手が無傷性把持鉗子で大網を引き上げ、切離面を出している。手術を進めるための術野を確保し、超音波凝固切開装置で大網を切離している。

▶使用する器具

　無傷性把持鉗子、ガーゼ、鏡視下手術用の肝圧排用器具、超音波凝固切開装置、血管組織シーリングシステム。

🌸 テキパキ！器械出しの注意ポイント

　術野を展開し直す時は、広い視野が映し出される。解剖を理解し、次の操作手順、出血の有無などを確認する。次の手術操作に移る場面であり、次に必要な器械、物品を準備しておく。術者が立つ位置を変える場合には、デバイスのコード類は長いため、術野から垂れ下がり不潔にならないように注意する。

🔄 流れを読む！外回りの注意ポイント

　術野を展開し直す時は、外回り看護師にとっても術野の状況を確認することのできる機会であり、出血の有無などを確認する。前の操作で体内に留置した物品がある場合、その位置を確認しておく。術者が立ち位置を変える場合には、移動時に足元のコード類に引っかからないようにコードを整理する。フットスイッチ使用時は術者に合わせ、位置を移動させる。

④剝離

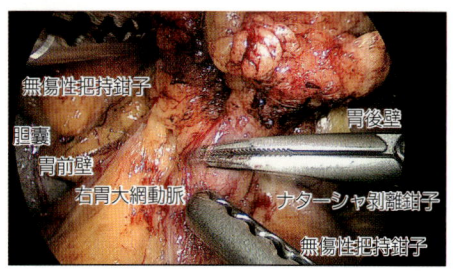

▶ 術者の動き

右胃大網動脈を切離するために，無傷性把持鉗子で周囲の組織に適度なテンションをかけ，ナターシャ剝離鉗子で剝離している．

▶ 使用する器具

剝離鉗子，無傷性把持鉗子，超音波凝固切開装置，血管組織シーリングシステム．

テキパキ！器械出しの注意ポイント

剝離操作は，血管の切離を行う際に結紮用クリップが掛けられるように，血管周囲の結合組織を剝離鉗子で剝離するなど，次の手術操作に必要な視野を確保する際に行われる．剝離後の組織は超音波凝固切開装置などで切離するため，デバイスの先端は汚れを拭きすぐに出せるように準備する．剝離操作で出血していないかについて術野を確認し，次の操作に必要な物品を準備しておく．血管切離前の剝離では必要な結紮用クリップを準備する．

流れを読む！外回りの注意ポイント

剝離操作で出血していないかについて術野を確認し，どのような視野を確保しようとしているのかなどを把握し，次の手術操作に必要な物品が器械台に準備されているかについて確認する．血管の切離を行う場合，結紮用クリップの準備，予備の有無を確認する．

⑤止血

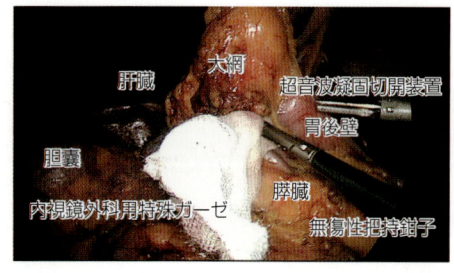

▶ 術者の動き

ガーゼもしくは吸引で血液を拭き取り，出血点，出血の様子を確認する．その後出血の様子に応じて，出血点が明らかな場合では電気メスを使用し，明らかな出血点が確認できない場合ではガーゼで圧迫し止血を行う．

▶ 使用する器具

ガーゼ，吸引，低電圧凝固（ソフト凝固：当院では吸引嘴管に接続している）などの止血用デバイス．

テキパキ！器械出しの注意ポイント

内視鏡外科用特殊ガーゼや吸引器をすぐに使えるように準備する．内視鏡外科用特殊ガーゼを術者に渡す際には，トロッカーからガーゼがスムーズに入れられるようにガーゼの角を把持できるように渡す．どこからの出血かを確認し，出血している部位や状況によっては開腹に移行することも認識しておく．

流れを読む！外回りの注意ポイント

どこからの出血でどの程度の量かについて，麻酔科医に状況を報告する．モニターを見て，バイタルサインに変化がないかを確認する．器械出し看護師とコンタクトを図り，追加の内視鏡外科用特殊ガーゼや止血材などの必要な物品がすぐに出せるように準備しておく．

⑥凝固

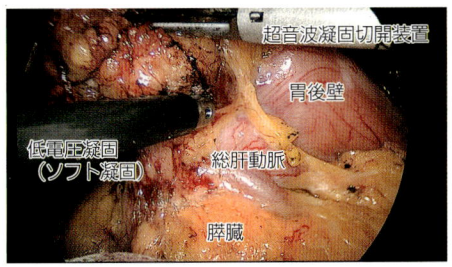

術者の動き
出血点が確認でき，低電圧凝固（ソフト凝固）で止血を行っている．

▶使用する器具
止血用デバイス，内視鏡外科用特殊ガーゼ．

テキパキ！器械出しの注意ポイント
血液を拭き取り，出血点を確認してから凝固モードで止血するため，内視鏡外科用特殊ガーゼがすぐに出せるように準備する．「出血点」や「止血が行えているか」について術野を観察する．

流れを読む！外回りの注意ポイント
器械出し看護師とコンタクトを図り，新たな内視鏡外科用特殊ガーゼが出せるように準備しておく．

⑦小切開

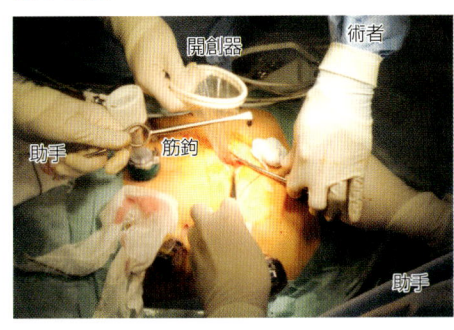

術者の動き
標本を摘出するとともに，挙上空腸を作成しルーワイ再建の空腸―空腸吻合を行う．気腹を終了して，皮膚を小切開し，小開腹用の開創器を用いて開創する．

▶使用する器具
メス，有鉤鑷子，コッヘル鉗子，筋鉤，電気メス，開創器，ガーゼ．

テキパキ！器械出しの注意ポイント
気腹を終了する前に腹腔内に留置している物品を伝え，不必要な物品がないかを確認する．小切開に必要な器械をそろえて準備しておく．腹腔鏡用の鉗子類は速やかに回収し，落下させないように器械台に戻す．デバイスのコード類は長いため，術野から垂れ下がり不潔にならないように注意する．

🔄 流れを読む！外回りの注意ポイント

　器械出し看護師と共に，気腹終了前に体内に留置された物品の有無を確認する．内視鏡外科用装置を停止し，無影灯を点け室内の照明は明るくする．腹腔鏡の光源は熱傷の原因となるため必ず消しておく．モニターを観察し，気腹終了に伴う循環動態の変化に注意する．テバイスの出力設定が，開腹操作時と腹腔鏡で異なる場合には設定を調整する．

⑧ 結紮縫合

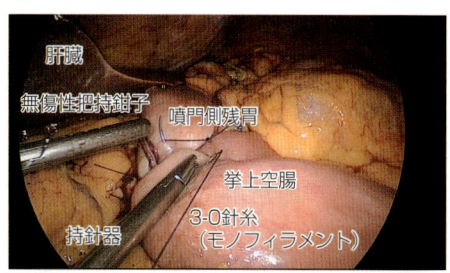

📡 術者の動き

　残胃と挙上空腸を自動縫合器で縫合し，自動縫合器を挿入した粘膜を針糸で連続縫合後，漿膜を結紮縫合している．持針器と把持鉗子またはアシストを使用し，針糸を掛け結紮する．

▶ 使用する器具

　持針器，把持鉗子またはアシスト，剪刀，針糸（針から糸が外れないものを使用し，体腔内で使用する場合には適切な長さに切っておく）．

✳ テキパキ！器械出しの注意ポイント

　鏡視下手術の結紮縫合には，長い糸の針糸を使用し，組織に糸を掛け体外で結び目を作って結紮する方法と，短い糸の針糸を使用し体内で結紮する方法があり，結紮縫合の方法を確認する．結紮縫合の方法によって，手順や必要となる針糸の長さが決まっており，順番にスムーズに器械が出せるように使用物品を準備しておく．体腔内で針が紛失すると見つけることが非常に困難であるため，針の受け渡しには開腹手術以上に慎重に行う．

🔄 流れを読む！外回りの注意ポイント

　縫合部位を確認し，追加の針糸が速やかに出せるように準備しておく．

引用・参考文献

1）白石憲男．"超音波凝固切開装置の特性を生かした使用法"．"血管シーリングシステムの特性を生かした使用法"．"腹腔鏡外科手術における止血法の基本"．消化管がんに対する腹腔鏡下手術のいろは　技術認定に求められる基本手技の鉄則．北野正剛監．東京，メジカルビュー社，2013，55-8，63-5，88-91．

第2章

レベルアップを目指す オペナースのための 術式別マニュアル

消化器外科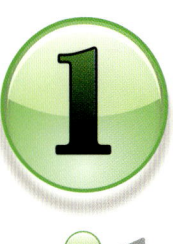

 消化器外科

1 腹臥位胸腔鏡下食道切除術

佐賀大学医学部一般・消化器外科講師 **池田 貯**

■ 知っておきたい手術の内容と知識（図1）

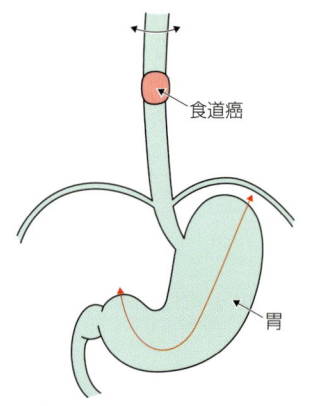

図1 胸部食道癌：胃管再建

表1 腹臥位胸腔鏡下食道手術の利点

①体位の工夫だけで良好な術野展開が得られる．
②出血や浸出液は右前縦隔などの術野外に貯留し，術野をドライに保つことが容易である．
③ほぼ水平方向から鉗子を挿入するため，安定した鉗子操作が可能である．
④肺や気管の圧排に特殊な器械を要しない．
⑤体壁の破壊を最小限にでき，術後呼吸機能の維持と術後肺合併症の軽減が期待される．
⑥1台のモニターで術野，助手，スコピストが映像を共有しているため，eye-hand coordinationが得やすい．

　食道癌手術では，従来，主に左側臥位で右開胸下に手術を行われることが多かった[1]．これは食道癌手術に胸腔鏡が取り入れられてからも長らく同じであった．最近，腹臥位胸腔鏡下食道切除術が紹介され，導入施設が増えてきている．表1に示すように，腹臥位手術の方が助手の技量によらずに良好な術野が得られる場面が多い．出血や浸出液も術野ではなく，手前の右前縦隔に溜まることが多く，術野の視認性が保つことが容易である．また，術者，助手，スコピストが同じモニターを見るため，アイ・ハンドコーディネーション（eye-hand coordination）が得やすく，鉗子の操作性にも優れている．さらに腹壁破壊が最小限に抑えられることによる術後の肺合併症の発生軽減が期待される[2,3]．

■ 手術前の心構えと注意点

そっと教える術者の気持ち

　胸腔内での操作は，助手からのアシストが行いにくい状況であり，小さな出血であっても術野の視認性を著しく落とし，手術の質を劣化させる．そのため，止血に関しては通常内視鏡外科手術よりもさらに気をつけて行っている．また，反回神経周囲はリンパ節転移頻度が高い一方で，同神経の損傷は，嗄声や嚥下障害に直結するため，同部位の郭清手技は慎重な

操作が求められる.

考えられるトラブル

出血の際，迅速かつ正確な止血操作が必要であるため，腔内で用いるガーゼは，術者の手元に常備する．止血に用いる鉗子，エナジーデバイス類は，あらかじめ使用できることを確認する．さらに止血に用いた鉗子類は，焦げ付くことがあり，次回の使用に支障をきたすことがあるため，鉗子のクリーンアップに常に留意する必要がある．スコープが曇ったり，汚れると，術野の視認性が悪くなるため，迅速に修正する必要がある．スコープを加温するお湯は，冷めていないかを常にチェックする必要がある．

使用する器具・器械

一般の内視鏡外科手術で使用する機器以外に，食道手術に必須のものはない．施設の事情や術者の好みに応じて鉗子類は選択されることになる．また，エネルギー装置も同様である．

準備の注目ポイント

ケーブルを取り回す際には，腹部操作でも使用するため，一つに束ねて，少し長めに清潔を保っておく．清潔限界点を敷布鉗子などで留めておくとわかりやすい．

ポートは腹腔鏡用のものを用いる．腹臥位手術は，6～12mmHgの気胸下に行うため，エアーシールが可能な腹腔鏡用のポートを用いる．

使用する鉗子類は，すべて組み立てた後，開閉動作，ローテーションがうまく機能するかを確認しておく必要がある．

機器類の配置・体位・体温管理

機器類の配置

エネルギーデバイスは，患者右側に配置している．必ず電源はOFFの状態で接続し，ONとする．

フットスイッチは術者の好みの配置に並べ，ケーブルがフットスイッチを踏むのに邪魔にならないようなレイアウトが必要である．

内視鏡モニターは，図2のように患者左側の頭側よりに配置し，術者，助手，スコピストが同じ画面を共有している．器械出し看護師用のモニターを配置することもある．

体位（図2）

手術台には除圧用のスポンジ，マジックベッドなどをあらかじめ準備しておく（①）．手術台の右側に配置したサイドベッド（自施設ではストレッチャーを用いている）に仰臥位となってもらい，全身麻酔を導入する（②）．サイドベッドから左側にローテーションしつつ腹臥位とする（③）．右手は頭側に強く挙上位とし，左手は尾側に伸展させたクロール型とする（④）．眼球の圧迫がないように除圧枕を用い，気管分泌物の吸引のため顔は右側に向ける（⑤）．

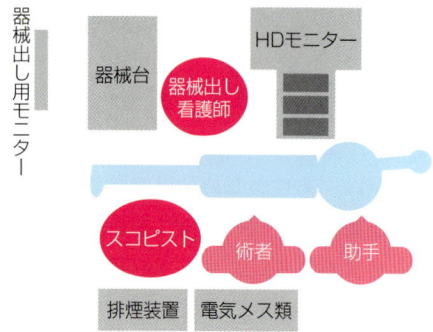

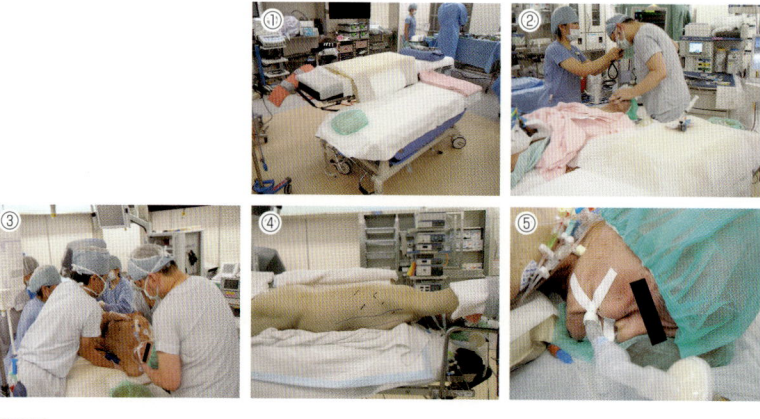

図2 食道手術に使用する機器類の配置，および体位

C 体温管理

胸部操作，頸部操作の際は，胸部にベアーハガー™は通常手術と同様に用いている．

術者の気合いがわかる！フローチャート

① 奇静脈弓切離

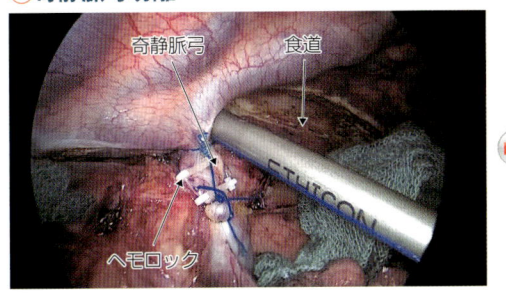

縦隔胸膜を奇静脈に沿って切離し，奇静脈弓を結紮，クリッピングの後に切離する．

② 右上縦隔操作

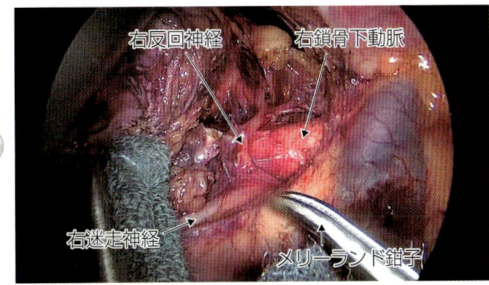

右迷走神経から分岐して右鎖骨下動脈を背側に回る右反回神経を同定し，右反回神経周囲リンパ節を胸腔内から可能な限り郭清する．

③ 左上縦隔操作

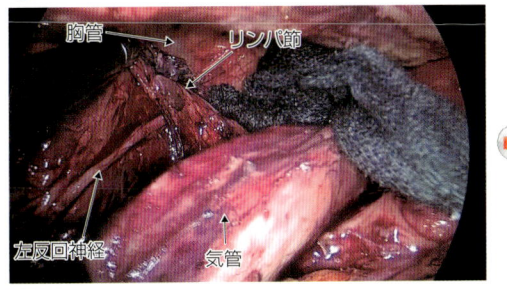

気管および左主気管支から外したリンパ組織を含んだ脂肪織を大動脈の血管鞘からも遊離する．その中から左反回神経を剝離し温存し，左反回神経周囲リンパ節を郭清する．

④ 気管分岐部リンパ節郭清

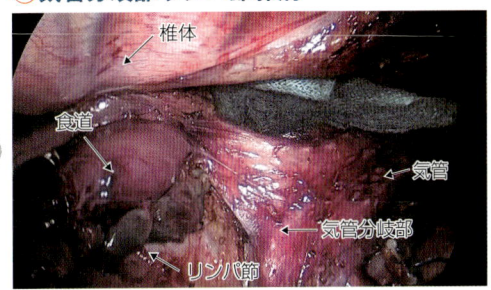

左右気管に沿って心嚢面より背側のリンパ節を郭清する．

⑤ 腹部操作（胃管作成）

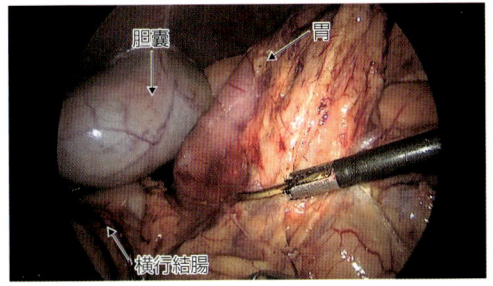

胃管を栄養する右胃大網動静脈を損傷しないように胃を授動する．

注意すべきポイントがわかる！手術の流れ

①奇静脈弓切離

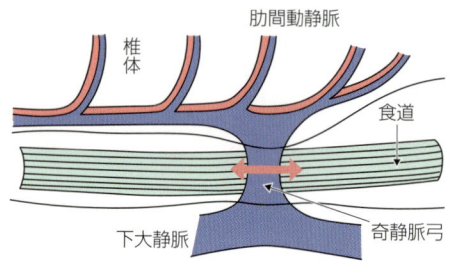

奇静脈弓は一旦出血すると，下大静脈側は腹側に引き込まれて，止血困難となるため，慎重な対応が必要である．

📶 術者の動き

確実な止血のため結紮とクリップの併用で処理する．切離には超音波凝固切開装置を用いる．ステイプラーにて処理する場合もある．背側の糸は体外にエンドクローズなどで誘導することで良好な視野が得られる．

❋ テキパキ！器械出しの注意ポイント

適切な器械をテンポよく出す．出血を想定して，吸引嘴管などをあらかじめ動作を確認しておく．

⤴ 流れを読む！外回りの注意ポイント

ステイプラーで切離することもあるため，あらかじめ手術室内に準備しておく．

②右上縦隔操作

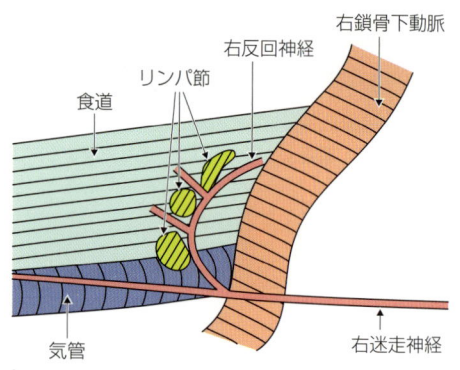

右の声帯の動きを司る右反回神経周囲は，食道癌の転移頻度が高い部位であると同時に，神経はとてもデリケートでエネルギーデバイスによるわずかな熱でも麻痺が起こる場合がある．

📶 術者の動き

迷走神経に沿って縦隔胸膜を空ける．右鎖骨下動脈を回るように反回する神経の食道枝，交感神経系の枝や脈管を鋭的に切離する（超音波凝固切開装置は短時間使用で熱損傷を回避する）．右反回神経周囲からリンパ節を食道側につけて郭清していく．

❋ テキパキ！器械出しの注意ポイント

剝離鉗子，剪刀での鋭的操作が多くなる．器械の出し入れが多くなるため，術者の意図を先読みする必要がある．止血への迅速な対応（ガーゼ圧迫など）が必須である．

⤴ 流れを読む！外回りの注意ポイント

腔内で使用するガーゼが不足しないように準備しておく必要がある．また，電気メスなどの熱による止血が期待できないので，サージセル*などが止血で要求された場合は速やかに出せるように準備が必要である．

③左上縦隔操作

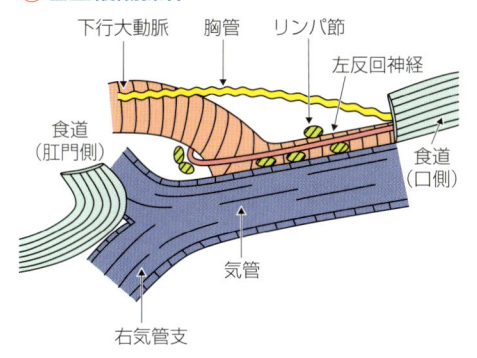

下行大動脈　胸管　リンパ節　左反回神経
食道（肛門側）　気管　右気管支　食道（口側）

右反回神経と同様に左反回神経を損傷しないようにリンパ節を郭清する必要がある．反回神経麻痺は，声帯麻痺，嗄声，嚥下障害につながるため，慎重な対応が要求される．

術者の動き

気管越えの左奥が術野となるため，カメラワークとともに，助手による気管の展開が要求される．郭清すべきリンパ組織を含んだ脂肪織内から左反回神経を損傷なく遊離し温存する．

テキパキ！器械出しの注意ポイント

右と同様に器械の出し入れが頻繁となる．コード類の取り回し，鉗子の整理，手技の先読みがテンポよく手術を進めるためには不可欠である．左反回神経は右よりも走行距離が長く，また熱による神経損傷を避けるため，剪刀での切離を多用するので，出血は少なからず起こる．その際，術者が考える適切な止血法に迅速に対応する準備が必要である．

流れを読む！外回りの注意ポイント

右上縦隔操作と同様である．

④気管分岐部リンパ節郭清

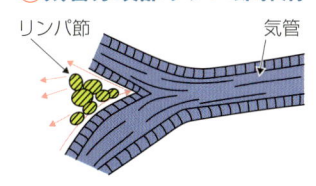

リンパ節　気管

術者の動き

右肺門より始めて心嚢面と右気管支に沿った郭清後に，気管分岐部および左主気管支に沿って郭清して切除側食道につける．

テキパキ！器械出しの注意ポイント

超音波凝固切開装置で郭清を行うことが多い．ティシューパッド面に焦げ付きがないようにクリーンアップを心がける．

⑤腹部操作（胃管作成）

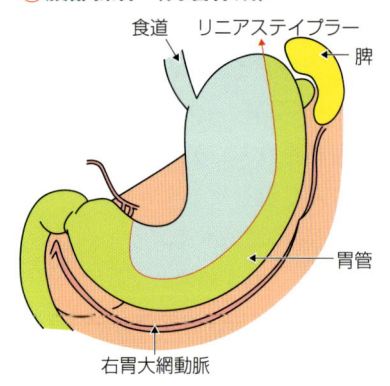

体位を仰臥位に戻し，再度消毒を行い，胃切除と同じポート配置で胃管を作成する．

📶 術者の動き

胃小弯側，膵上縁郭清を小弯側から行う．胃管を栄養する主な血管である右胃大網動静脈をきちんと温存する．血管損傷を避けるため，鉗子での血管周囲の把持は避ける．体外に切除食道と胃を右側のポート創を広げて誘導し，体外で胃管を作成する．

❇ テキパキ！器械出しの注意ポイント

小開腹創からの操作になるため，開腹用の手術器械を準備する．

🔄 流れを読む！外回りの注意ポイント

胃管作成用のリニアステイプラーなどを準備する．

引用・参考文献
1) 池田貯ほか．"進行食道癌に対しする胸腔鏡下手術の現状と課題"．Annual Review消化器（2013）．林紀夫ほか編．東京，中外医学社，2013，280-5．
2) 能城浩和ほか．腹臥位胸腔鏡下食道切除術の利点と問題点．手術．65（11），2011，1603-8．
3) Noshiro, H. et al. Minimally invasive radical esophagectomy for esophageal cancer. Esophagus. 4, 2007, 59-65.

1 消化器外科

2 腹腔鏡補助下胃全摘術

岡山大学病院消化管外科講師　**西﨑正彦**

■ 知っておきたい手術の内容と知識

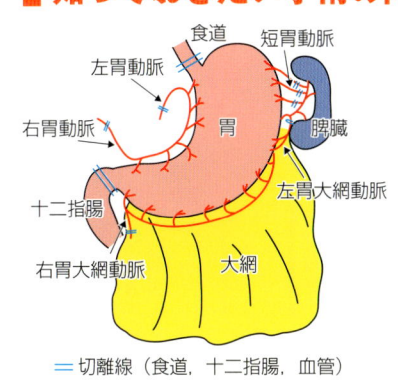

図1 解剖図

（図中ラベル：食道，短胃動脈，左胃動脈，胃，脾臓，右胃動脈，十二指腸，左胃大網動脈，右胃大網動脈，大網，＝＝切離線（食道，十二指腸，血管））

　腹腔鏡補助下胃全摘術では，胃と周囲臓器との間を切離し，広範囲な胃周囲のリンパ組織を郭清する手術を腹腔鏡下に行う（図1）．まず胃と横行結腸の間にある大網を切離，ついで脾臓との間，肝臓との間を切離する．十二指腸を切離し，膵上縁のリンパ節郭清を行った後，食道を切離，胃を全部摘出する．再建はサーキュラーステイプラーやリニアステイプラーで行うが，吻合操作をすべて腹腔内で行う完全鏡視下手術を行っている施設が増加してきている．

　適応は主に胃上部に占拠部位のある早期胃癌で，所属リンパ節郭清はD1＋が行われることが多い．郭清範囲は広く，横行結腸，脾臓，食道など胃と隣接する臓器にも注意が必要である．食道空腸再建の難易度が高いため術者も熟練を要する．進行胃癌にも適応している施設もあるが，D2郭清を行い，大網切除や脾摘，時には膵体尾部切除が必要となるためさらに難易度が高くなる．術後の胆石症や急性胆嚢炎を予防するために胆嚢摘出術を行うこともある．

■ 手術前の心構えと注意点

そっと教える術者の気持ち

　脾臓周囲の郭清が前半の山場であり，出血なく食道左側まで達すればほっと一息が付ける．逆に少しでも脾臓より出血があると止血に難渋することがある．中盤は膵上縁のリンパ節郭清，後半の山場は食道空腸吻合である．

考えられるトラブル

前半の鬼門である脾臓周囲の郭清時に短胃動静脈からの出血や，時に脾臓自体からの出血を経験する．また，再建時，食道壁は縦方向に裂けやすい性質があり，損傷した場合は根気よく体腔内縫合結紮手技を用いた修復が必要となる．

▶オペナースは何をすればいい？

短胃動静脈や脾臓からの出血ではガーゼ圧迫と吸引操作を繰り返し，出血点を的確に捉えることが必要である．そのため，ガーゼや吸引管の出し入れを慌てず速やかに行い，緊迫した場面でもガーゼカウントを忘れないようにしてほしい．食道壁の損傷などの場合は腹腔鏡用持針器と12〜15cmに長さを調節した縫合糸をテンポよく渡してほしい．針の紛失に十分に注意する．

使用する器具・器械

1 ネイサンソンリバーリトラクター 2 吸引鉗子（絶縁あり） 3 無傷性有窓把持鉗子 4 無傷性ドベーキー型把持鉗子 5 特無傷性開窓型把持鉗子 6 メリーランド型剝離把持鉗子 7 開窓型左手用把持鉗子（通称マンチーナ鉗子） 8 メリーランド型フィンガータイプ剝離鉗子（通称ナターシャ鉗子） 9 持針器 10 5mmクリップ（リガマックス™5） 11 超音波凝固切開装置（ハーモニックエース®，LCS） 12 リニアステイプラー（Powered ECHELON FLEX™） 13 サーキュラーステイプラー（自動吻合器ECS）

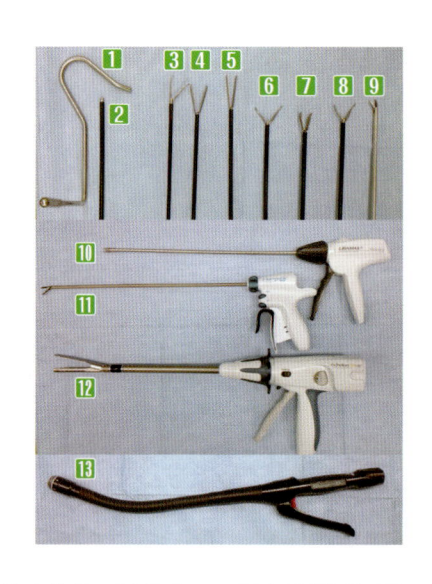

準備の注目ポイント

腹腔鏡の鉗子類はセット化しておく．術者ごとの追加器具は単品で用意する．超音波凝固切開装置（ハーモニックエース®，ソノサージなど）やベッセルシーリングシステム（リガシュア™，エンシール®など）などのシーリングデバイスは術式や患者の体型により変更あるいは複数使用することがあるので，あらかじめ術者に確認しておく．吻合も定型化している施設では決まった器械を用意すればよいが，時に変更するため，術野に出す前に必ず確認する．

機器類の配置・体位・体温管理

機器類の配置

腹腔鏡操作開始時に術者が使用する器具，助手が使用する器具に分けて手前に配置しておく．術者は場の展開ができたら，右手はシーリングデバイスを持つため，すぐに渡せるようにしておく．シーリングデバイスのコードとカメラコードが絡まないように気をつける．バイポーラ鉗子や吸引鉗子は出血時に速やかに出せるようにほかの鉗子類とは分けて準備しておく．

🅱 体位

　10°程度の頭高位で行うことが多く，胃脾間膜の郭清時はさらに左上斜位をかけることがある．開脚位，両手出しとするが，両手は開きすぎると術後の肩関節痛の原因となるため，80°程度の開きとしている．下肢はレピテーターを使用する場合は圧迫などによる合併症や，使用しない場合は下肢のずり落ちを防止するように注意する．

🅲 体温管理

　二酸化炭素ガスで気腹するため，気腹後に体温低下をきたすことがある．特に郭清操作中にミストを頻回に排気する時に注意が必要である．ベアーハガー™を使用し，状況に応じ室温を上げ，温かい輸液で対処する．

術者の気合いがわかる！フローチャート

①開始/胃脾間膜の切離

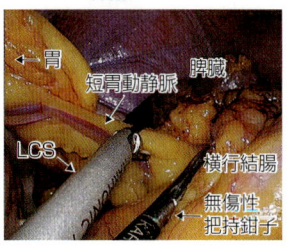

大網の切離から開始し、左大網動静脈を切離した後、胃脾間膜の切離に入る。短胃動静脈を血管や脾臓から出血させないように十分に注意しながら切離する。左横隔膜脚から食道の左壁が確認できるまで進めておく。

②十二指腸の切離

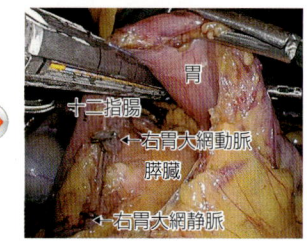

幽門下リンパ節を出血させないように注意しながら郭清を行う。右胃動静脈との間を剝離し、十二指腸球部を完全に遊離した後、球部をリニアステイプラーを用い切離する。十二指腸の断端は吸収糸を用い埋没縫合を加える。

③膵上縁の郭清

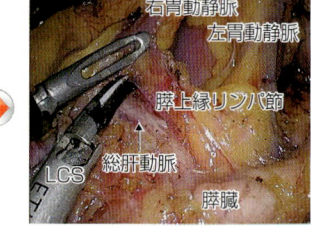

腹腔動脈、総肝動脈、脾動脈、左胃動脈周囲のリンパ節郭清を行う。術者の左手で組織を把持し、右手のシーリングデバイスで丁寧にリンパ節と動脈の間である動脈周囲の神経前面の層を剝離し、助手は愛護的に膵を足側に牽引することで、術後の膵液瘻やリンパ瘻を予防する。

④食道の切離

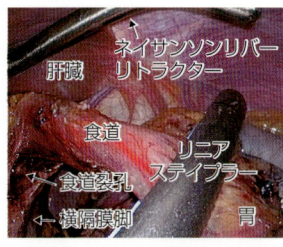

食道周囲の組織や神経を丁寧に剝離・切離する。横隔膜脚や食道裂孔を確認し、腹部食道を十分に遊離する。助手が足側に胃を牽引し、術者がリニアステイプラーで食道を切離する。

⑤挙上空腸の作成およびY脚吻合

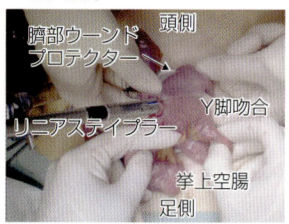

トライツ靱帯より約20cmの空腸をリニアステイプラーで離断し、約40cmの挙上空腸を作成する位置でY脚吻合を行う。臍部の小切開から体外に牽引して行う場合と体腔内で行う場合があるが、体外でも器械吻合を用いることが多い。

⑥食道・空腸吻合

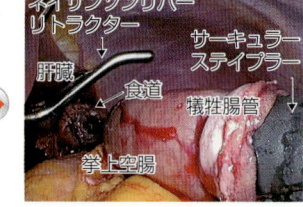

体腔内で食道断端に2-0プローリン*を用い、巾着縫合をかけ、アンビルヘッドを挿入する。臍部の小切開からサーキュラーステイプラーを挿入し、アンビルと合体、小腸や周囲組織を巻き込まないように注意しながら吻合する。犠牲腸管はリニアステイプラーで切離する。

注意すべきポイントがわかる！手術の流れ

①開始／胃脾間膜の切離

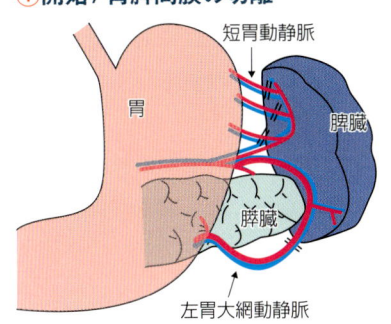

（図：胃、脾臓、膵臓、短胃動静脈、左胃大網動静脈）

胃脾間膜内の短胃動静脈からの出血や脾臓の被膜が裂け，出血することがあるため，注意が必要である．特に脾の実質が裂けないように注意している．

📶 術者の動き

助手と連携し胃と脾臓の間の視野出しを行いながら，右手のシーリングデバイスで短動静脈周囲を剝離し，血管を脾臓近くで切離していく．短胃動脈を1本ずつ切離するたびに最適な視野展開を行う．

✳ テキパキ！器械出しの注意ポイント

シーリングデバイスのみで進んでいくことが多いが，メリーランド型剝離保持鉗子やクリップを必要に応じすぐに出せるように準備しておく．出血した時に備え，トロックスガーゼや吸引鉗子，サージセル*などをすぐに出せるように準備しておく．

🔁 流れを読む！外回りの注意ポイント

脾門部の視野が悪い時に頭高位のまま左上斜位をかけることがあるので，体位変換時の注意が必要である．止血のガーゼやサージセル*をすぐ器械出し看護師に渡せるように準備するとともに，出血がないかモニターで術野を随時確認する．

気合い！の理由

脾臓や脾門部の血管から出血が起こると，大出血となり緊急に開腹へ移行する必要が生じるため，絶対に出血を起こさない覚悟で臨んでいる．

②十二指腸の切離

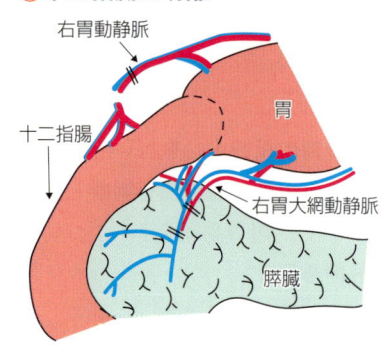

右胃動静脈
十二指腸
右胃大網動静脈
胃
膵臓

幽門下リンパ節郭清を行うと膵頭部から十二指腸球部が遊離してくる．十二指腸は断端の距離が長すぎると血流不足になり，短すぎると埋没縫合を加えにくくなるため，至適な長さで切離する．

術者の動き

患者左側に術者が移動する．幽門下リンパ節郭清，上十二指腸動静脈を切離する．患者右側に術者が戻り，リニアステイプラーにて十二指腸を切離する．

テキパキ！器械出しの注意ポイント

術者の立ち位置が変更し，術者の右手が器械出し看護師の位置から最も遠くなる．器械を渡す向きも逆さになるので注意が必要である．リニアステイプラーの本体とカートリッジの種類をあらかじめ確認しておく．

流れを読む！外回りの注意ポイント

術者，助手の立ち位置変更に伴い，フットペダルの位置も変更する．コードの絡みなどに注意するとともにモニターの位置調整も必要となることがある．左上斜位を元に戻すためもう一度ベッド周りにも注意が必要である．

③膵上縁の郭清

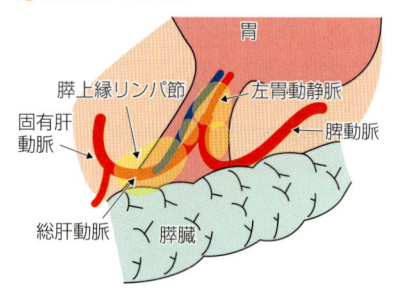

胃
膵上縁リンパ節
固有肝動脈
左胃動静脈
脾動脈
総肝動脈
膵臓

総肝動脈や脾動脈は神経層で覆われており，その外側とリンパ節の間を丁寧に剥離することで，安全に過不足ないリンパ節郭清を行っている．

術者の動き

助手に膵を愛護的に足側に牽引してもらい，膵上縁リンパ節を郭清していく．シーリングデバイス，メリーランド型剥離把持鉗子，止血用鉗子などが頻回に出し入れされる．少しでも出血があると正確な剥離層がわからなくなるため，止血操作をこまめに行う．

テキパキ！器械出しの注意ポイント

大きな場の展開の時には術者の右手に把持鉗子を用いるが，それ以外は細かな郭清のためシーリングデバイスを主に用いる．少しの出血でも丁寧に止血を行うため，止血鉗子をいつでも手渡せるように準備しておく．

流れを読む！外回りの注意ポイント

止血操作のための電気メスやバイポーラのフットペダルの位置を確認しておく．バイポーラ鉗子や吸引鉗子に電気を通し止血操作を行うこともあるので，設定を確認しておく．

気合い！の理由

早期胃癌では膵上縁リンパ節郭清は予防的郭清であるが，転移があると予後が格段に悪くなる．手術で治すという気合いを入れて郭清している．

④食道の切離

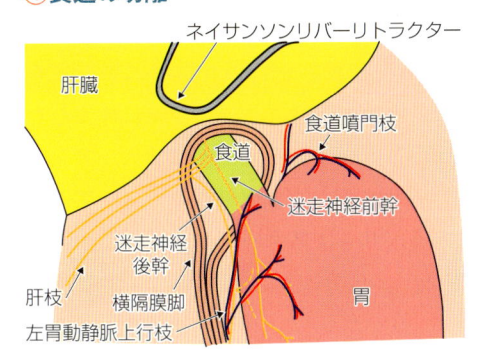

肝臓／ネイサンソンリバーリトラクター／食道噴門枝／食道／迷走神経前幹／胃／迷走神経後幹／肝枝／横隔膜脚／左胃動静脈上行枝

食道壁を傷つけないように十分に注意して食道周囲を剝離する．リニアステイプラーの方向が食道と直行するように調整して切離する．

術者の動き

食道周囲の剝離はシーリングデバイスのみで行うことが多い．助手と連携し，食道を左足側に牽引，術者の右手からリニアステイプラーを挿入し，食道を切離する．

テキパキ！器械出しの注意ポイント

食道周囲の剝離が始まるタイミングでリニアステイプラーを準備する．十二指腸切離で本体は出ているため，ステイプラーを用意し，セットしておく．

流れを読む！外回りの注意ポイント

術者，器械出し看護師が共に術野に熱中し，ステイプラーの交換を忘れている場合は，器械出し看護師にそっと一言アドバイスをしてほしい．経鼻胃管を抜去し忘れないように注意する．

⑤挙上空腸の作成およびY脚吻合

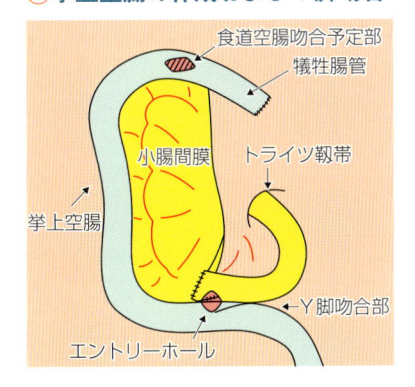

食道空腸吻合予定部／犠牲腸管／小腸間膜／トライツ靱帯／挙上空腸／エントリーホール／Y脚吻合部

臍の小切開から胃を取り出した後，再気腹を行い，トライツ靱帯から20cmの空腸をマーキング，小切開を用い挙上空腸とY脚吻合を作成する．

術者の動き

小切開から空腸を体外に牽引し，リニアステイプラーでマーキング部位を離断する．挙上空腸を40cm確保した位置でリニアステイプラーを用い，トライツ側の空腸と側々吻合を行い，挿入口を手縫いあるいはリニアステイプラーで閉鎖する．

テキパキ！器械出しの注意ポイント

リニアステイプラーを複数使用するため，ステイプルの種類を確認し，装着を速やかに行う．再気腹も行い術野が変化するので，器具が落ちないように器械台に戻しておく．

流れを読む！外回りの注意ポイント

術者の好みや空腸の太さにより使用するステイプルの種類が異なることがあるので，間違えて器械出し看護師に渡さないように注意する．

⑥食道・空腸吻合

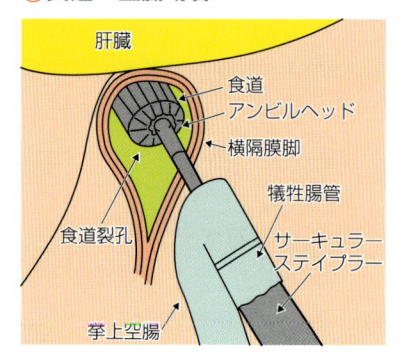

肝臓
食道
アンビルヘッド
横隔膜脚
犠牲腸管
食道裂孔
サーキュラーステイプラー
挙上空腸

吻合がうまくいかなければ術後の縫合不全や狭窄をきたし、低侵襲治療が台無しになってしまうため、慎重に行う。最もストレスのかかる場面である。

🔊 術者の動き

体腔内で食道にまつり縫いを行い食道側にアンビルヘッドを挿入し[1]、臍の小切開より挙上空腸に挿入したサーキュラーステイプラー本体を体腔内に挿入、アンビルヘッドと合体し吻合する。挙上空腸断端をリニアステイプラーで閉鎖する。リニアステイプラーのみで行う吻合法もある[2]。

✳ テキパキ！器械出しの注意ポイント

体腔内用の着脱式腸鉗子やアンビルホルダーを用意しておく。体腔内でまつり縫いを行うため、糸の種類、長さをあらかじめ確認し用意しておく。サーキュラーステイプラー、リニアステイプラーをタイミングよく術者に渡す。

🌀 流れを読む！外回りの注意ポイント

再気腹や気腹解除を繰り返すため、気腹装置の操作を間違えないように注意する。サーキュラーステイプラーのサイズや、リニアステイプラーのステイプルの種類を確認しておく。

🐾 氣合い！の理由

食道空腸吻合の縫合不全や狭窄は、術後の重篤な合併症となり低侵襲性を一気に損なってしまうため、気合いを込めて行っている。

引用・参考文献

1) 瀧口修司ほか. 腹腔鏡下胃全摘術・噴門側胃切除における体腔内再建手技（手縫いまつり縫い法）. 手術. 64（1）, 2010, 17-21.
2) 岡部 寛ほか. 腹腔鏡下胃全摘術における機能的端々吻合による食道空腸吻合法. 手術. 67（5）, 2013, 567-74.

① 消化器外科

③ 腹腔鏡下胃切除術（LDG）

東京都立多摩総合医療センター外科部長　**今村和広**
同看護部看護科手術室次席（手術看護認定看護師）　**米谷恭子　石井 香**
同看護師　**仲村由美**

■ 知っておきたい手術の内容と知識

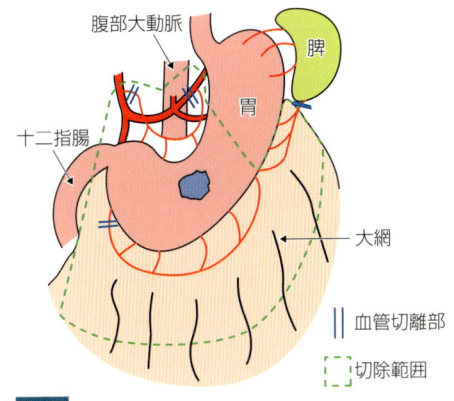

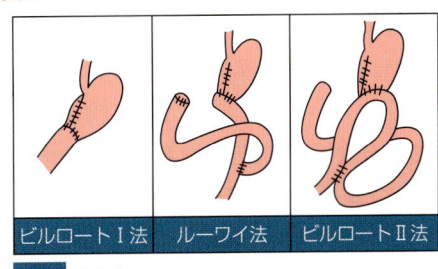

図1　手術内容

図2　再建法（ビルロートⅠ法／ルーワイ法／ビルロートⅡ法）

　胃体中部から幽門前庭部の胃癌に対して用いられる術式である（図1）．早期胃癌と進行胃癌では病変から胃切離線までの距離（2cmと5cm）やリンパ節郭清の範囲（D1+とD2）が異なる．再建にはビルロートⅠ法とルーワイ法が主に用いられる（図2）．最近では，ビルロートⅡ法も用いられている．本稿では，胃切離や消化管再建をすべて腹腔内で行う完全腹腔鏡下幽門側胃切除（ビルロートⅠ法再建・デルタ吻合[1]）について述べる．

■ 手術前の心構えと注意点
🌸 そっと教える術者の気持ち

　腹腔鏡手術では少量の出血でも剥離層がわかりにくくなるため，術者はほぼ無出血の手術を目指している．特に肥満患者の場合，脂肪組織が脆く出血しやすいため，時間をかけてでも慎重に出血させない手術を心がけている．

🪰 考えられるトラブル

　最も頻発するトラブルが術野での出血である．小血管の剪断，膵などの実質臓器の損傷，左胃動静脈や門脈，脾動静脈などの比較的大きい血管の損傷など，原因や程度はさまざまである．

▶︎オペナースは何をすればいい？

　腹腔鏡用ガーゼ，小出血用の吸収性止血材，ソフト凝固モード電気メスを接続したボタン電極付き吸引管やバイポーラ止血鉗子，縫合止血用に持針器と針糸も準備しておく．これらの機器を術者が術野から目を離さずに使うことができるように，きちんと手渡しすることが重要である．

🧤 使用する器具・器械

1無傷性把持鉗子　**2**腸把持鉗子　**3**剥離鉗子　**4**持針器　**5**クリップアプライヤー　**6**血管クリップ　**7**超音波凝固切開装置　**8**バイポーラ止血鉗子　**9**ボタン電極付き送水吸引管　**10**ガーゼ（開腹用ガーゼを棒状に丸めたもの）　**11**ガーゼ（腹腔鏡用ガーゼを俵状に丸めたもの）　**12**吸収性止血材（1〜2cm角に切っておく）　**13**各種トロッカー

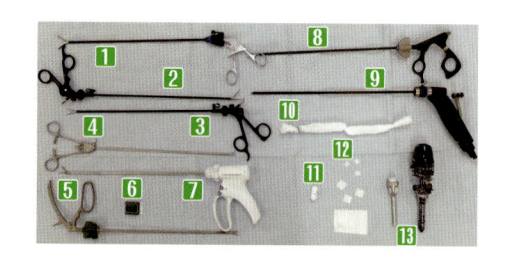

準備の注目ポイント

　①鉗子のネジの外れ，先端の欠けや摩耗，動きの異常がないかを常にチェックする．②術者の求めに応じて，（腹腔鏡用）ガーゼを畳むか，丸めて糸で縛ったものなども用意する．③吸収性止血材は，1〜2cm角に切っておく．④再使用可能なトロッカーの場合，ゴムパッキンなどの劣化がないかをチェックする．

機器類の配置・体位・体温管理

🔲 機器類の配置

　外回り看護師は，手術装置を光学系（光源・カメラ・気腹器など）と電気メス系（電気メス・超音波凝固切開装置など）に二分し，左右に分け設置する．コード類も二系統にまとめる．フットスイッチは定位置を決める．器械出し看護師は，コード類が不潔にならないように器械台と術野の間でハンモック状に布を渡し，絡まないように常に整理整頓する．

👤 体位

　開脚仰臥位で行う．当院ではレビテーターとマジックベッドを用いて，大きな頭高位や右側臥位もとれるようにしている．上肢の固定は，肩関節が過伸展とならないように注意する．レビテーターやフットマッサージャーなどによる腓骨神経圧迫の有無を確認する．ヘッドサポーターの装着時は気管チューブの位置ズレや頸椎の過伸展に注意する．

c 体温管理

ドレープを掛けるまで室温を下げない．ドレーピング後はただちに温風式加温装置の使用を開始する．温風式加温装置の使用に際しては，温風が効率よく患者を温めるようにブランケットの向きなどを工夫する．術野の洗浄などで使用する生理食塩水は，使用直前に保温庫から出すようにする．

術者の気合いがわかる！フローチャート

①大網切離と左胃大網動静脈切離

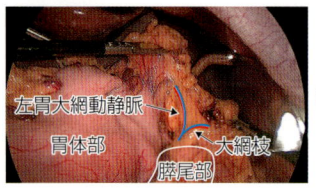

助手が右胃大網動静脈を両手の鉗子で腹側につり上げ大網を展開し、術者が超音波凝固切開装置（LCS）などで切離し、網嚢腔を開放する。膵尾部を目印として左胃大網動静脈本幹を確認し、大網枝を温存して切離する。

②右胃大網動静脈切離・幽門下リンパ節郭清と十二指腸切断

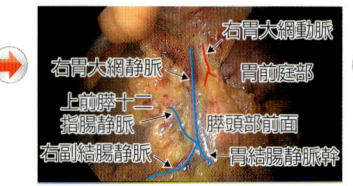

横行結腸間膜と膵頭部前面の間を剝離し、幽門下部の静脈系を目印にリンパ節郭清を進める。右胃大網静脈、さらに右胃大網動脈を切離した後、幽門小弯側にスペースを作り、自動縫合器で十二指腸を切断する。

③右胃動静脈切離と左胃動静脈切離・膵上縁リンパ節郭清

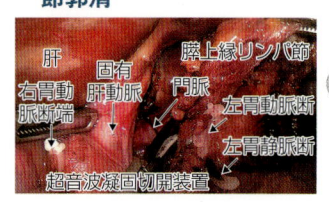

右胃動静脈を切離した後、胃体部を頭側に挙上し、膵上縁リンパ節の郭清を開始する。固有肝動脈、総肝動脈、脾動脈、後胃動脈で囲まれた領域のリンパ節を、破損しないように、丁寧に把持・牽引しながら尾側から頭側へ郭清する。

④胃小弯リンパ節郭清と胃切断

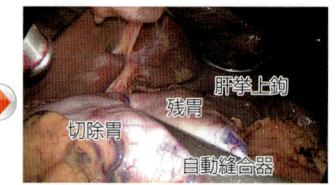

胃小弯リンパ節を剝き下ろし、左胃大網動脈最終前枝と左胃動脈上下行枝分岐部を結ぶ線で自動縫合器にて胃体部を仮把持する。術中内視鏡にて病変口側のマーキングクリップと仮把持部の位置関係を確認し、微調整し切離線を決定する。

⑤残胃十二指腸吻合（デルタ吻合）

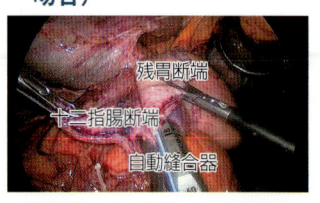

十二指腸断端と残胃断端に小孔を作り、自動縫合器を挿入し側々吻合を行う。吻合後、機器挿入孔から吻合内部を観察し、出血のないことを確認する。機器挿入孔を体腔内縫合にて仮閉鎖後、自動縫合器で閉鎖する。

⑥臍部小開腹と標本摘出

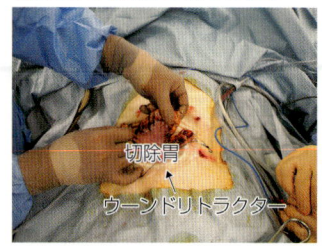

臍部のトロッカー留置創を、2～3cm長に延長しウーンドリトラクターを装着する。回収袋に収納した切除胃を回収する。取り出しにくい場合は、袋の口を開け、切除胃のみを引き出すことにより取り出しが可能となることも多い。

注意すべきポイントがわかる！手術の流れ

①大網切離と左胃大網動静脈切離

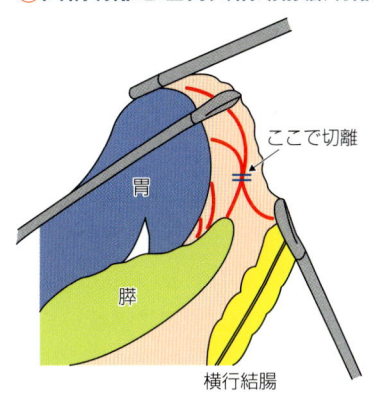

左胃大網動静脈の切離にはベッセルシーリングシステム（VSS）のみを使用し，クリップを併用しないことも多い．

📶 術者の動き
①左胃大網動静脈の2〜4cm尾側の大網を切離し，網嚢腔を開放する．②胃背面と膵体部腹側の生理的癒着を広範囲に剥離する．③大網切離を脾下極に向かって進める．④大網枝を確認し，温存するレベルで左胃大網動静脈を切離する．

✳ テキパキ！器械出しの注意ポイント
①小柄な患者や強い胃下垂の患者の場合，操作部位とカメラ先端が近くなり，レンズ面が汚れやすくなるため，レンズのクリーニング用品を用意しておく．②左胃大網動静脈切離にはクリップを用いることも想定しておく．

〰 流れを読む！外回りの注意ポイント
①左胃大網動静脈切離にはVSSを用いることが多いため，機器の接続やフットスイッチなどを確認する．②クリップを使用することもあるため，指示ですぐに術野に出せるように準備しておく．

②右胃大網動静脈切離・幽門下リンパ節郭清と十二指腸離断

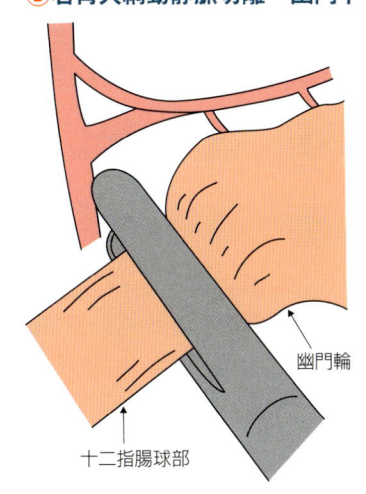

幽門下部のリンパ節郭清は難易度の高い手技で，術者は集中して繊細な操作を行っている．

📶 術者の動き
①横行結腸間膜と膵頭部前面，胃前庭部背面と膵腹側を剥離し，胃結腸静脈幹〜右胃大網静脈，胃十二指腸動脈〜右胃大網動脈を明らかにする．②右胃大網動静脈を切離する．③胃幽門部小弯の無血管野を開け自動縫合器で十二指腸球部を切離する．

✳ テキパキ！器械出しの注意ポイント
①リンパ節郭清の際，小出血でも止血する必要があり，止血用機器（腹腔鏡用ガーゼ・バイポーラ止血鉗子・吸収性止血材など）をただちに手渡せるように準備しておく．②十二指腸の切離に用いる自動縫合器にステイプルを装着しておく．

〰 流れを読む！外回りの注意ポイント
①術野展開のため頭高位などにする際，各種機器のコード類や患者下肢が不潔にならないように注意する．②十二指腸切断時の自動縫合器用のステイプルの種類を術者に事前に確認し用意しておく．

気合い！の理由

幽門側胃切除の対象となる胃癌症例において，幽門下リンパ節は最も転移しやすい部位の一つである．取り残しのないリンパ節郭清のために可能な限り出血のない手術を行う必要があり，術者は高い緊張感を持って望んでいる．

③右胃動静脈切離と左胃動静脈切離・膵上縁リンパ節郭清

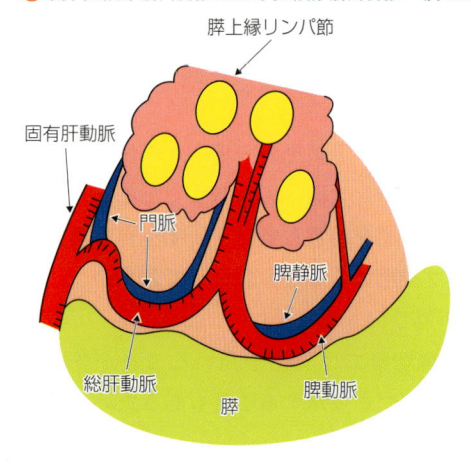

膵上縁リンパ節郭清では出血やリンパ液の貯留により術野が汚れやすく，ガーゼ・吸引管・止血鉗子などを多用する．

（図ラベル：膵上縁リンパ節／固有肝動脈／門脈／脾静脈／総肝動脈／脾動脈／膵）

術者の動き

①右胃動静脈を根部で切離する．②左胃動静脈を助手が把持・牽引し，術野を展開する．③LCSなどで目印となる血管からリンパ節を頭側に剥離して行く．④左胃動静脈を根部で切離する．その際，左胃動脈には二重クリップを行う．

テキパキ！器械出しの注意ポイント

①各種止血機器を準備する．特にボタン電極付き吸引管が有用な場面がある．②術者の片手が術野展開に非常に重要となるため，術者がモニターから目を離さずに機器の持ち替えができるように，確実に術者の手の中に機器をグリップさせる．

流れを読む！外回りの注意ポイント

①重要血管損傷時には脱着式血管クリップや血管テープが必要となるため，常に手元に準備しておく．②ラパロ用ガーゼが複数枚腹腔内に留置される状況になりやすいため，枚数と留置したおよその位置をメモしておく．

気合い！の理由

大きな血管に囲まれかつ背側に潜り込んでいる領域で，郭清には助手と術者の協調による高難度の術野展開が要求される．また，門脈・脾静脈などが領域内を走行しており，副損傷に十分注意する必要がある．

④胃小弯リンパ節郭清と胃切断

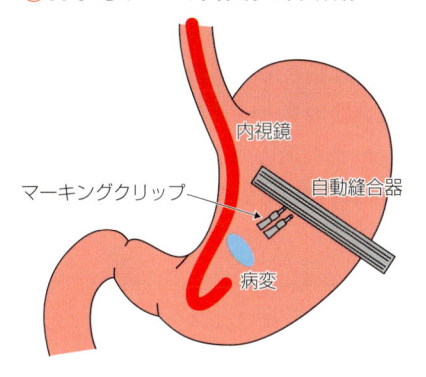

術中内視鏡画像と光量を落とした腹腔鏡画像の両者を見ながら，胃切離線となる自動縫合器のクランプ部位を微調整する．

（図中ラベル：内視鏡，マーキングクリップ，自動縫合器，病変）

術者の動き
①小弯側に分布する動静脈最終枝を胃背側と腹側から切離し，小弯リンパ節郭清を行う．②胃体部を自動縫合器で仮把持し，術中内視鏡で病変・マーキングクリップ・仮把持部の位置関係を確認しながら把持位置を修正し胃を切断する．

テキパキ！器械出しの注意ポイント
①膵上縁郭清時に腹腔内に留置したガーゼは，なるべく腹腔外に取り出すように術者に促す．②胃切離はほとんどの場合，60mm長の自動縫合器2本で可能だが，3本必要な場合もある（2本目までは開封しておいてよい）．

流れを読む！外回りの注意ポイント
①腹腔内ガーゼの残存に注意する．一旦，取り出してもらった方が無難である．どうしても残す必要がある場合は，メモを基におおよその位置を術者と再確認する．②自動縫合器用のステイプルの種類を術者に事前に確認しておく．

⑤残胃十二指腸吻合（デルタ吻合）

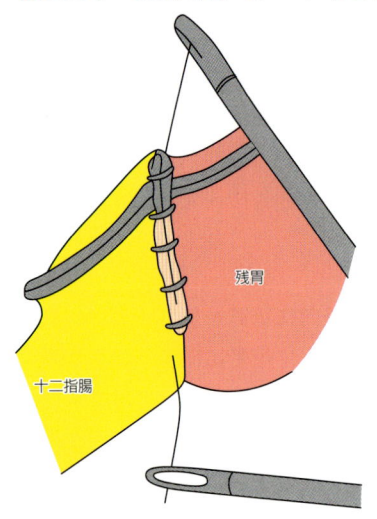

残胃と十二指腸に過度な緊張をかけずに，4cm長程度の第1ステイプルを掛けることが吻合成否のポイントである．

🔊 術者の動き
①残胃断端大弯側と十二指腸断端後壁側を切り落とし小孔を作成する．②自動縫合器のフォークを残胃と十二指腸側にそれぞれ挿入し，4cm長程度の第1ステイプルを掛ける．③機器挿入孔を体腔内縫合にて仮閉鎖後，自動縫合器で閉鎖する．

❄ テキパキ！器械出しの注意ポイント
①小孔作成時にできた組織片を確実に体外に回収する．②機器挿入孔仮閉鎖用の縫合針や持針器を用意しておく．③挿入孔閉鎖にはステイプルを2本必要とすることもあるが，無駄を省くため，2本目は指示があるまで開封しない．

🔄 流れを読む！外回りの注意ポイント
①機器挿入孔仮閉鎖用の縫合針と，吻合に使用する自動縫合器用ステイプルの種類を事前に術者に確認し用意しておく．②挿入孔閉鎖に使用するステイプルの2本目は，指示ですぐに術野に出せるように準備しておく．

🐾 気合い！の理由

手技は定型化されており，順調に進めば20分程度で吻合は終了するが，失敗するとリカバリーが非常に困難である．鉗子やステイプラーを介して伝わる組織の緊張を感じることが失敗を防ぐコツであるため，術者・助手は手技に集中している．

⑥臍部小開腹と標本摘出

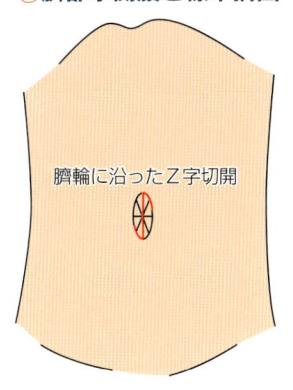

臍輪に沿ったZ字切開

臍部の縦切開はなるべく臍輪の中に納めるように工夫することで，術後瘢痕が目立たなくなる．

🔊 術者の動き
標本回収バッグに切除胃を収納する．臍部の創を2～3cm長に延長し開腹する．ウーンドリトラクターを装着し，開腹創を開大する．標本回収バッグを取り出す．創開大が足りない時は臍輪に沿ったZ字切開が有用である．

✳ テキパキ！器械出しの注意ポイント
細かい皮膚切開となるのでメスは15番または11番を渡す．ウーンドリトラクターは生理食塩水で湿らせておくと創になじみやすい．標本バッグ内には標本から出た血液が溜まっているので不用意に取り回さない．

🔄 流れを読む！外回りの注意ポイント
①標本回収バッグを術野に出しておく．②切除標本が袋ごと摘出された場合，袋から標本を取り出す際に胃周囲リンパ節と胃の連続を壊さないように注意する．

引用・参考文献

1) kanaya, S. et al. Delta-shaped anastomosis in totally laparoscopic Billroth I gastrectomy : new technique of intraabdominal gastroduodenostomy. J Am coll Surg. 195（2），2002，284-7．

① 消化器外科

4 腹腔鏡下胆嚢摘出術

独立行政法人労働者健康福祉機構東北労災病院外科副部長，内視鏡下手術センター副センター長 **松村直樹**
同外科部長，内視鏡下手術センター長，副院長 **徳村弘実**

■ 知っておきたい手術の内容と知識

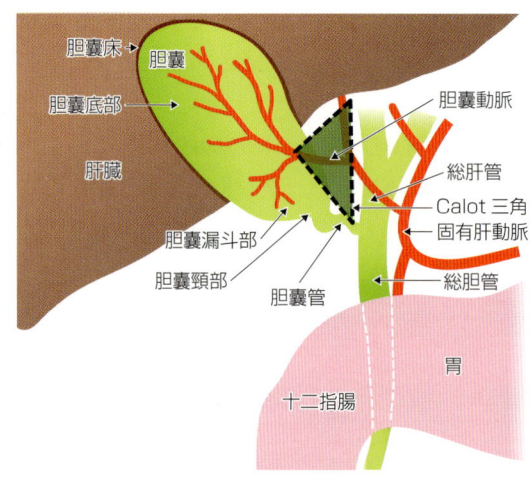

図1 解剖図

　腹腔鏡下胆嚢摘出術は，胆嚢漿膜の切離，Calot（カロー）三角の剥離，胆嚢管の切離，胆嚢動脈の切離，胆嚢床の切離，標本の摘出に構成される（図1）．特に重要な解剖は「Calot三角」で胆嚢（管），肝臓，総肝管に囲まれる部位である．これを剥離して中の胆嚢管，胆嚢動脈を十分に完全に露出させることを「critical view of safetyの作成」という．この操作が完遂できれば，誤認による総肝管損傷といった重大な胆管損傷や出血を回避でき，安全となる．主要な疾病には，胆嚢結石症，胆嚢腺筋症，胆嚢ポリープ，急性胆嚢炎，慢性胆嚢炎などがある．

■ 手術前の心構えと注意点
そっと教える術者の気持ち

　胆嚢周囲の癒着，Calot三角の硬さや易出血性，胆嚢床の硬さや易出血性，それぞれに難易度が高いと，出血や他臓器損傷する可能性が高くなり手術が難しい．開腹移行かどうかは，critical view of safetyが作成できるまでわからない．

考えられるトラブル

胆嚢周囲の癒着剥離での大網からの出血・腸管などの損傷，Calot三角の剥離時での胆管（総肝管）損傷，血管損傷，剥離不能，胆嚢床剥離での出血，胆嚢壁損傷，肝損傷．

▶▶ オペナースは何をすればいい？

予測外の出血が起きた時は，麻酔科医と連携しバイタルサインを確認する．止血に必要な特別な器具・材料を速やかに準備する．突発的なトラブルにより開腹移行が予想される場合は，開腹用器械を準備する．日常から術者と必要な準備を相談しておくとよい．

使用する器具・器械

❶把持鉗子（5mm） ❷剥離鉗子（5mm） ❸仙台ヘラ ❹フック型電気メス（5mm） ❺剪刀鉗子（5mm） ❻把持鉗子（3mm） ❼5mm径クリップ ❽〜❿トロッカー（12mm，5mm，3mm） ⓫吸引洗浄管（5mm）．腹腔鏡は10mm30°斜視鏡を使用している．

機器類の配置・体位・体温管理

機器類の配置（図2）

術者側（患者左側）には電気メスコード，洗浄吸引管用のチューブのみを置き，手元を煩雑にしない．助手側（患者右側）に腹腔鏡のコード，気腹用チューブを置く．前述の器械は手術開始時にすべて出しておく．患者右側で術者と術者用モニターの間に鉗子収納用袋を置くと，術者がモニターから目をそらさず簡単に鉗子の交換ができる．器械出し看護師は，剪刀鉗子や超音波凝固装置（LCS）などを安全に管理する．

体位

体幹や上下肢の関節には低反発マットやクッションなどを敷く．左開腕，仰臥位とする．術中は胆嚢を見やすくするため，やや頭高位，やや左側臥位とする．術者，麻酔科医，看護師で術前にあらかじめ体位をとり，患者の固定などの転落防

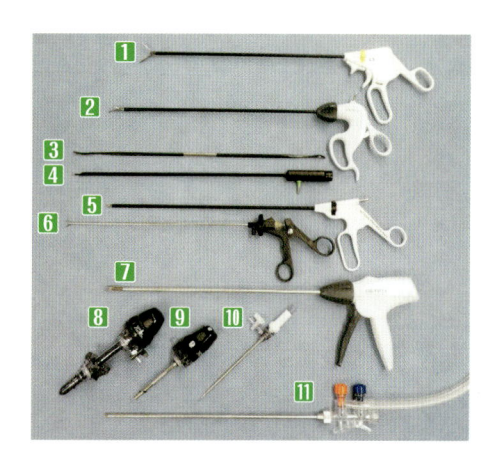

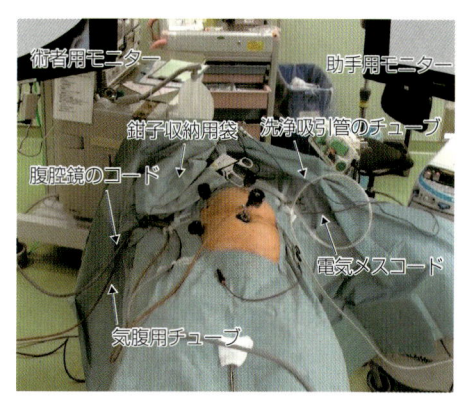

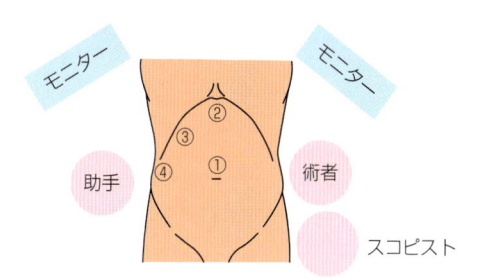

図2 機器類の配置

カメラポート①は12mm．操作ポート②③④は5mmを使用する（③④は3mmでもよい）．術者は②③を使用し，助手は④で胆嚢底部を挙上させる．

止に関して安全性を確認しておく．

🅒 体温管理

術野外の上半身・下肢は，加温マットを置き，38℃で保温する．

■ 術者の気合いがわかる！フローチャート

① 胆嚢漿膜の切離

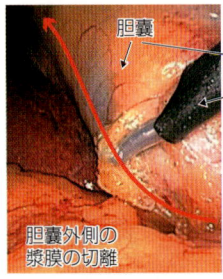

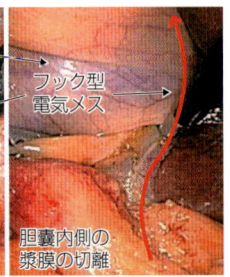

助手に胆嚢底部を把持させて挙上させる．術者は左手鉗子で胆嚢頸部を把持し，胆嚢頸部の漿膜を切離する．それをとっかかりにしてフック型電気メスを漿膜の下に入れ，肝付着部近傍の胆嚢漿膜を外側，内側とも底部まで十分に切離する．

② Calot三角の剥離（外側）

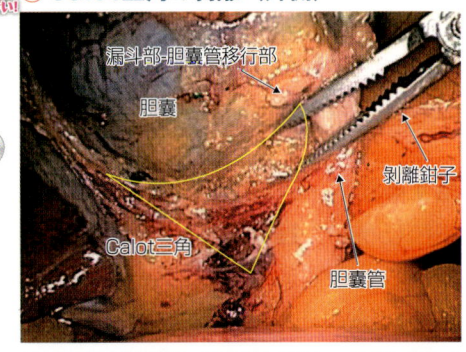

術者左手で胆嚢頸部，漏斗部を把持して内側に挙上させてCalot三角の外側を展開させる．漏斗部-胆嚢管移行部を中心に剥離鉗子や仙台ヘラで丁寧に剥離し，外側をフック型電気メスで切離していく．Calot三角の剥離は外側のほうが比較的安全に剥離できるので，徹底して行う．

③ Calot三角の剥離（内側）

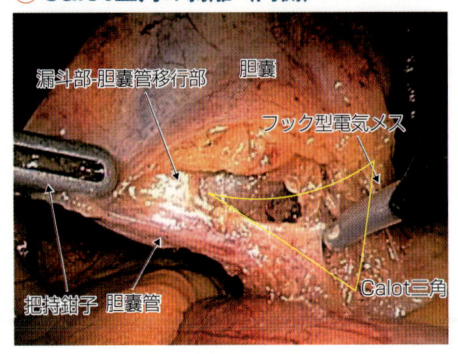

術者の左手で胆嚢頸部を外側に挙上させてCalot三角を展開させ，内側の剥離を行う．同様に剥離鉗子で丁寧に剥離し，フック型電気メスで切離していく．外側からの剥離が十分にできていると内側の剥離を少し行うだけで胆嚢管や胆嚢動脈を剥離できる．

④ critical view of safetyの作成

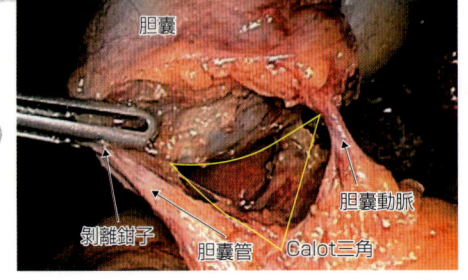

胆嚢管，胆嚢動脈の剥離，胆嚢頸部の胆嚢床の切離をフック型電気メスで進め，胆嚢管，胆嚢動脈が長く露出する．これにより総胆管や肝動脈でないことが証明される．

⑤胆囊床の切離と標本の摘出

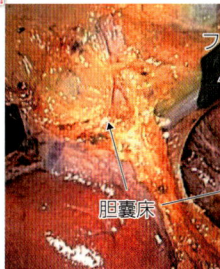

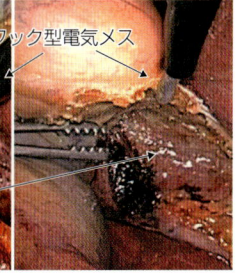

フック型電気メス
胆囊床

術者の左手の鉗子で胆囊頸部を左右に牽引し，フック型電気メスで胆囊の漿膜下層を筋層寄りで切離していく．

⑥洗浄とドレーンの留置

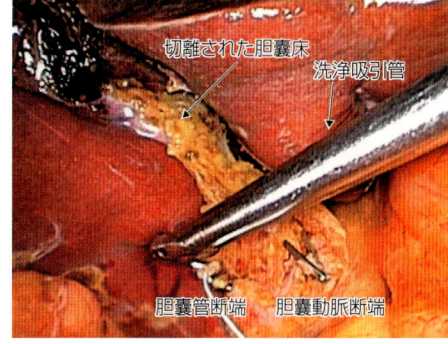

切離された胆囊床
洗浄吸引管
胆囊管断端　胆囊動脈断端

洗浄吸引管を用いて術野を十分に洗浄する．肝下面にドレーンを留置する．

注意すべきポイントがわかる！手術の流れ

①胆嚢漿膜の切離

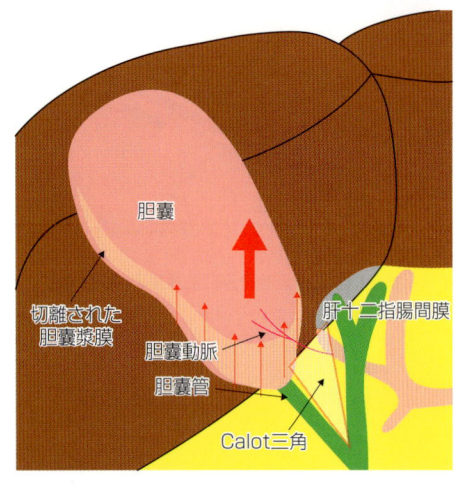

胆嚢漿膜が切離されると胆嚢全体が肝臓から挙上される．結果としてCalot三角も挙上され，立体化できる．

術者の動き

　胆嚢漿膜は肝臓に固定され，一方で術者の左手の鉗子で緊張をかけ，トラクションのかかった漿膜をフック型電気メスで切っていく．緊張がゆるいと切離しづらく，緊張が強すぎる肝付着部から肝臓が裂けてしまう．出血や胆嚢壁損傷に気を付ける．

テキパキ！器械出しの注意ポイント

　順調に行っていれば，フック型電気メスの使用だけである．しかし，出血や胆嚢壁損傷となった場合は洗浄吸引管の使用や腹腔鏡手術用のガーゼなどを使用する可能性がある．

流れを読む！外回りの注意ポイント

　注意してモニター画面を見ておく．順調であれば何もする必要はない．肝損傷さえなければ止血などに難渋することはないので，術者の指示を待てばよい．

②Calot三角の剝離（外側）

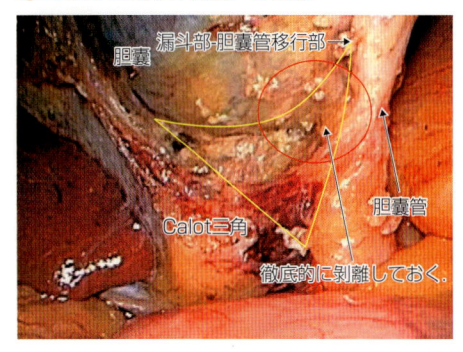

critical view of safetyを安全に作成するには，Calot三角の外側の徹底的な剝離が重要である．

術者の動き

　術者の左手で胆嚢頸部，ハルトマン囊を把持してCalot三角の外側を展開し適度に緊張をかける．剝離中，こまめに術者の左手の鉗子で把持する部位や緊張のかけ具合を変えることが大切である．Calot三角の内側の剝離はほとんどないくらいまで済ませておく．

テキパキ！器械出しの注意ポイント

　鉗子袋内に把持鉗子，剝離鉗子，フック型電気メスを置いている場合は，看護師が管理するのはクリップ，剪刀鉗子，超音波凝固切開装置のみで煩雑でない．剝離→（クリップ）→切離の流れをモニターで確認し，器械を出す準備をしておく．

流れを読む！外回りの注意ポイント

　注意してモニター画面を見ておく．順調であれば何もする必要はない．出血は圧迫止血が基本である．まず，胆嚢そのもので圧迫するが，困難な場合は腹腔鏡手術用ガーゼなどを使用するので準備しておく．

氣合い！の理由

　Calot三角の外側の剥離，すなわち胆嚢管より外側の剥離の成否はcritical view of safety作成の安全性に直結する．常に，胆嚢管と総胆管の誤認，胆嚢動脈と肝動脈の誤認がないことに気を付ける．「胆嚢管に違いない」などという思い込みが最も危ない．十分に剥離するまで決して切離してはいけない．

③Calot三角の剥離（内側）

術者左手鉗子の牽引の方向／胆嚢／フック型電気メス／把持鉗子／胆嚢動脈／Calot三角／胆嚢管

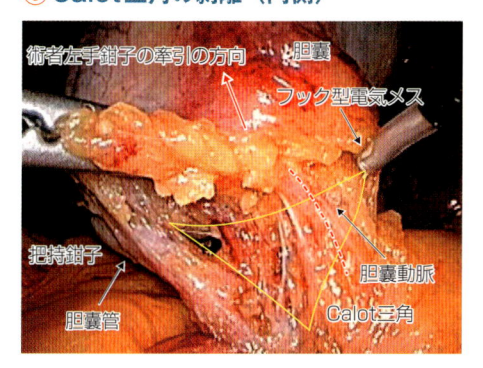

Calot三角の外側からの剥離が十分であると，胆嚢管，胆嚢動脈の露出は比較的安全で容易にできる．

術者の動き

　術者左手で胆嚢頸部内側を把持してCalot三角の内側を展開し適度に緊張をかける．Calot三角の外側剥離と同様に剥離中に術者左手の鉗子を持ち替えるが，胆嚢管や胆嚢動脈のそれぞれ適度に緊張がかかるように意識する．

テキパキ！器械出しの注意ポイント

　Calot三角の外側の剥離と同様である．剥離→（クリップ）→切離の流れをモニターで確認し，器械を出す準備をしておく．

流れを読む！外回りの注意ポイント

　Calot三角の外側の剥離と同様である．注意してモニター画面を見ておく．

④critical view of safetyの作成

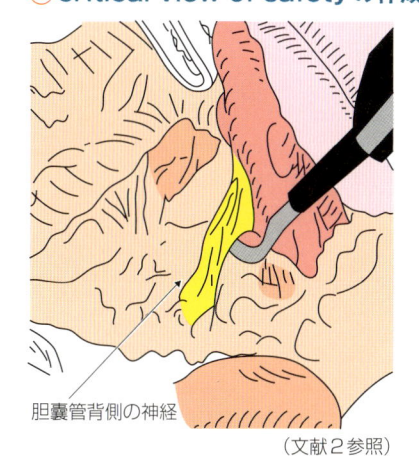

胆嚢管背側の神経
（文献2参照）

胆嚢頸部の胆嚢床の剥離，胆管，胆嚢動脈の十分な剥離によりcritical view of safetyが完成する[1]．

術者の動き

　術者の左手で胆嚢頸部，ハルトマン嚢を把持して胆嚢管や胆嚢動脈に適度に緊張をかけ，剥離を進める．胆嚢管周囲の神経を切離すると胆嚢管が伸び，十分な剥離が可能となる．完成後，胆嚢管，胆嚢動脈をクリッピング，切離する[2]．

テキパキ！器械出しの注意ポイント

　Calot三角の剥離と同様である．十分に剥離が済むと，胆嚢管，胆嚢動脈を切離するため，5mm径クリップと剪刀鉗子を使用する準備をしておく．

流れを読む！外回りの注意ポイント

　Calot三角の外側の剥離と同様である．注意してモニター画面を見ておく．

氣合い！の理由

critical view of safeyの作成は，胆嚢頸部の胆嚢床の切離と，胆嚢管，胆嚢動脈の十分な剥離・露出による．その際は，胆嚢管・胆嚢動脈と近傍の総胆管の損傷に注意する．

⑤胆嚢床の切離と標本の摘出

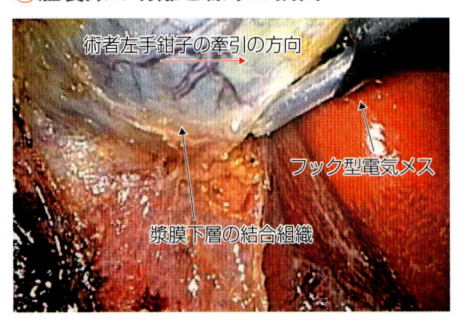

胆嚢漿膜下層という白色の結合組織を切離する．

🔊 術者の動き

術者左手での鉗子で胆嚢頸部を左右に牽引して胆嚢と胆嚢床（肝側）にテンションをかけると結合組織が浮き上がり，切離線が見えやすくなる．フック型電気メスで胆嚢の漿膜下層を筋層寄りで切離していく．胆嚢損傷，肝損傷に気を付ける．胆嚢は袋に入れて回収する．

✳ テキパキ！器械出しの注意ポイント

順調に進んでいれば，フック型電気メスの使用だけである．しかし，肝側に切り込み出血したり胆嚢壁損傷となった場合は，洗浄吸引管の使用や腹腔鏡手術用のガーゼなどを使用する可能性がある．また，次の摘出用の袋を用意しておく．

🔄 流れを読む！外回りの注意ポイント

摘出までに胆嚢回収の袋を用意しておく．また，洗浄用の温生理食塩水の量と使用ドレーンを術者に確認し，準備する．

氣合い！の理由

胆嚢壁損傷は結石回収や汚染胆汁の散布につながり手術を長時間化してしまう．また，結石を遺残すると腹腔内膿瘍の原因ともなる．胆嚢床のすぐ近傍に静脈が走行している場合があり，肝損傷の止血は難渋することがある．

⑥洗浄とドレーンの留置

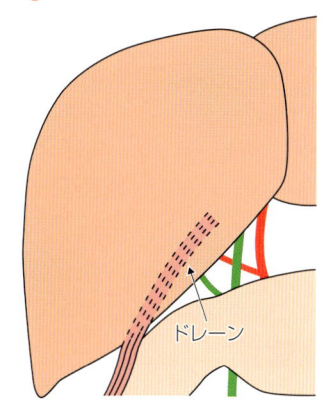

胆汁漏や出血を見逃さないためには十分な洗浄が必要である．

📡 術者の動き
術者左手で肝臓を挙上し，助手の鉗子で手前の大網を圧排し，胆嚢管，胆嚢動脈の断端が見えるようにする．洗浄吸引管で洗浄を繰り返す．完全に透明にならないと出血，胆汁瘻を見落としてしまう．肝下面にドレーンを留置して手術を終了する．

✳ テキパキ！器械出しの注意ポイント
洗浄中にドレーンおよび固定糸の準備，ドレーン留置中に閉腹に必要な機器，材料および創傷被覆材を準備しておく．

🔄 流れを読む！外回りの注意ポイント
洗浄中の術野をよく見ておく．腹腔内の生理食塩水が完全に透明になるまで洗浄を続けるので，追加の生理食塩水の準備を心がける．

引用・参考文献

1) 徳村弘実ほか．ぜひ知っておきたい内視鏡外科技術認定制度；胆道手術に必要な手技．外科治療．95（2），2006，139-48．
2) 松村直樹ほか．腹腔鏡下胆管結石切石術の導入に必要な器機，基本手技と困難例に対するコツ．手術．67（8），2013，1217-27．

1 消化器外科

5 腹腔鏡下膵体尾部切除術

日本医科大学付属病院消化器外科助教　**清水哲也**　同准教授　**中村慶春**　同助教　**松下　晃**
日本医科大学付属病院中央手術室看護師外科係　**中川まどか**　同看護師長（手術看護認定看護師）　**倉藤晶子**
日本医科大学消化器外科主任教授　**内田英二**

■ 知っておきたい手術の内容と知識（文献1を改変）

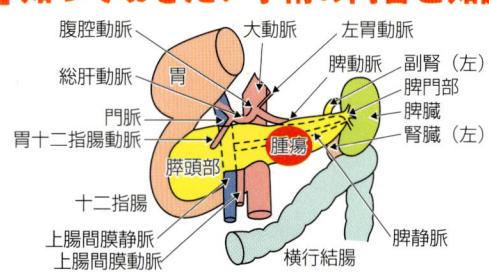

膵体尾部は胃後面にある網囊腔のさらに背側に位置し，膵下縁では横行結腸間膜が前面を覆っている．膵体部は大動脈を騎乗し，左腎臓，左副腎と接している．膵尾部は脾動脈・脾静脈とともに脾門部に達し密に脾臓と接していることが多い．膵臓の上縁には，腹腔動脈から分岐して右方に走行する総肝動脈と，左方に走行する脾動脈がある．脾静脈は膵臓の背面に接しながら走行し，上腸間膜静脈と合流して門脈に至る．

図1 膵臓と周辺臓器，血管との位置関係

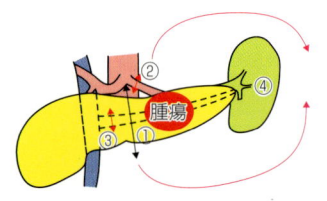

①膵臓の切離部位．②脾動脈の切離部位．③脾静脈の切離部位．脾臓（④）は合併切除される．

図2 通常の腹腔鏡下膵体尾部切除術（脾動脈，脾静脈を切離，脾臓合併切除）

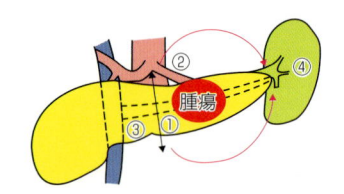

①は膵臓の切離部位．脾動脈（②），脾静脈（③），脾臓（④）は温存される．

図3 脾臓，脾動脈，脾静脈を温存し，膵体尾部のみを切除する場合（腹腔鏡下脾臓温存膵体尾部切除術：Lap-SPDP）

表1 適応疾患

①膵嚢胞性疾患：有症状のものや，癌の可能性もしくは癌化する可能性があるもの（IPMN：膵管内乳頭粘液性腫瘍，MCN：粘液性囊胞腫瘍，SPN：Solid-pseudopapillaryneoplasmなど）．代表的な疾患であるMCN，SPNは，比較的若年の女性に好発するため，整容面での恩恵が高い腹腔鏡下膵体尾部切除術のよい適応である．
②膵内分泌腫瘍：インスリノーマ，ガストリノーマなどの機能性の腫瘍と非機能性の腫瘍に分けられる．本疾患も比較的若年に発生することが多い．
③慢性膵炎：有症状のものや，癌との鑑別と区別がつかないもの．
④膵臓癌：現在保険上の適応はない．膵臓癌に対する本術式の有用性を示す論文が複数報告されてきている[3-4]．
⑤その他：転移性の膵腫瘍（腎癌の膵転移が多い）や悪性リンパ腫など．

腹腔鏡下膵体尾部切除術（Laparoscopic distal pancreatectomy [Lap-DP]）は，開腹手術と比して整容性とともに術中出血量が少ないなどの低侵襲性が報告されてきたことを受け，2012年4月より保険診療として認可された[2-4]．今後は膵体尾部疾患の標準的な術式として，さらに手術数が増加していくことが考えられる．

　膵臓とその周囲の解剖について，図1に示す．Lap-DPの手順の詳細については後述するが，①膵体尾部を膵頸部で自動縫合器を用いて切離し，②脾動脈，脾静脈をクリップ後切離，③膵臓の背面を剝離し脾臓を合併切除する（図2）．一般的に脾臓を合併切除するのは，膵体尾部と脾臓がともに脾動脈・脾静脈の血流支配であり，同動静脈と膵体尾部，脾臓が密に接しているためである．通常の腹腔鏡下膵体尾部切除術では，再建術は必要としない．さらに悪性疾患を考慮した場合は，所属リンパ節の郭清と病変の進展度に応じて膵体尾部に近接する胃・十二指腸・大腸・副腎などを合併切除することがある．良性疾患で腫瘍が脾動静脈から離れて存在する場合には，脾動静脈とも膵体尾部から剝離し，脾臓とともに血管温存する腹腔鏡下脾臓温存膵体尾部切除術（Lap-SPDP）が選択される場合もある（図3）．

　Lap-DPの適応疾患を表1に記す．

手術前の心構えと注意点

そっと教える術者の気持ち

　　Lap-DPは，脾動静脈，門脈などの腹腔の背側に存在する血管の処理を必要とし術中の出血リスクもさることながら，術後の膵切離断端からの膵液の漏れ（膵液瘻）が起因する術後出血は重篤なものとなるため，術者は一般的に手術前からかなり緊張している．特に脾動静脈の剝離，結紮切離や，自動縫合器による膵切離での場面は，出血，膵液瘻の発生に直結するので，かなり気合が入っている．

考えられるトラブル

　　手術中のトラブルとして，出血への対処が最も大事である．Lap-DPでは脾動脈と脾静脈などの門脈系の処理，膵臓の授動など出血しやすい局面がいくつもある．膵切離は自動縫合器を用いて行うことが一般的であるが，自動縫合器で膵断端がうまく閉鎖されないことがある．膵臓で作られる膵液は強力な消化酵素であり，術後に膵断端から漏れ出した膵液が感染し活性化すると，化学的に血管を損傷して術後の大出血につながる．エネルギーデバイスが正常に作動しないなどのケースもある．

オペナースは何をすればいい？

　　出血に対しては，その場で止血できなければ，即開腹手術に移行することになるので，術者と術前より十分に止血方法を確認する必要がある．出血時は焦らずに，瞬間的に術者，助手，スコピスト，器械出し看護師，外回り看護師が連動して，止血操作に集中することが大事である．施設ごとに導入されているエネルギーデバイス，圧迫止血の仕方が違うので，術者と十分に止血方法の順序や機器の選択について確認しておく．当科では，スポンジスペーサー（セクレア®）での圧迫止血，ソフト凝固による止血方法を徹底し，術者，手術室看護師で意思統一できるように，コミュニケーションをとっている．また，膵切離で一般的に自動縫合器を使用するが，その使用法を日頃よりしっかりと理解しておく．また，膵断端の閉鎖方法には施設ごとに相違があるので，術者に確認しておく．

　　エネルギーデバイスがうまく作動しなければ，腹腔鏡下手術は円滑に行うことは困難である．腹腔鏡手術では，止血操作にもエネルギーデバイスを多用するため，不慮の出血にも対処できるように，術中も常に臨床工学技士とも連携し，エネルギーデバイスが正常に作動しているかを確認する必要がある．

使用する器具・器械

①強弯剝離鉗子 ②メリーランド型剝離鉗子 ③有窓鉗子 ④腸把持鉗子 ⑤ドベーキー鉗子 ⑥剪刀鉗子 ⑦吸引管 ⑧ヘモロック鉗子 ⑨クリップ鉗子とブルドッククリップ ⑩リムーバー鉗子 ⑪持針器 ⑫超音波凝固切開装置（LCS） ⑬VIO® ⑭フレキシブルスコープ（ベッセルシーリングシステム〔VSS〕，トロッカー，サージカルバッグ，腹腔鏡下手術用のエコー）

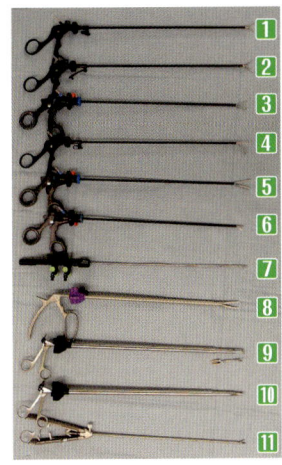

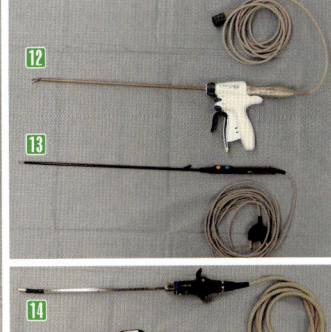

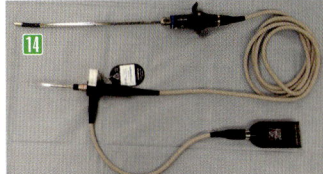

準備の注目ポイント

①剝離鉗子や有窓鉗子は，ハンドル・内筒・外筒の3点に分解が可能だが，破損がないことを確認する．「鉗子先端の開閉が可能か」「電気メス接続部の破損がないか」「付属の黒キャップがあるか」を確認しておく．②吸引管は，内腔に閉塞がないことを常に確認する．手術時，凝血塊などで詰まった場合には，スムーズに閉塞物を除去できるように，構造をよく理解しておく．接続部品の有無や破損がないことを確認しておく．③超音波凝固切開装置やベッセルシーリングシステムは，すぐに使用できるように，セットアップしておく．ジェネレーター本体の設定も術者に確認しておく．④高周波手術装置のVIO®は，専用のイリゲーションチューブに小児用輸液チューブを接続しておく．すぐに使用できるように生理食塩水を輸液チューブに満たして，滴下スピードをあらかじめ術者に確認しておく．出血した際はいつでもすぐに医師に渡せるようにスタンバイしておく．⑤フレキシブルスコープは，レンズやコードの破損，手元のアングル操作でカメラ先端がフレキシブルに可動するかを確認する．術中はきれいな映像で手術ができるようにレンズの曇り，汚れを常に取ることに留意する．⑥トロッカーは，さまざまな種類があるので，長さ，太さ，種類含め，術前より術者と相談しておく．⑦サージカルバッグは，腫瘍の大きさにより異なってくるので，術者に確認のうえ，用意する．⑧腹腔鏡下手術用のエコーは，腫瘍の同定や膵切離ラインの決定に用いる．アングルを操作できるものもあり，「先端の可動に問題ないか」「プローブ，コードに破損がないか」を確認する．

機器類の配置・体位・体温管理

機器類の配置（図4）

本術式では，術者は患者の右側に立って手術を進めていくことが多いため，器械出し看護師は器械台とともに患者の右側で術者の背側に立つ．エネルギーデバイスのジェネレータ本体は患者

左側に，送水・吸引装置は患者の左側頭側に配置する．エネルギーデバイスのコードは短すぎると，特に左側からの操作時に器具の操作範囲を制限する原因となるが，長すぎても術野の邪魔になってしまうので，適切な長さでセッティングすることが肝要である．

b 体位（図4）

体位は仰臥位，開脚位で固定し，局面に応じて右半側臥位にすると操作が容易となることがある．そのため，右頭部，右腹側部を固定できるようにあらかじめ固定具を装着し，ローテーション時に患者が右側にずれ落ちないようにする．固定具を高くセッティングすると，術野の鉗子に当たって術者の鉗子操作の妨げになることがあるので，固定具の設置位置はポートと鉗子の方向性をよく考慮して設置する必要がある．術者は基本的に患者右側に立ち，スコピストの立ち位置は患者の脚間としている．腹腔鏡下膵体尾部切除術は，5mmから12mm径のトロッカーを腹腔内に留置し，そこに腹腔鏡と鉗子，エネルギーデバイスなどを通しながら手術を進行していくことになる．外回り看護師は，手術の状況を常にチェックし，必要があれば器械台やエネルギーデバイス本体などの位置を微調整していく必要がある．

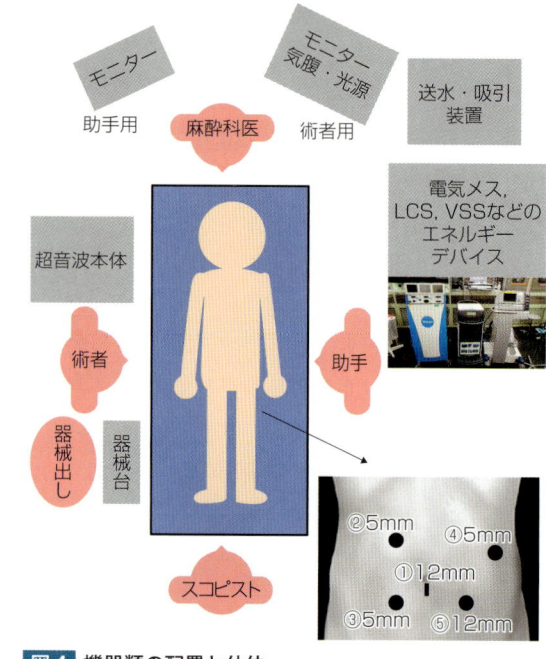

図4 機器類の配置と体位

c 体温管理

低温の二酸化炭素を大量に腹腔内に気腹するため，体温低下をきたしやすい．一旦下がった体温を戻すことは非常に難しく，体温低下により術後のシバリング，麻酔覚醒遅延，感染助長など術後の回復過程に悪影響を及ぼすことがあり，体温保持に十分な配慮が必要である．麻酔科医，術者とも連携をとりながら，覆布や室内温度管理で体温が下がらないように努力するとともに，体温低下時には，さらに体温が下がらないように温風式加温装置，輸液加温装置も活用する．最近は気腹する二酸化炭素ガスを加温する装置もある．

術者の気合いがわかる！フローチャート

①網嚢の開放と膵体尾部の前面の露出

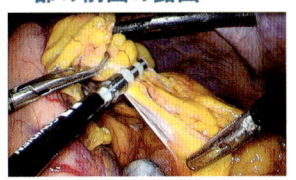

大網をLCSやVSSを用いて切開し，網嚢腔を開放して，胃の背側に存在する膵体尾部の前面を広く露出する．Lap-DPの際には，大網切離の際に左胃大網動静脈を，また胃脾間膜切離の際に短胃動静脈を切離する．

②トンネリング操作

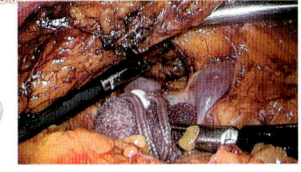

膵頭部と膵体部の境界で膵臓を切離する場合のトンネリング操作を示す．膵臓の切離予定部で，膵臓を周囲の血管の組織から遊離していく．術者は患者の右側に立って，門脈・上腸間膜静脈，脾静脈，総肝動脈，脾動脈をLCS，VSSを用いて，膵臓から丁寧に剥離していく．

③脾動脈・脾静脈の同定，切離

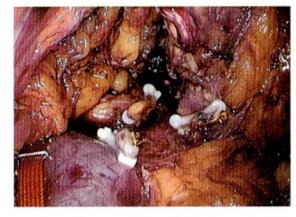

多くの場合，膵臓切離前に脾動静脈は同定されているが，直上にある膵臓を切離した後にはさらに良好な脾動静脈の露出が得られる．脾動静脈はクリップを用いて閉鎖した後にVSSで切離する．

④膵臓の切離

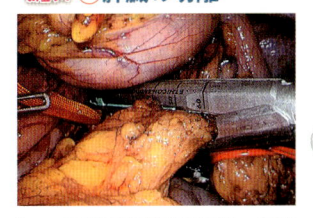

Lap-DP時の膵臓の切離は一般的に自動縫合器で行われている．膵臓に厚みがあり自動縫合器が入らない場合は，あらかじめブルドック鉗子で膵切離予定部を圧挫して，膵臓を薄くしてから切離する．

⑤膵体尾部・脾臓の遊離

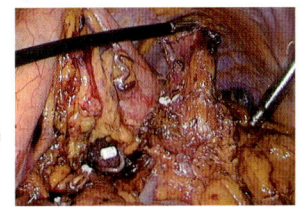

術者は患者の右側に立ち，膵体尾部・脾臓の支持組織を右側から主にLCSなどのエネルギーデバイスで切離していく．膵体尾部・脾臓をスポンジなどを用いて前方に圧排し，膵臓，脾臓の背側を剥離し，左側に内側から外側に向かって脱転していく．通常のLap-DPでは，癒合筋膜を剥離するため左腎静脈は露出されないが，写真の症例では膵腫瘍の副腎浸潤があったため，膵後面の脂肪組織も合併切除しているため左腎静脈も露出されている．

⑥臓器の摘出とドレーン留置

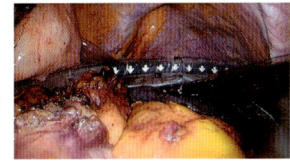

臍部のトロッカー挿入部を腫瘍のサイズに合わせて開大し，切除臓器をサージカルバッグに入れて腹腔内より体外に摘出する．脾臓はバッグのなかで，麦粒鉗子などを用いて破砕すると，創を大きくせずに摘出することが可能である．腹腔内を十分に洗浄し，後出血の有無を確認する．閉鎖式ドレーンを膵切離部近傍に留置し，腹壁を縫合し手術を終了する．

注意すべきポイントがわかる！手術の流れ

①網囊の開放と膵体尾部の前面の露出

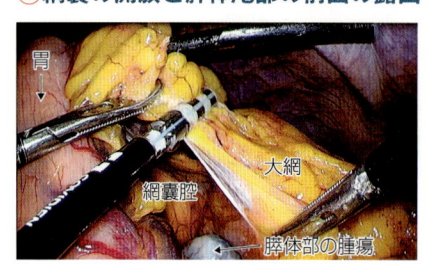

大網を切開して大きく網囊腔を開放すると膵体尾部が広く露出され，その後の手術が行いやすい．Lap-DPの際には，大網切離の際に左胃大網動静脈を，また胃脾間膜切離の際に短胃動静脈を切離する．膵臓温存術式（Lap-SPDP）の際は，両血管とも温存することが望ましい．

📶 術者の動き

Lap-DPでは基本的に術者は右側に立って手術を進めるが，膵体部の前面を膵頭部に向かって広く露出する操作では，時に左側に立ち位置を変えた方が鉗子やエネルギーデバイスの方向性がよく手術しやすい．

✳ テキパキ！器械出しの注意ポイント

腹腔鏡手術用のエネルギーデバイスは開腹用と比べ先端までの距離が長いため，器械出し看護師は，術者に渡す時にその先端が不潔区域に触れないように，手の向きに合わせて的確に器械類を渡す必要がある．使用していないエネルギーデバイスはそのつど器械台に戻し，腹壁や覆布のポケットなどに置いたままにしない．術野に放置された器具類は術者の手に当たることで鉗子の動きを制限するだけでなく，デバイスの先端が掃除されないため機器の劣化につながる．器械出し看護師は，戻されたエネルギーデバイスの先端に付着した組織片をこまめに除去し，エネルギーデバイスのシーリングや切離の性能を維持することが安全に手術をするうえで必要である．

🔀 流れを読む！外回りの注意ポイント

大網切離時にLCSを使用すると，ミストが発生し，腹腔内の視野が悪くなるので，画面を常に観察する．排煙チューブがある際は，ミストを適宜除去する．

②トンネリング操作

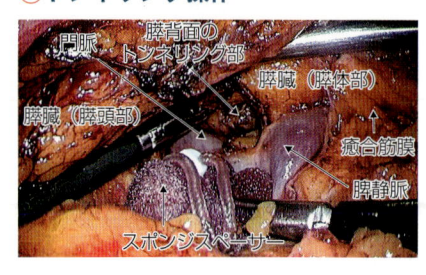

膵炎などが既往にあると膵臓と周辺組織が炎症性に固くなっていることがあり，膵臓と脾動脈，脾静脈を剥離中に，不慮の出血を認めることがある．そのため，膵臓と血管との剥離では，とても繊細な操作が必要である．

📶 術者の動き

膵臓下縁の横行結腸間膜の前葉を切離して，膵臓の下縁から背面を少しずつ，頭側，尾側に向かってLCSやVSSを用いて剥離していく．先に膵臓上縁の剥離を行っておくと，膵臓上縁までの奥行きを感じながら安全に膵臓の背面のトンネリングが可能となる．

✳ テキパキ！器械出しの注意ポイント

出血時においてはまず圧迫止血を試みることが大事であるため，圧迫用のガーゼやスポンジを，術者にすぐに渡せるように準備しておく必要がある．トンネリングしたら，膵臓をつるためのテープ（ベッセルループや血管テープなど）を忘れずに用意しておく．

流れを読む！外回りの注意ポイント

出血に備えて，止血のための器具をすぐに出せるかを確認する．静脈性の出血では気腹圧を上げることで出血コントロールされることもあり，術者の指示があれば速やかに気腹圧を上げる．気腹のための二酸化炭素ボンベの残りの量を常に把握しておくことも大切である．

気合い！の理由

術中に最も出血しやすい場面といっても過言でない．出血すると急に視野が悪くなり，正確な剥離ラインもわかりづらくなるため，とにかく出血させないことが大事である．

③脾動脈・脾静脈の同定，切離

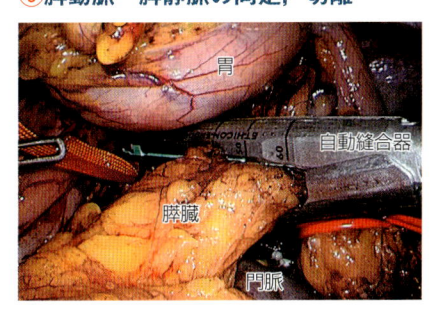

胃
自動縫合器
膵臓
門脈

脾臓を同時に合併切除するLap-DPの場合には，脾動脈，脾静脈を両方とも切離する．静脈を先に切離すると鬱血し出血しやすくなるため，脾動脈⇒脾静脈の順に切離する．血管を露出する際にはLCSを多用するが，LCSはアクティブブレードの近傍にキャビテーションによる損傷をきたすことがあるので，アクティブブレードを微妙に血管壁から離す繊細な操作が必要となる．

術者の動き

LCSを用いて膵臓上縁にある総肝動脈，脾動脈，脾静脈を同定し，周囲組織を全周性に剥離し，テーピングを行う．これらの血管はクリップしてVSSで切離するだけの幅を剥離し，血管壁を露出する必要がある．

テキパキ！器械出しの注意ポイント

血管周囲の操作中のデバイスの出し入れでは，術者は画面から目を離させないことが多く，指示されたデバイスを方向よく術者の手の中にスムーズに手渡すことが大切である．クリッピング時に的確にクリップがかからないと血管が挫滅され出血の原因となってしまうため，器械出し看護師は，クリップがうまく装填されることを，術者に手渡す前に十分にチェックして，時には空打ちをして確認しておく必要がある．

流れを読む！外回りの注意ポイント

血管の太さから使用するクリップを予想し，術者の指示にすぐに出せるように準備しておく．

気合い！の理由

クリップがうまくかからないと大出血の可能性あるため，確実に血管にクリップをかける必要がある．

④膵臓の切離

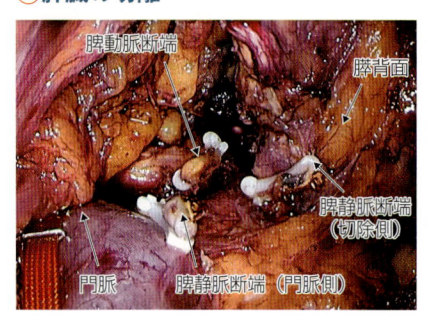

いかに膵断端をきれいに切離し閉鎖するかがポイントである．この膵切離と膵断端閉鎖が最も術後の膵液瘻の発生に関係する．

術者の動き

ステイプルラインが膵臓の長軸に直交するように自動縫合器をゆっくり挿入する．その際，ステイプルに周囲臓器，血管が巻き込まれていないかを十分に確認する．膵臓切離時には，自動縫合器を動かさないでゆっくりファイヤーすることが肝要である．

テキパキ！器械出しの注意ポイント

器械出し看護師は，術者に縫合器を渡す前に，カートリッジのステイプル充填面にゼリーを塗っておく．これにより自動縫合器がスムーズに膵背面に誘導でき，ファイヤー後に膵臓に掛からなかったステイプルの腹腔内への落下もある程度防ぐことができる．自動縫合器へのカートリッジ装着方法は製品の種類によって異なるため，普段から院内の講習会などで取り扱いに関する方針と手技をスタッフ全員に周知徹底させておく必要がある．

流れを読む！外回りの注意ポイント

自動縫合器には，先端が折れ曲がるタイプとストレートのタイプと大きく分けて2種類あり，またステイプルの規格により，たくさんの種類のカートリッジが存在するため，外回り看護師は，術者が手術の状況から選択したものと同一のタイプかどうかを十分に確認し開封する．

氣合い！の理由

この手術の術後経過は膵液瘻により大きく変わるので，とにかく膵断端を確実に閉鎖することが大事である．術後出血の大部分は膵液瘻に関係するので，膵断端の閉鎖がこの手術の肝といっても過言でない．

⑤膵体尾部・脾臓の遊離

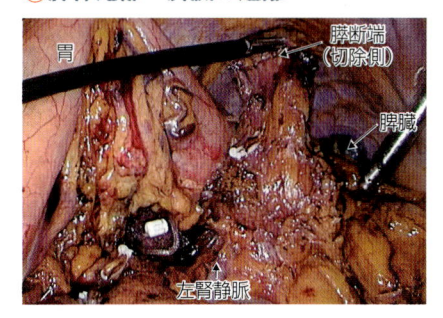

切離された末梢側の膵臓を挙上し、癒合筋膜を十分に認識しながら、膵背面を膵体部から脾臓に向かって無理なく剥離、切離していくと次第に膵脾は脱転されていく．脾臓は裂けると出血しやすいので脾損傷しないように注意する．

術者の動き

膵断端を牽引して膵臓背面の剥離面が無理なく適切なテンションがかかる部位で剥離を進める．膵臓背側の剥離は膵体部から脾門方向に向かって脱転していく内側アプローチが一般的である．

テキパキ！器械出しの注意ポイント

剥離，切離をLCS，VSSを用いて行う場合が多い．静脈性出血や脾臓からの出血はスポンジやガーゼによる圧迫とソフト凝固が有効であり，とっさの出血でも止血に使用する器具をすぐに術者に渡せるように心がける．

流れを読む！外回りの注意ポイント

脾臓の遊離の際には，手術台を右側に回転させ，体位をやや右側臥位にすると，術野を展開しやすい．手術台を傾ける際には，外回り看護師は頭部，側腹部の固定具がしっかり固定されているかを確認するとともに，皮膚の損傷もきたさないように注意する．

⑥臓器の摘出とドレーン留置

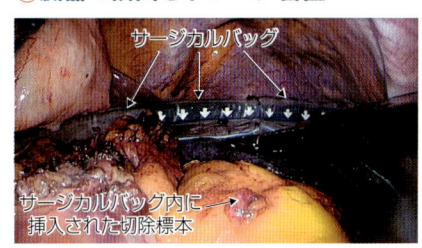

膵液瘻は術後経過に大きく影響するため，膵断端に留置するドレーンは非常に大切である．ドレーン留置部が膵断端からずれないように，ドレーンの刺入部や方向を十分に考慮して挿入することが肝要である．

術者の動き

術者は切除された膵体尾部と脾臓の大きさから適切なサイズのサージカルバッグを選択し回収する．切除臓器をバッグに収納した後，臍部のポート部を腫瘍の大きさに合わせ切開し標本を摘出する．生理食塩水にて腹腔内を洗浄して，出血がないことを確認後，ドレーンを膵断端に留置する．

テキパキ！器械出しの注意ポイント

サージカルバッグにも多くの種類があるため，普段よりその使用法に精通しておく必要がある．臍部のポートは摘出する際に創を広げることが多く，小開腹できる準備をする．使用するドレーンも術者にあらかじめ確認しておく．

流れを読む！外回りの注意ポイント

サージカルバッグ，ドレーンをすぐに出せるように準備しておく．摘出された標本は断端の迅速病理に提出することも多く，迅速病理検査の有無を確認しておく．

気合い！の理由

　たとえ膵液のリークがあっても，ドレーンが膵液を拾って腹腔外にドレナージができれば，腹腔内に膵液の作用が及ばず，術後の感染や出血が予防される．膵切除におけるドレーン挿入，管理は非常に大切である．

引用・参考文献
1) 中村慶春ほか．"腹腔鏡下膵体尾部切除術"．消化器外科開腹術・内視鏡手術完全マニュアル．今本治彦編．オペナーシング秋季増刊，大阪，メディカ出版，2012，236-49．
2) Matsumoto, T. et al. Safety and efficacy laparoscopic distal pancreatectomy for the treatment of pancreatic disease. J Hepatobiliary Pancreat Surg. 12, 2005, 65-70.
3) Nakamura, Y. et al. Clinical outcome of laparoscopic distal pancreatectomy. J Hepatobiliary Pancreat Surg. 16, 2009, 35-41.
4) Kooby, DA. et al. Left-sided pancreatectomy: a multicenter comparison of laparoscopic and open approaches. Ann Surg. 248, 2008, 438-46.

① 消化器外科

6 腹腔鏡下脾臓切除術

岩手医科大学医学部外科学講座，函館五稜郭病院外科 **大渕 徹**
岩手医科大学医学部外科学講座准教授 **佐々木 章** 同教授 **若林 剛**

■ 知っておきたい手術の内容と知識（図1，表1）

図1 術野の様子

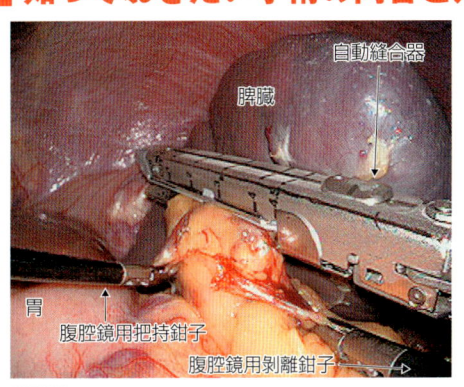

表1 腹腔鏡下脾臓摘出術の適応疾患

- 特発性血小板減少性紫斑病．
- 遺伝性球状赤血球症．
- 自己免疫性溶血性貧血．
- 門脈圧亢進症に伴う脾機能亢進症（肝細胞癌治療）．
- 慢性C型肝炎・肝硬変（インターフェロン導入）．
- ABO不適合腎臓移植レシピエント．
- 脾動脈瘤．
- 悪性リンパ腫．
- 慢性骨髄性白血病．
- 脾腫瘍（原発性・転移性）．
- 脾破裂・脾損傷．

腹腔鏡下脾臓摘出術では出血傾向を有する患者が多いため，繊細な手術操作が要求される．脾臓被膜損傷は止血が困難なので，愛護的な手術操作が必要である．開腹移行する最大の原因は，出血であるため，血管処理には細心の注意を払う．

■ 手術前の心構えと注意点

🦋 そっと教える術者の気持ち

脾動静脈一括切離の場面では，術者の緊張がピークに達する．大出血による開腹移行の可能性があることを，術者，助手，スタッフで認識しておく．

🦋 考えられるトラブル

- 超音波凝固切開装置や血管・組織シーリングシステムの作動エラー（使用中）では，出血を引き起こす可能性があるため，ティシューパッドのクリーニングを適宜行うことが重要である．
- 自動縫合器は脾動静脈の処理に用いるので，事前に動作の確認をしておく．
- 予期しない大量出血時には，開腹移行する可能性を常に考慮しておく．

使用する器具・器械

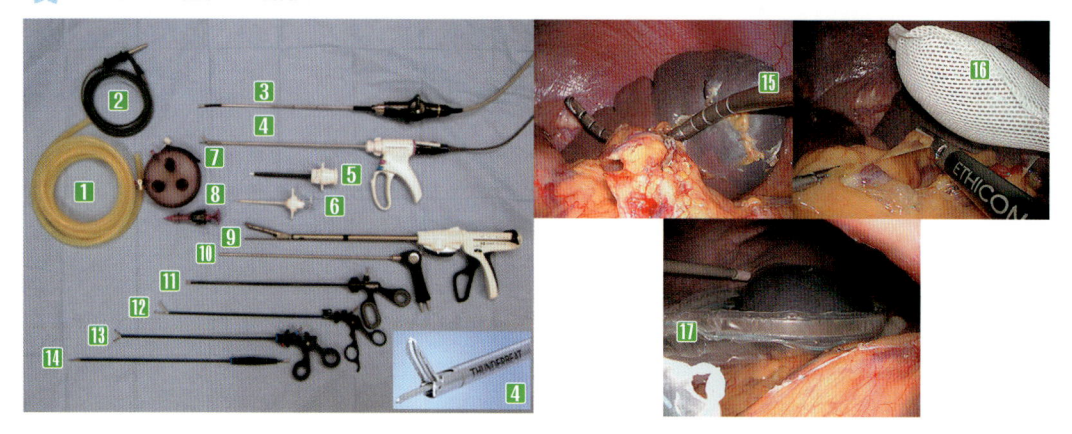

1 気腹チューブ　**2** フック型電気メス用コード　**3** フレキシブルスコープ（5mm）　**4** サージカルティシューマネージメントシステム（サンダービート）　**5** トロッカー（5mm）　**6** アクセスニードル　**7** GelPOINT®　**8** インレットポート，イントロデューサー　**9** 自動縫合器／エンドGIA™トライステープラー　**10** 吸引・送水鉗子　**11** 腹腔鏡用剪刀型鉗子　**12** 腹腔鏡用把持鉗子　**13** 腹腔鏡用剝離鉗子　**14** 腹腔鏡用L字フックチップ電極　**15** スネークリトラクター／End-Flex　**16** バルーンリトラクター／ソフトワンド　**17** Endo Catch™ Ⅱ　（**7 8** は単孔式手術時に用いる）．

準備の注目ポイント

　術中使用する内視鏡鉗子の動作と漏電確認時には，鉗子の開閉時のトラブルや漏電による臓器損傷を回避する．

　気腹用ボンベの残量の確認時には，術中に視野の確保が困難になると不用意な出血や臓器損傷をきたす可能性がある．

　手術開始前に，使用を予定している器材・器具を確認しておく．エネルギーデバイス，トロッカー，クリップアプライヤー，自動縫合器の種類と使用個数を確認する．

機器類の配置・体位・体温管理

機器類の配置

　体位変換によりエネルギーデバイスのケーブル類が引っ張られることがあるため，配置位置と配線に余裕をもたせることが重要である．また，術中に脾臓損傷や脾動静脈損傷により，出血をきたした場合には，開腹移行の可能性があるので，使用器材の準備が必要である．

体位

　マジックベッドを使用し，体位は右半側臥位とする．手術は，手術台を左側へローリングした状態で開始となる．頭部，左背側，腰部ならびに下肢の固定後にローリングテストを行い，固定のずれや体幹・四肢の圧迫に注意する．

🌡 体温管理

術中の低体温が持続すると覚醒時にシバリングをきたし，術後低酸素血症の原因にもなりうる．過度の加温による熱傷にも注意を要する．

術者の気合いがわかる！フローチャート

① 脾臓下極の処理と脾臓の授動

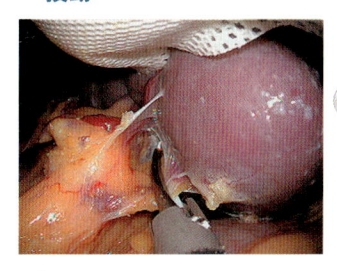

② 短胃動静脈の切離

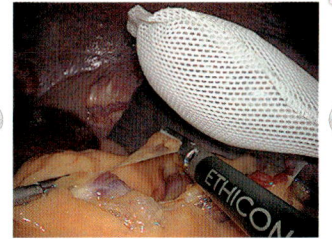

③ 脾門部の挙上

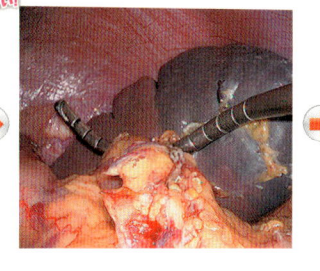

④ 脾動静脈の一括切離

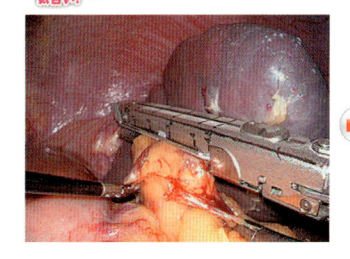

⑤ 脾臓の摘出

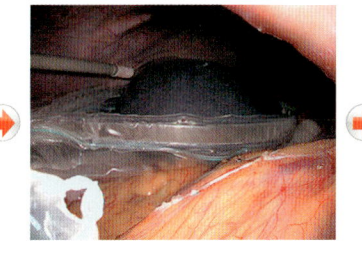

⑥ 脾動静脈切離断端の確認

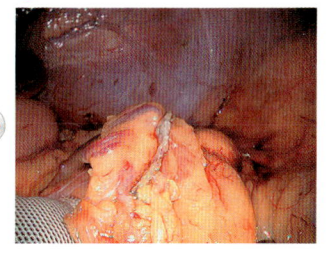

注意すべきポイントがわかる！手術の流れ

①脾臓下極の処理と脾臓の授動

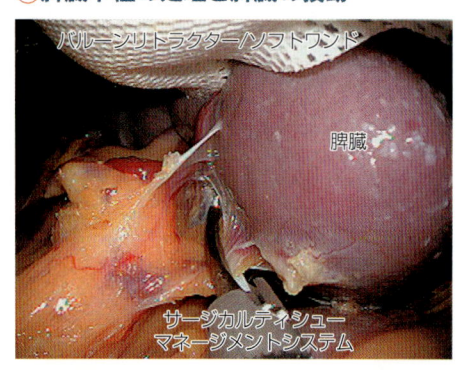

(画像ラベル：バルーンリトラクター／ソフトワンド、脾臓、サージカルティシューマネージメントシステム)

脾臓下極の血管は，脾臓の圧排操作で損傷しやすいので先に処理しておく．

📶 術者の動き
バルーンリトラクターで愛護的に脾臓を圧排し緊張を加え，剝離を進める．過度な圧排により，脾臓被膜損傷や出血をきたすことがあるので注意する．

✴ テキパキ！器械出しの注意ポイント
器械出し看護師は，エネルギーデバイスの組織把持面（ティシューパッド）のクリーニングを常に意識して行う．この結果，作動エラーの予防，確実な止血が期待できる．

↩ 流れを読む！外回りの注意ポイント
止血操作に難渋する状況が続いた場合は，開腹移行の可能性を念頭におく．

②短胃動静脈の切離

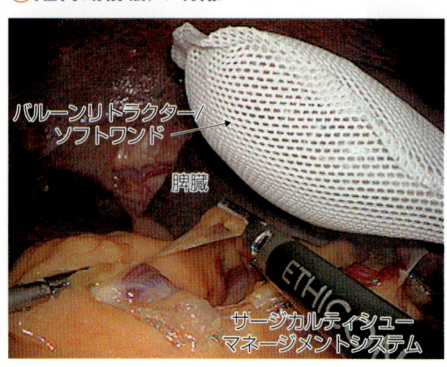

(画像ラベル：バルーンリトラクター／ソフトワンド、脾臓、サージカルティシューマネージメントシステム)

胃脾間膜の切離に続き，短胃動静脈を切離する．術者が鉗子で胃を内側に牽引すると，短胃動静脈の切離が容易となる．脾臓上極の視野展開が困難な場合には無理せずに，脾門部の処理後に行う．

📶 術者の動き
脾臓上極では，胃と脾臓の間が狭くなり，短胃動静脈も短くなるので，胃と脾臓被膜損傷に注意が必要である．

✴ テキパキ！器械出しの注意ポイント
短胃動静脈の切離に続き脾動静脈の処理に移るため，スネークリトラクターを用意しておく．

↩ 流れを読む！外回りの注意ポイント
止血操作に難渋する状況が続いた場合には，開腹移行の可能性を念頭に置く．

③脾門部の挙上

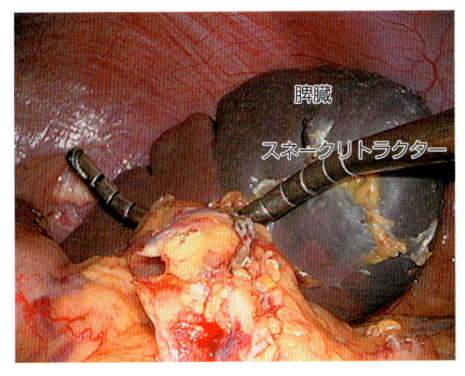

脾臓
スネークリトラクター

短胃動静脈の切離後，脾門部の血管処理のために脾動静脈周囲の剥離操作を行う．

術者の動き
脾動静脈前面の剥離に続き脾門部背側の剥離を行う．スネークリトラクターを脾門部の裏側から挿入し，脾動静脈周囲組織を前方に挙上する．

テキパキ！器械出しの注意ポイント
脾門部背側より思わぬ出血をきたすことがあるため，迅速に対応できるようにしておく．

流れを読む！外回りの注意ポイント
次に脾動静脈の一括切離に移るので，自動縫合器の種類を確認しておく．

気合い！の理由
脾動静脈背側の剥離が不十分な場合には，自動縫合器がスムーズに挿入できず出血をきたす場合があるため，慎重な剥離操作が要求される．

④脾動静脈の一括切離

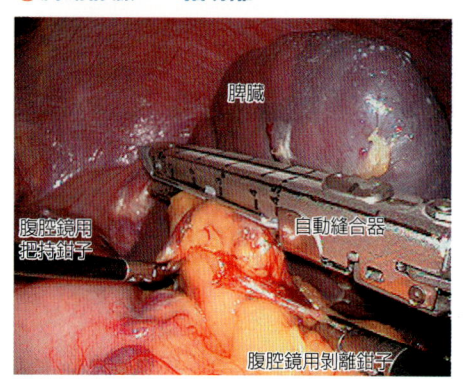

脾動静脈の一括切離では，「自動縫合器を盲目的に挿入しない」「脾門部周囲の血管処理ではクリップを使用しない」「脾動静脈を完全に露出せずに周囲組織を含めて処理を行う」などが安全な方法である．

🔊 術者の動き
脾門部背側より自動縫合器を挿入し，膵尾部を確認し切離する．脾動静脈の完全切離と膵損傷の回避に対して細心の注意を払う．

✴ テキパキ！器械出しの注意ポイント
スネークリトラクターを脾動静脈背側に挿入後，同部位に自動縫合器を挿入し，一括切離とする．ミスファイヤーにならないように事前に動作確認が必要である．

🔄 流れを読む！外回りの注意ポイント
脾動静脈切離後は脾臓を摘出するため，気腹の一時停止，術野照明のON/OFF，気腹の再開とスムーズな進行が重要とある．

🐾 氣合い！の理由
膵実質が脾門部と近接している場合，剥離操作により膵実質が損傷し，術後膵液漏の危険性があるので，慎重な操作が要求される．

⑤脾臓の摘出

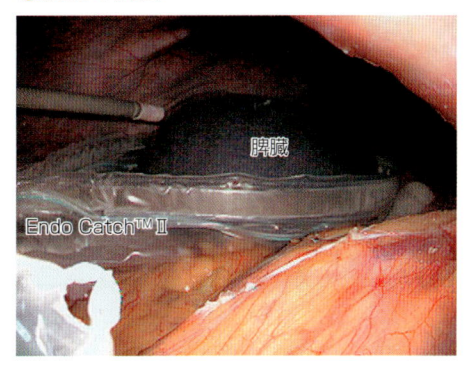

脾臓を提出する際には，回収バッグに入れて脾細胞が遺残しないように心がける．著明に脾腫を認める患者では回収袋への収納が困難な場合がある．

📡 術者の動き

脾臓は破砕と血液吸引を繰り返しつつ，回収袋ごと摘出する．摘出後，出血の有無を確認するため，無駄のない動きが重要となる．

✳ テキパキ！器械出しの注意ポイント

脾臓は，細砕後に摘出する場合と，細砕せずに摘出できる場合があるので，術者へ確認が必要である．脾臓摘出後に再度気腹するため，あらかじめ内筒とトロッカーなどの必要な器具を準備しておく．

↪ 流れを読む！外回りの注意ポイント

脾腫のために特殊な回収袋を使用するかを事前に確認し，用意しておく．脾臓の摘出において，細砕時には血液も同時に吸引するため，術中出血量を事前にカウントしておく．

⑥脾動静脈切離断端の確認

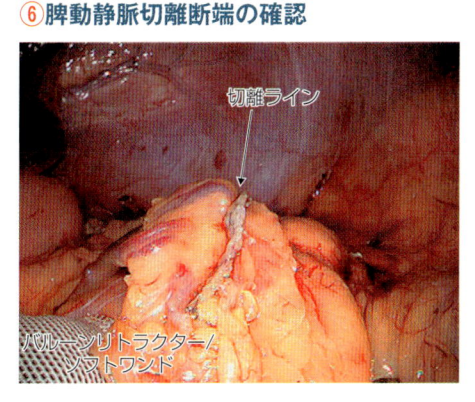

脾臓を摘出後，再気腹を行い腹腔内の止血を確認する．膵尾部が脾門部に近接していることが多いので，ステイプル断端との位置関係の確認が必要である．

📡 術者の動き

脾動静脈切離部の止血，膵尾部の損傷の有無を確認する．左横隔膜下へ閉鎖式ドレーンを挿入する．

✳ テキパキ！器械出しの注意ポイント

ドレーン留置の有無を確認する．ガーゼカウントを施行して，閉腹に備える．

↪ 流れを読む！外回りの注意ポイント

ステイプル断端から出血を認める場合には，縫合糸や局所止血製剤を使用する可能性があるので準備しておく．ドレーンの準備と，ドレーン先端の留置部位を確認する．出血量とガーゼ量をカウントし，閉腹に備える．

1 消化器外科

7 腹腔鏡下肝外側区域切除術

久留米大学外科学肝胆膵外科講師 **安永昌史**

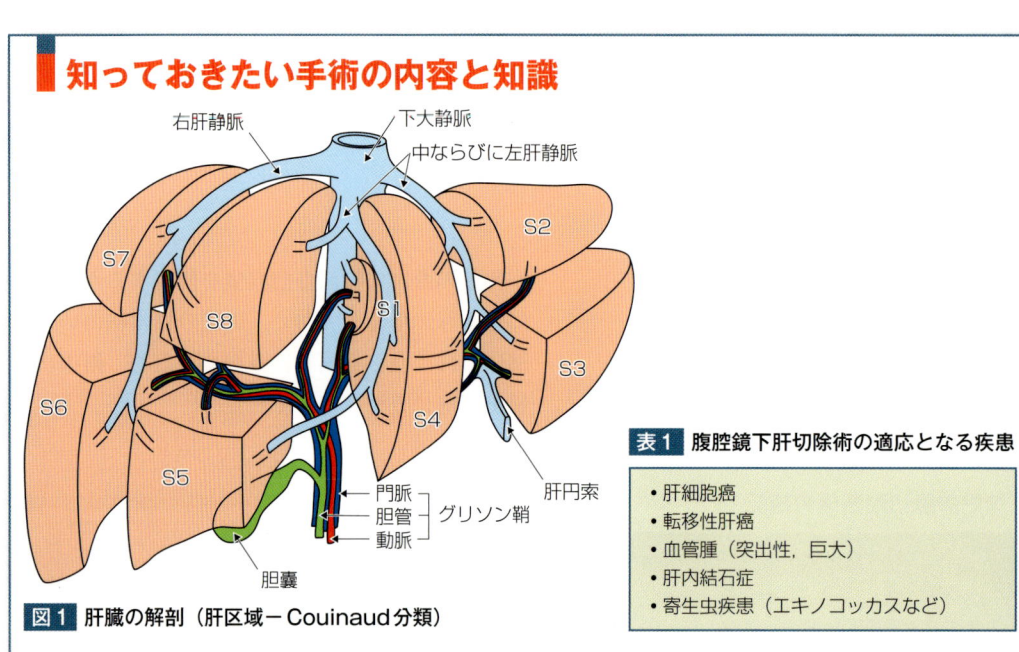

■ 知っておきたい手術の内容と知識

図1 肝臓の解剖（肝区域－Couinaud分類）

（ラベル：右肝静脈、下大静脈、中ならびに左肝静脈、S2、S7、S8、S1、S3、S6、S4、S5、門脈、胆管、動脈、グリソン鞘、肝円索、胆嚢）

表1 腹腔鏡下肝切除術の適応となる疾患
- 肝細胞癌
- 転移性肝癌
- 血管腫（突出性，巨大）
- 肝内結石症
- 寄生虫疾患（エキノコッカスなど）

　腹腔鏡下手術の進歩には目覚ましいものがあり，消化器外科領域においても胆嚢摘出に始まり，胃切除術，腸切除術，さらに実質臓器である脾臓，副腎，膵臓，肝臓にまでその適応は広がりつつある．なかでも，肝切除術はほかの消化器と異なり，動脈・門脈・静脈という3つの血管に胆管と合わせて，4種類の脈管を含む血流に富んだ実質臓器を切る手術であることを認識する必要がある（図1）．この出血しやすい肝臓を腹腔鏡下で行うことに，この手術の複雑かつ難易性があると思われる．腹腔鏡下肝切除術の適応となる疾患を表1に挙げる．
　本稿では，代表的な腹腔鏡下肝切除である肝外側区域切除について述べる．

■ 手術前の心構えと注意点

🦋 そっと教える術者の気持ち

　開腹でも出血しやすい肝切除を，止血がより困難となる腹腔鏡下手術で行うこと自体がストレスフルであり，肝切離を開始して門脈や肝静脈を切離する場面が術者にとってストレスのピークである．よって肝切離の際には術者のリズムに合わせた器械出しをお願いしたい．

考えられるトラブル

①肝切離デバイスが作動しない．
②モニターが映らない．
③術者が好む鉗子が出てこない．
④吸引管が効かない（吸引しない）．
⑤気腹圧が保てない．
⑥カメラスコープが曇る，汚れる．

▶ オペナースは何をすればいい？

①術前の入念なデバイス作動のチェックと臨床工学技士による点検．
②内視鏡機器の配線の確認．
③（手洗い前の）術者への腹腔鏡用鉗子と器械の確認．
④術前の吸引状態の確認と，術中の迅速な吸引管の洗浄，および洗浄タンクの貯留状態への（外回り看護師の）注意と配慮．
⑤二酸化炭素ボンベの充填状態の確認と，気腹圧チューブの状態の確認（チューブが屈曲していないかどうか）．麻酔（筋弛緩）におけるアセスメントを行う．
⑥スコープ抜去後の迅速な拭き操作（曇り止めの塗布）．

使用する器具・器械

❶ソフト凝固付き吸引管　❷超音波手術システム（ソノサージX，ハンドピース・ブレードタイプ）　❸超音波手術システム（サンダービート）　❹ベッセルシーリング・システム（リガシュア™ドルフィンタイプ）　❺エンドパス®・ステイプラー（ECHELON60）　❻腹腔鏡用スコープ　❼腹腔鏡用光源装置，ビデオプロセッサー，気腹装置　❽有鉤鉗子（短）　❾無傷性鉗子（長）　❿無傷性波形鉗子　⓫メリーランド鉗子

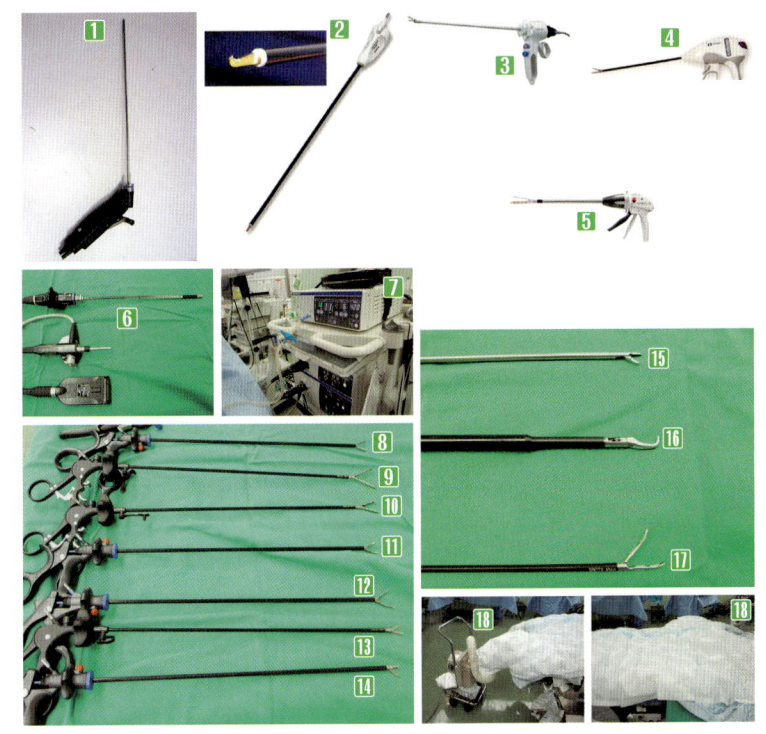

（短）　⑫メリーランド鉗子（極細）　⑬単剪刀　⑭フック型剪刀　⑮持針器　⑯メリーランド把持鉗子（90°カーブ）　⑰有窓無傷性把持鉗子（上向カーブ，長）　⑱温風式加温装置（ブランケットタイプ）

準備の注目ポイント

「肝切離デバイス（ソノサージX，CUSAエクセルなど）の作動は確実に行えているか（手術開始前）」「モニター類の画像がきちんと映るかどうか（手洗い前）」「二酸化炭素は気腹圧を十分に保てるように送気できるか」「吸引管は確実に吸引しているか」「止血のためのデバイス（ソフト凝固など）は確実に機能しているか」を確認する．

機器類の配置・体位・体温管理

機器類の配置

メインモニターが術者から十分に見える位置にあるか，手洗い前に確認しておく．肝切離デバイスを作動させるフットスイッチは術者側に配備する．

体位

腹腔鏡下肝外側区域切除の場合，仰臥位で行われるが，右葉系切除の場合，左半側臥位（右手吊り上げ）で行われることが多い．仰臥位では術中大きな左右への傾斜体位変換は行われないが，右葉系切除の場合，45°以上の傾斜体位変換を行うことが多いので，馬蹄系体位固定器具でしっかりと患者の体幹を固定する必要がある．

体温管理

腹腔鏡下手術では，気腹のための二酸化炭素を大量に腹腔内へ送気することにより，開腹手術より低体温となる傾向がある．よって，術中および術直後（麻酔覚醒時）には，温風式加温装置（ブランケットタイプ）で体温を36℃以上にコントロールする．

術者の気合いがわかる！フローチャート

①肝外側区域の脱転

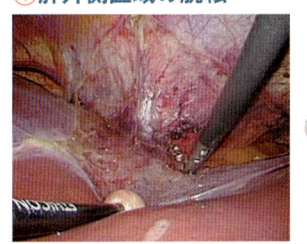

肝外側区域を切除するために，外側区を横隔膜に固定している三角間膜，冠状間膜，鎌状間膜を剥離鉗子，超音波デバイスなどを用いて切離し，肝外側区を授動（脱転）する．

②肝血流遮断（Pringle法）の準備

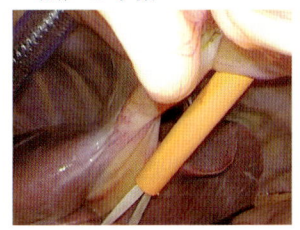

まず，エンドリトラクト™マキシを用いて肝十二指腸間膜の背側を通し，テトロンテープで確保した後に，テープをネラトンカテーテルに通し，そのままネラトンを体外に出して肝血流遮断に備える．

③肝外側区域実質切離開始

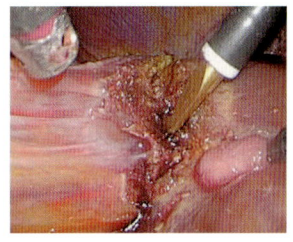

肝表面を電気メスにて切開し，肝実質はソノサージX（ブレード）にて凝固・切離していく．チェリー鉗子で切離面を展開する．出血した場合はソフト凝固付き吸引管で吸引しながら凝固・止血する．

④グリソン鞘（G3, G2）を剥離・露出，離断

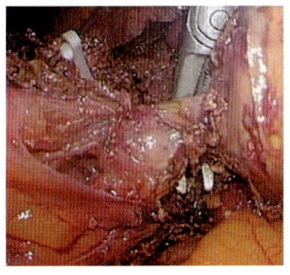

肝実質を切離していき，グリソン鞘を露出・確保した後に，ヘモロッククリップにて中枢側を2重結紮後，グリソン鞘を離断する．

⑤ステイプラーによる肝静脈の一括離断

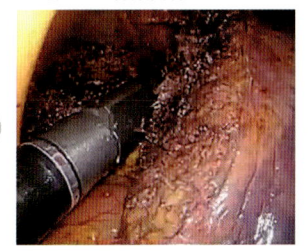

グリソン鞘（G3, G2）を離断した後に，肝実質を切離していくと，左肝静脈が露出されるので，肝静脈周囲はやや肝実質をつけた状態で，ステイプラーにて一括離断し，肝外側区域を摘出する．

⑥肝切離面の止血と止血剤の噴霧

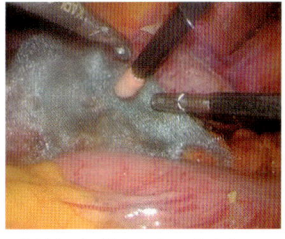

肝外側区切離面からの出血をていねいにソフト凝固で止血し，止血が終了したならば，切離面に組織接着用剤（ベリプラスト®，ボルヒール®など）を噴霧し，吸収性組織補強材（ネオベール®）を貼付し，手術が終了する．

注意すべきポイントがわかる！手術の流れ

①肝外側区域の脱転

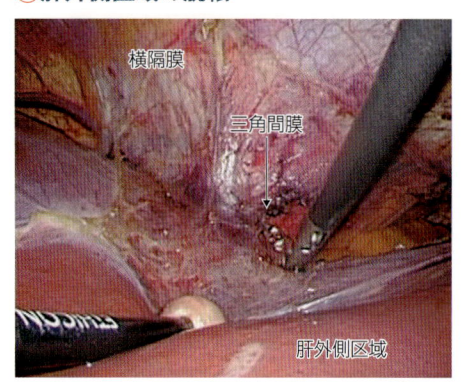

冠状間膜から三角間膜にかけての剥離の際は，左肝静脈，横隔膜下静脈が隣接して走行しており注意が必要である．

術者の動き
肝円索をリガシュア™にて切離，右側に牽引する．外側区域を横隔膜に固定している鎌状間膜→冠状間膜→三角間膜をソノサージX（シザース）で切離する．左肝静脈根部を露出・確認する．小網を切離して外側区域下面を剥離し，脱転が終了する．

テキパキ！器械出しの注意ポイント
圧排・把持鉗子が重要なので，数種の把持鉗子やチェリーダイセクターを準備しておく．横隔膜下静脈や左肝静脈からの不意の出血に備え，圧迫用の鏡視下用ガーゼや1/2枚ガーゼを用意しておく．止血用エネルギーデバイス（リガシュア™やソフト凝固機器）がすぐに使えるように準備しておく．

流れを読む！外回りの注意ポイント
エネルギーデバイスが確実に作動するように，手術開始直後から準備する．手術開始してまだ早い時間帯なので，術者にとって見やすいようにモニターの位置や向きをチェックしておく．

②肝血流遮断（Pringle法）の準備

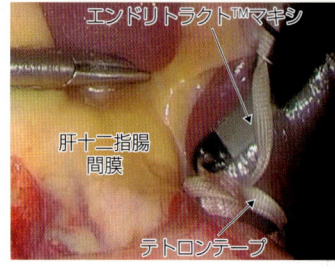

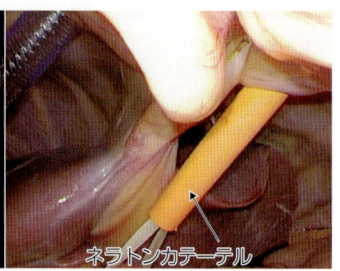

Pringle用テープをかけるためには，肝十二指腸間膜背側（ウィンスロー孔）を鉗子で開ける必要があるが，鉗子を通す時はほぼ盲目的な行為なので慎重を要する．

術者の動き
エンドリトラクト™マキシにテトロンテープを固定して，エンドリトラクト™マキシの爪を慎重に出しながら肝十二指腸間膜の背側を通す．ウィンスロー孔右側に爪が出たら，把持鉗子でテトロンテープを持ち肝十二指腸間膜右側に引き出す．テープが肝十二指腸間膜にかかったら，その2本のテープをネラトンカテーテル内に挿入し，ネラトンごと体外へ出して，カテーテルをクランプする．

テキパキ！器械出しの注意ポイント
肝十二指腸間膜の小弯側，胆嚢側の展開が重要で，ここも圧排・把持鉗子が必要となるので，数種の把持鉗子やチェリーダイセクターを準備しておく．Pringle法に使うテープをこの場面になる前から出して，エンドリトラクト™マキシの爪先端に糸で固定しておく．ネラトンカテーテル

を術者に事前に聞いて適正の長さに切っておき，タニケットの要領で迅速にテープをカテーテル内に挿入できるようにしておく．

🔄 流れを読む！外回りの注意ポイント

　肝十二指腸間膜背側を通す鉗子（エンドリトラクト™マキシや大きめのメリーランド鉗子）を準備しておく．適正なネラトンカテーテルのサイズを理解し，いつでも出せるように用意する．

③肝外側区域実質切離開始

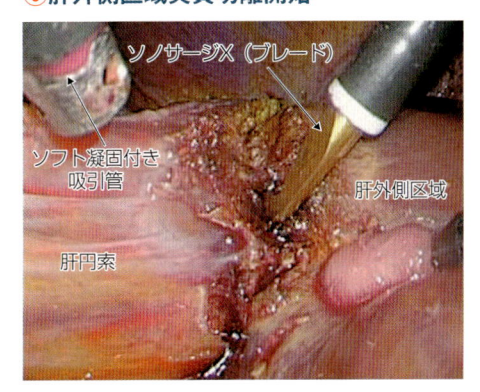

（画像内ラベル：ソノサージX（ブレード）／ソフト凝固付き吸引管／肝円索／肝外側区域）

いよいよ腹腔鏡下での肝切離開始であり，肝円索を右側に牽引しながら，エネルギーデバイス（ソノサージXなど）を用いて肝円索左側を肝実質に切り込んでいく．

📡 術者の動き

　肝円索を右側に助手が牽引し，さらにチェリーダイセクターなどで外側区を圧排しながら，肝切離面を展開していく．肝実質切離はエネルギーデバイスを用いるが，ミストが飛散するので十分に吸引しながら視野を確保する．出血したら，ソフト凝固付き吸引管で止血凝固，あるいはリガシュア™などで把持，止血していく．

✴ テキパキ！器械出しの注意ポイント

　肝実質が始まったら何をさておいても，エネルギーデバイスが作動しないと手術が進行しないので，事前に確実に作動することを入念に確認しておく．出血時に吸引管が詰まると視野が確保できないので，まめに吸引管を掃除しておく．

🔄 流れを読む！外回りの注意ポイント

　やはり肝実質切離が開始すると，術者は気合いが入り，苛立ちやすくなるので，エネルギーデバイスなどの的確な作動や，出血の際の迅速な吸引作業がスムーズにいくように，早めにチェックしておく．

④グリソン鞘（G3，G2）を剥離・露出，離断

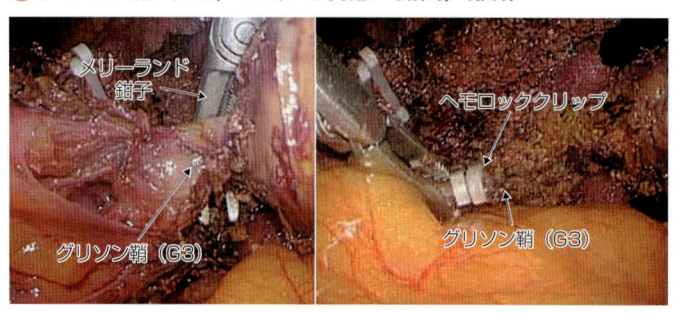

肝実質切離の中でも最も出血しやすい場面であり，かつ確実な脈管処理が要求されるため，慎重な剥離操作および結紮手技が必要である．

🔊 術者の動き

グリソン鞘（G3，G2）を全周性に露出・剥離し，剥離鉗子が背側に十分通るスペースを確保する．グリソン鞘の中枢側をヘモロッククリップにて2重クリップし，末梢側はリガシュア™にて切離する．

✳ テキパキ！器械出しの注意ポイント

鏡視下肝切離のなかでも一番の気合いの入るポイントであり，まずは的確な剥離鉗子の選択，次に結紮器具などのスムーズな器械出しが要求される．当然，出血する機会も多いので，止血デバイスやガーゼ，吸引管の詰まりなどにも留意しておく．

⚡ 流れを読む！外回りの注意ポイント

肝実質切離も山場になり，術者も相当気合いが入ってるので，急な気腹圧の低下（二酸化炭素ガス流量不足）など起こらないように事前にチェックしておく．

⑤ステイプラーによる肝静脈の一括離断

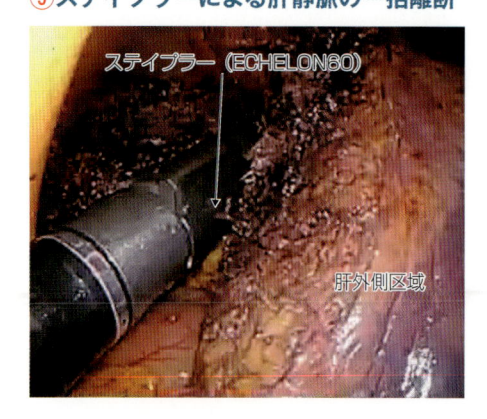

肝実質切離も終盤に入るが，この場面も出血しやすいポイントであり，かつ確実な脈管処理が要求されるため，慎重な露出操作および結紮手技が必要である．

🔊 術者の動き

グリソン鞘（G3，G2）を処理した後，左肝静脈に近づいたら，肝静脈をむやみに全周性に露出させずに，一部肝実質を付けたままでステイプラーを挿入可能であれば把持し，左肝静脈を離断する．

✳ テキパキ！器械出しの注意ポイント

やはり鏡視下肝切離終盤の中で気合いの入るポイントであるので，スムーズなステイプラーの器械出しと的確なカートリッジの選択が要求される．ここも出血するポイントなので，止血デバイスやガーゼ，吸引管の詰まりなどにも留意しておく．

⚡ 流れを読む！外回りの注意ポイント

ステイプラーおよびカートリッジの的確かつスムーズな手渡しが重要である．

⑥肝切離面の止血と止血剤の噴霧

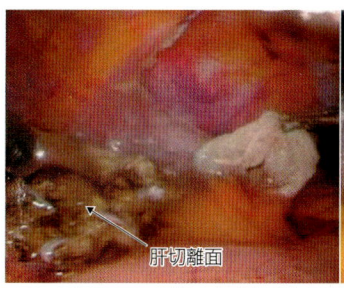

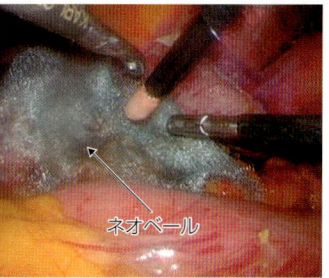

摘出した肝外側区域を回収し，肝切離面からの出血の有無をチェックする．止血を確認したならば，切離面に組織接着剤（ベリプラスト®，ボルヒール®など）を噴霧し，吸収性組織補強材（ネオベール®）を貼付し，手術が終了する．

術者の動き

切離した肝組織をパウチなどのバッグに回収し，体外へ摘出する．肝外側区切離面を温かい生理食塩水で十分に洗浄し，止血を確認する．出血点を認めたらソフト凝固機器などで確実に止血する．最後に，肝切離面に組織接着剤（ベリプラスト®，ボルヒール®など）を噴霧したり，吸収性組織補強材（ネオベール®）を貼付し，手術終了する．

テキパキ！器械出しの注意ポイント

止血確認のための十分な生理食塩水の確保や，吸引動作をスムーズに行うことができるように準備しておく．少ない量だがガーゼカウントはやはり重要なので，洗浄の時点で最終チェックしておく．

流れを読む！外回りの注意ポイント

最後に，組織接着剤など準備（溶解）に時間を要するものは，組織が摘出した時点で使用の有無を術者に聞いておくと時間短縮につながる．吸引バッグなどの詰まりで，スムーズな洗浄・吸引の妨げにならないように確認しておく．

引用・参考文献

1) 中平 伸．"腹腔鏡下肝切除術・膵切除術の特性"．消化器外科の術式別ケアはやわかりノート．消化器外科ナーシング秋季増刊．大阪，メディカ出版，2013，158-63．
2) 大塚由一郎ほか．肝胆膵脾の内視鏡手術．消化器外科学レビュー．東京，総合医学社，2013，186-91．
3) 長谷川康ほか．"肝胆膵 腹腔鏡下肝切除における肝実質切離の基本手技"．手術．臨時増刊号，東京，金原出版，2012，747-51．

① 消化器外科

8 腹腔鏡下結腸切除術

関西医科大学外科学講座病院助教　**大石賢玄**
関西医科大学消化管外科診療教授　**濱田 円**

■ 知っておきたい手術の内容と知識

〈結腸右半切除術〉　〈S状結腸切除術〉

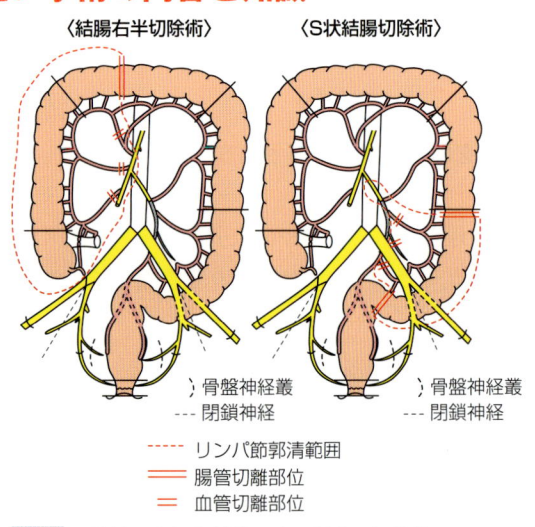

）骨盤神経叢
--- 閉鎖神経

----- リンパ節郭清範囲
＝＝ 腸管切離部位
＝ 血管切離部位

図1 S状結腸癌と右側結腸癌に対する切除範囲

　腹腔鏡下結腸切除術とは，結腸癌などの腸管切除を必要とする疾患を腹腔鏡下に行う手術である．ひと口に結腸切除術といっても，原因疾患の種類や病巣の位置によりさまざまな術式が選択される（図1）．しかし，癌に対する手術は切除腸管の部位にかかわらず，以下の3点により構成される．すなわち①腸管・腸間膜の（周辺臓器からの）剥離，②責任血管の処理，③腸管の切除・再建の3点である．本項では結腸癌に対する腹腔鏡下結腸切除術について解説する．

■ 手術前の心構えと注意点

🦋 そっと教える術者の気持ち

　術者，器械出し，外回りと知識を共有して，手術開始までの器械および材料のセッティングをスムーズにできると，気持ちよく手術が始められる．準備に少し時間がかかっても，準備の流れが理解されていれば術者は安心する．

考えられるトラブル

血管損傷，尿管損傷，腸管損傷，ガーゼ遺残，器械の遺残（デバイスの先端の脱落や欠損によるもの）．

▶オペナースは何をすればいい？

「止血のための器具（鉗子，ガーゼ，洗浄・吸引，クリップなど）」「損傷した腸管修復のための器具（体内縫合結紮など）」「開腹移行」などを準備する．出血時，必要な器具や物品を術者の指示を待たずに準備できるように，頭の中を整理しておく．使用機器の先端をチェックする（エネルギーデバイス絶縁カバーの損傷や金属疲労による破損の起こりうる部位など）．

準備の注目ポイント

1）エネルギーデバイスのコード（電気メス，超音波凝固切開装置），2）チューブ類（気腹チューブ，送水管，吸引管），3）内視鏡の順に術者が設置するので，器械出しはメーヨ台の上に順に重ねて用意する．

機器類の配置・体位・体温管理

機器類の配置

当院では術式にかかわらず，患者の左側に電気メス，超音波凝固切開装置の本体や気腹装置を配置する．術式により変更されるのは，モニターとメーヨ台である．結腸右半切除術ではモニターは左右頭側に，メーヨ台は患者右側に位置する．S状結腸切除術ではモニターは左下と脚間に，メーヨ台は術者右側に配置する．

体位

全例レビテータを使用した砕石位で行っている．開脚は神経損傷や脱臼を避けるために最小限に留める．大腿が術中鉗子操作の障害にならないように，股関節はわずかな屈曲に留め，大腿が体幹と水平近くになるように固定する．左右ローテーションの際に頸部側屈の予防のために側板を使用する（結腸右半切除術では左側，S状結腸切除術では右側に設置する）．

体温管理

砕石位になるので，術野の腹部と下肢は保温できない．また，上肢は体幹に固定されるため，直接の体温管理は胸部と頸部に被覆されるウォーマーでのみ可能である．低体温が危惧される場合は，常に体温の変化に注意を払い，麻酔科医と情報を共有して体温を調節する．

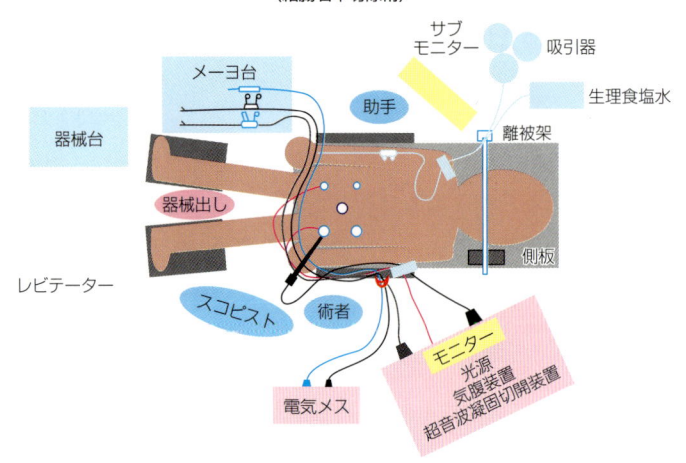

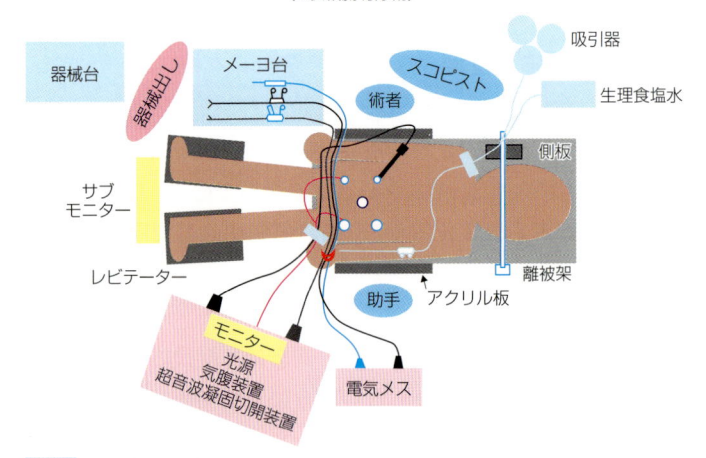

図2 機器類の配置

術者の気合いがわかる！フローチャート

① トロッカー挿入〜腸管の排除

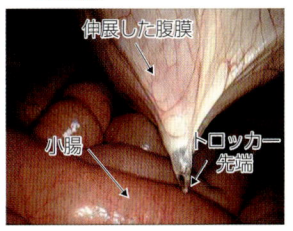

伸展した腹膜
小腸
トロッカー先端

腹腔鏡下手術に必要なトロッカーの挿入と腸管排除．

② 周囲からの剝離（内側アプローチと剝離層の同定）

直腸固有間膜
後腹膜下筋膜

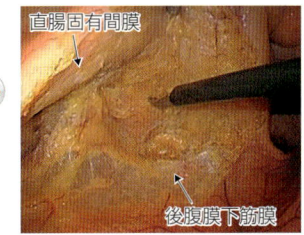

直腸固有間膜，S状結腸間膜および後腹膜組織からの剝離．

③ 責任血管の処理

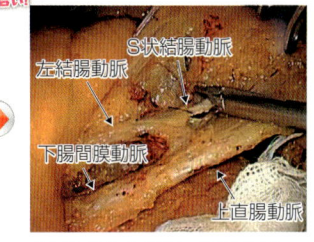

S状結腸動脈
左結腸動脈
下腸間膜動脈
上直腸動脈

責任血管を全周性に剝離露出してクリッピング後切離．

④ 腸管切離

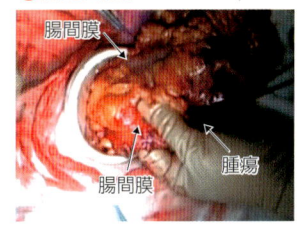

腸間膜
腸間膜
腫瘍

体外操作で腸間膜および腸管の切離．

⑤ 吻合（手縫い吻合，器械吻合，DST）

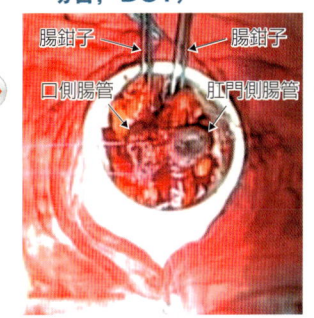

腸鉗子
腸鉗子
口側腸管
肛門側腸管

切離した腸管の吻合．

⑥ ドレーン留置，閉創

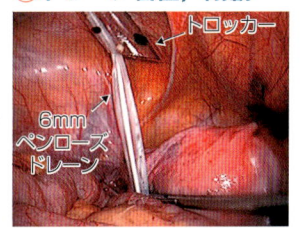

トロッカー
6mmペンローズドレーン

適正な位置にドレーンを留置のうえ，閉創して手術終了．

注意すべきポイントがわかる！手術の流れ

①トロッカー挿入～腸管の排除

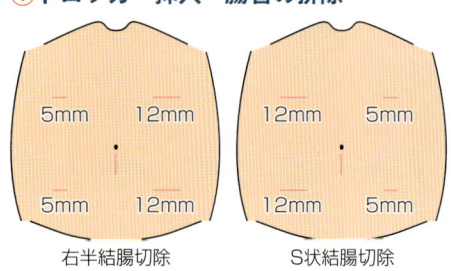

右半結腸切除／S状結腸切除

第1トロッカーは臍部にopen methodでバルーン付トロッカーを留置する．20mLのシリンジが必要である．さらに助手側に5mm×2，術者側に12mm×2を挿入して合計5ポートで手術を開始する．

術者の動き
トロッカーの外筒でマーキングする．11番メスで皮膚を切開する．腹腔内をカメラで観察しつつ，内筒付きのトロッカーを挿入する．合計5ポートが留置されたら排煙チューブを接続する．

テキパキ！器械出しの注意ポイント
まずはマーキング目的にトロッカー外筒（もしくは内筒を少し引き抜いたトロッカー）を渡す．次にメス，最後に内筒付きのトロッカーを挿入する．これをトロッカーの数だけ繰り返す．

流れを読む！外回りの注意ポイント
エネルギーデバイスの設定，コードの接続とフットスイッチの位置を確認して洗浄の生理食塩水を接続する．臍部のカメラポートが挿入されて気腹チューブを接続されたら気腹を開始し，気腹圧（10mmHg）とCO_2の流量をチェックする．腹腔内にカメラが挿入されたら録画を開始する．それぞれの機器のそばでスタンバイする．

②周囲からの剥離（内側アプローチと剥離層の同定）

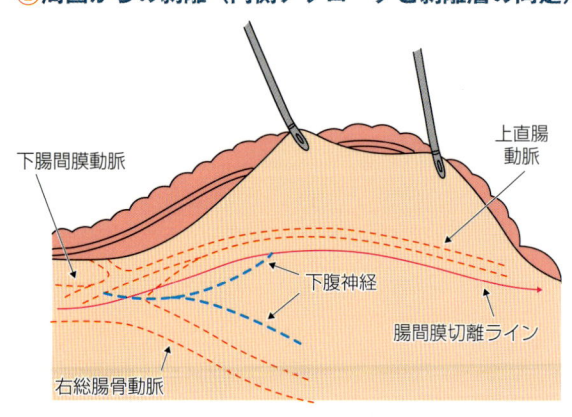

下腸間膜動脈／上直腸動脈／下腹神経／腸間膜切離ライン／右総腸骨動脈

主にメッツェンバームによるモノポーラーの電気メスを使う．適切な剥離層の同定と出血のない剥離（剥離層を見失わないため）を行う．

術者の動き
内側アプローチにより剥離層を同定する．少しでも出血があると，剥離層を見失う原因となるため，細かい止血を行いつつ剥離する．剥離には電気メスを，血管周囲には超音波凝固切開装置を使用する．

テキパキ！器械出しの注意ポイント
手術進行にきわめて重要な左手の鉗子は，先端が曲の有窓把持鉗子を使用する．右手は状況に応じて有窓把持鉗子，メリーランド鉗子，超音波凝固切開装置と電気メスを使い分けるため，どの道具を要求されても即座に出せるようにコードが絡まないように用意しておく．出血の際に使用する1/4ガーゼは，術者の鉗子で把持しやすい場所に置いておく．

🐾 流れを読む！外回りの注意ポイント

この場面では外回り看護師の出番はほとんどない．ガーゼを使用する場合はガーゼカウントを確実に行う．

氣合い！の理由

この場面の出来が根治術の出来を左右するといっても過言ではない．剝離層を見失うと出血につながり，逆に出血すると剝離層が同定しにくくなるため，出血しないように細心の注意を払って確実に剝離を進める．

③責任血管の処理

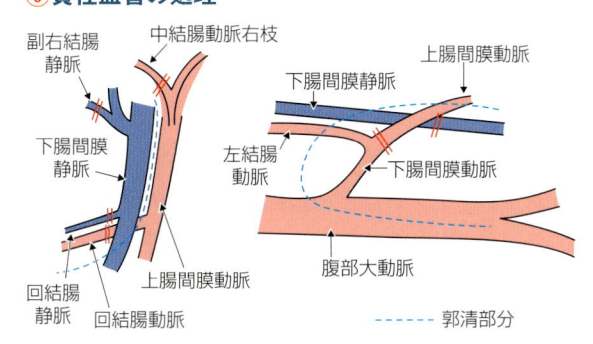

副右結腸静脈　中結腸動脈右枝　上腸間膜動脈
下腸間膜静脈
下腸間膜静脈　左結腸動脈　下腸間膜動脈
回結腸静脈　上腸間膜動脈　腹部大動脈
　　　　　　回結腸動脈　　　------ 郭清部分

進行癌においては責任血管の根部郭清による3群リンパ節郭清が必須である．特に右側結腸ではSurgical trunk（SMV表面）の郭清を要する．大腸癌に対する治療という意味においては，この場面が重要である．

📶 術者の動き

本手技は，最も大きな動静脈を直接視野に収める．血管損傷をきたさないように手技を進める．超音波凝固切開装置で血管周囲を剝離し，メリーランド鉗子で血管を露出する．クリップも血管径によって吸収クリップ，金属クリップを使い分ける．

✴ テキパキ！器械出しの注意ポイント

超音波凝固切開装置，電気メスに加えてメリーランド鉗子，吸収クリップ，金属クリップなどを使用するため，要求されるデバイスの種類が最も多くなる場面である．術野を見慣れてくると次に使用するデバイスが予測できるようになる．

🐾 流れを読む！外回りの注意ポイント

郭清，血管処理の場面では，吸収クリップや金属クリップを遅滞なく清潔エリアに出す．器械出し看護師同様に，術野から目を離さず，使用するデバイスを予測して術者の要求に応じてすばやく器械出し看護師に渡せるように用意しておく．

氣合い！の理由

出血のない血管処理と，それにともなう過不足のないリンパ節郭清も手術における最重要部分の1つである．適切な剝離層に続く，手際のよい血管処理とリンパ節郭清をテンポよく行う．

④腸管切離

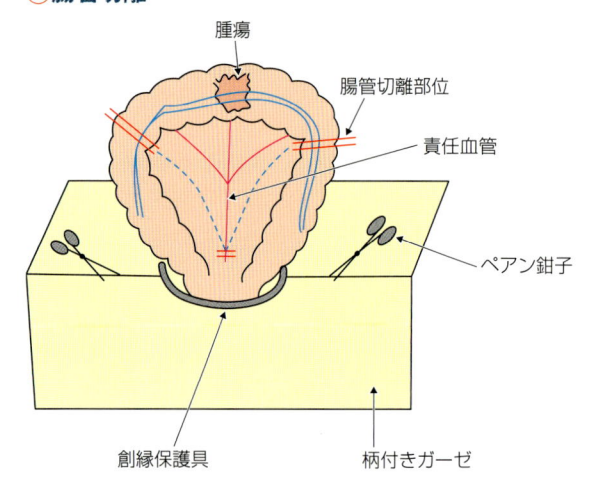

腫瘍／腸管切離部位／責任血管／ペアン鉗子／創縁保護具／柄付きガーゼ

腸管の切離は体外操作で行う．開腹手術に準ずる器械出しに変わる．

術者の動き

　臍部創を5cm前後まで延長して創縁保護具を装着する．腹腔鏡下操作で剝離した腸管を体外に取り出す．腫瘍の位置を確認して，腸管切除範囲を設定する．責任血管を起点にして腸間膜を切離する．続いてドワイヤン腸鉗子，リスター腸鉗子で腸管をクランプして腸管を切離する．S状結腸切除で直腸前方切除術になる際には，口側断端に自動吻合器のアンビルヘッドを固定する．

テキパキ！器械出しの注意ポイント

　腹腔鏡下手術から開腹手術に切り替わるため，事前の準備が必要である．まずウーンドリトラクターなどの創縁保護具と柄付きガーゼで創保護を行う．腸間膜切離は絹糸での結紮とクーパー鉗子での切離によるため，遅滞なくケリー糸を用意する．腸管切離はドワイヤン腸鉗子とリスター腸鉗子が2セット必要である．

流れを読む！外回りの注意ポイント

　開腹，腸切除の場面では，結紮糸を多く使用するため，器械出し看護師は術野の状況を見て糸を準備する．

⑤吻合（手縫い吻合，器械吻合，DST）

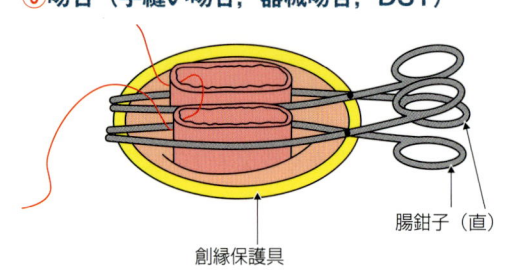

腸鉗子（直）／創縁保護具

結腸再建は原則として手縫い吻合で再建する．小腸-結腸はAlbert-Lembert吻合で，結腸-結腸は層々2層吻合で再建する．

術者の動き

　当院では結腸癌に対しては基本的に手縫い吻合，S状結腸切除術では時にDouble Stapling Technique（DST）で再建する．

テキパキ！器械出しの注意ポイント

　手縫い吻合はAlbert-Lembert（AL）の場合，全層を連続縫合，漿膜筋層を単結節縫合で行う．層々2層吻合（LL）の場合は粘膜を連続縫合，漿膜筋層を単結節縫合で行う．連続縫合はALでは3-0吸収糸，LLでは4-0吸収糸を用いる．単結節縫合は3-0デタッチ吸収糸を使用する．手縫い吻合の場合は，体外操作での腸管切離からの連続手技で行うが，DSTは腹腔鏡下に行うため再気腹が必要である．再気腹のための道具を用意する．

流れを読む！外回りの注意ポイント

　手縫い吻合の場合は腸管内の便をしばしば拭き取るため，汚染されたガーゼが出る．汚染され

たガーゼは器械出し看護師には返却できないため，常に術者周囲にはキックバケツを用意する．小さいガーゼは腹腔内への遺残につながるので使用しない．

氣合い！の理由

縫合不全は決して起こしてはならない合併症である．術者，助手，器械出し看護師が一丸となって完成度の高い吻合を行う．減少傾向にある開腹術の操作であり，集中してテンポよく器械出しを行う．

⑥ドレーン留置，閉創

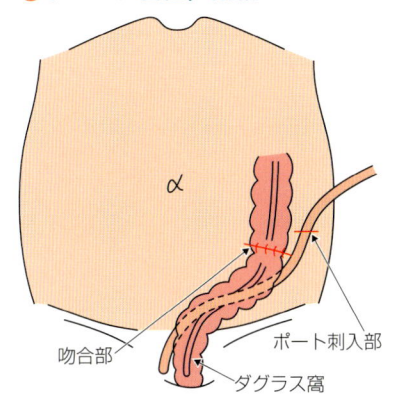

吻合部
ポート刺入部
ダグラス窩

留置するドレーンの種類はあらかじめ確認する．閉鎖式ドレーンが望ましいが，ペンローズドレーンも多用する．挿入はトロッカー挿入孔を利用するので，メスなどは不要である．

術者の動き
ドレーンは閉鎖式ドレーンが望まれるが，症例に応じて6mmペンローズドレーンを使用する．

テキパキ！器械出しの注意ポイント
ドレーンと固定糸を用意する．

流れを読む！外回りの注意ポイント
使用するドレーンをあらかじめ，閉創の糸とともに確認する．筋膜縫合の後に皮下洗浄を行うため生理食塩水を用意する．

1 消化器外科

9 腹腔鏡下低位前方切除術

岩手医科大学外科講師 **大塚幸喜**

知っておきたい手術の内容と知識

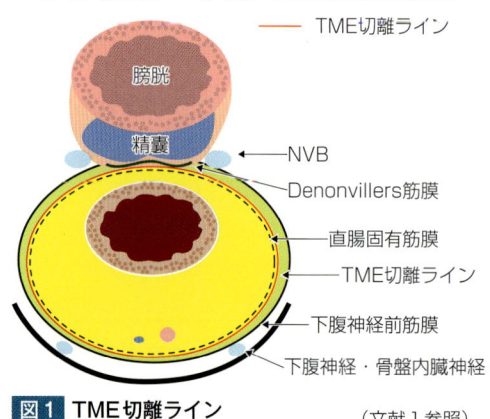

図1 TME切離ライン （文献1参照）

図2 トロッカーの挿入位置

　腹腔鏡下大腸癌手術の中でも，直腸癌に対する手技は高度な技術を要し，さらに助手やスコピストの役割がきわめて大きい．その理由として，骨盤内という狭く限られたスペース内で，癌の根治性に加え排尿・性機能といった自律神経（下腹神経・骨盤内臓神経・神経血管束・骨盤神経叢）温存を強いられるからである（図1）．直腸癌の手術の基本はTME（Total mesorectal excision；全直腸間膜切除）であり，いかに正確なTMEを行うかが根治性，機能温存するポイントとなる[2-4]．

　また，腹腔鏡下直腸癌手術の安全性や根治性に関してのエビデンスはなく，現在国内のガイドライン上でも「腹腔鏡下直腸癌手術は，適性に計画された臨床試験として実施することが望ましい」と記載されており，まだまだ標準化された術式ではない[5]．一方，腹腔鏡の拡大視効果による精緻な手術を最も発揮できる部位でもあり，根治性，機能温存に関しても開腹手術を凌駕できる手術と筆者は確信する．本稿で解説する内容は，すべて当施設内でのシステムであり，あくまでも全国的に統一された術式ではないことを理解していただき，今後各々の施設での腹腔鏡手術の起ち上げ，または手術手技の定型化の参考にしていただきたい．

　腹腔鏡用トロッカーは，臍から一横指頭側におく（図2）．骨盤右側の直腸授動操作や直腸を切離する際には，直腸軸に垂直にリニアステイプラーを挿入するためにも術者の右鉗子用のトロッカー位置が重要である．右上前腸骨棘から3横指内側・2横指尾側に挿入する．そ

の際には，下腹壁血管損傷に注意する．術者左鉗子用のトロッカーは，右鉗子用トロッカーの5横指頭側におく．小開腹創は40mmの臍部縦切開とし，創縁保護具を装着する．

手術前の心構えと注意点

そっと教える術者の気持ち

　　直腸癌手術，特に肛門に近い（低位直腸癌）ほど高度な技術を要する．術者は少なくとも前日から「患者の性別や体型」「画像上から得られる解剖学的情報」をシミュレーションし手術に臨んでいる．そのため，いつもどおりの手術の流れ（シナリオ）が崩れた時の気持ちの動揺（いらだち）は大きく，それが出血につながったりする場合もある．いつもどおりの流れ（シナリオ）を崩さないことが重要である．大腸外科医のハートは繊細である．

考えられるトラブル

　　リンパ節郭清時の下腸間膜動脈・静脈からの出血の場合，ほとんどは出血部位を鉗子で把持可能で一次止血は可能な部位であるため，血管クリップをすぐに準備する．さらにスコープが血液で汚れ，術野がまったく見えなくなってしまうこともあるため，スコープをすばやく拭く態勢をとる．止血困難な場合には開腹移行もありうるため，術野から目を離さず術者の指示を待つ．

　　骨盤操作時の仙骨前面（静脈叢）からの出血の場合，鉗子で把持止血困難な部位であり，一次止血にはガーゼ圧迫が第一選択である．骨盤内から湧き出るような激しい出血の場合は，仙骨静脈叢からの出血の可能性が高いため，すぐにガーゼ（当院は，不慮の出血を想定して手術開始と同時に半ガーゼを2枚腹腔内に留置している）を準備する．5～10分圧迫し，電気凝固（最近では吸引付きのバイポーラーが効果的）またはアルゴンレーザーで時間をかけて焼灼するが，腹腔鏡で止血困難な場合には開腹移行を選択する．

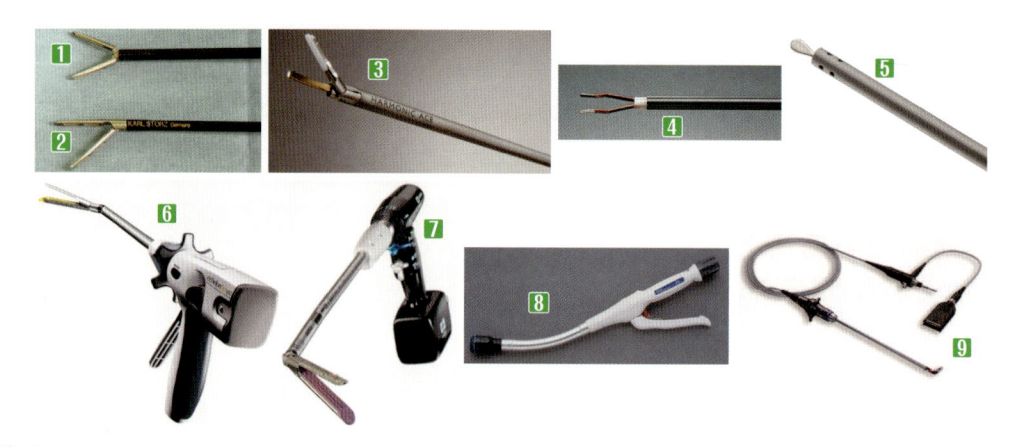

使用する器具・器械

当院の特徴でもあるが，エネルギーデバイスは超音波凝固切開装置とバイポーラ鉗子のみを使用している[6]．このほかにモノポーラの電気メス（スパチュラ型）を使用している施設が多い．器械台の様子を図3に示す．

🔳1両開き有窓鉗子　🔳2片開き有窓鉗子　🔳3Harmonic ACE®　🔳4bipolar forceps™　🔳5スパチュラ型電気メス　🔳6ECHELON45 GOLDカートリッジ™　🔳7エンドGIA™トライステープル45パープル™　🔳8CDH29™　🔳910mmフレキシブルビデオ腹腔鏡

＊各機器取り扱いにおけるワンポイントアドバイス（図4）

超音波凝固切開装置の先端部は脂肪などがはまり込んだ場合，凝固力が低下するため，術中にブラッシングを行う．ECHELON45 GOLDカートリッジ™はファイヤー後にステイプルが残っていることがあるため，必ず洗浄する．ミスファイヤーの原因になる場合がある．

準備の注目ポイント

腹腔鏡手術は鉗子類やエネルギーデバイスがただでさえ多いため，開腹用の器械類は突然の開腹移行に対応できる程度としている．数カ月に一度，医師，看護師で準備する器械類の見直しをはかり，過不足のないできるだけシンプルな器械台を目指している．

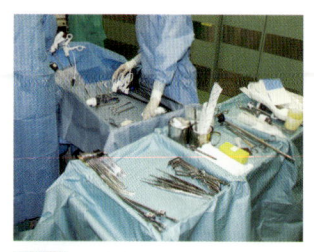

図3　器械台の様子

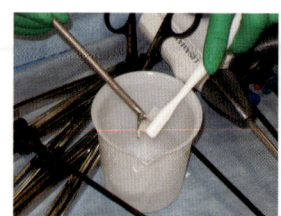

図4　機器の取り扱い

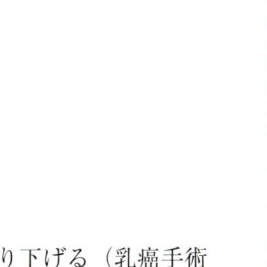

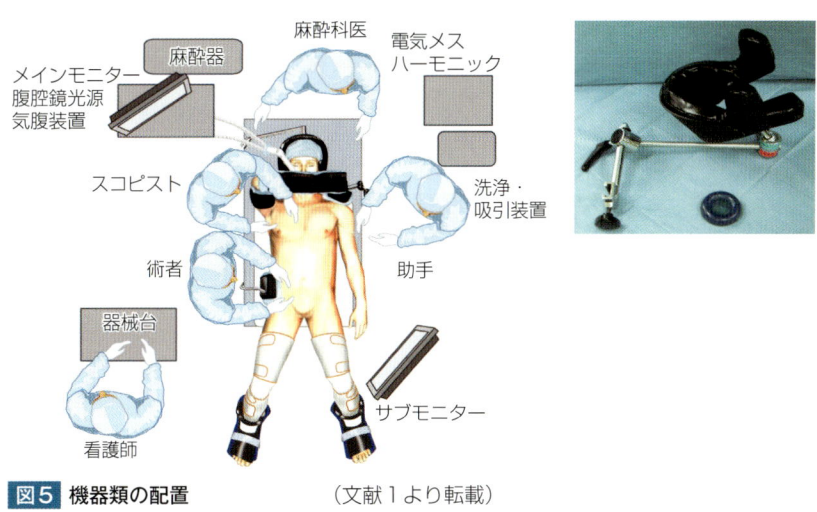

図5 機器類の配置　　　　　　　　（文献1より転載）

機器類の配置・体位・体温管理

機器類の配置（図5）

体位は，右半側臥位（13°）・頭低位（13°）．右腕はアーチ状に離被架につり下げる（乳癌手術と同様）．ショルダーブロックと側板で固定し，マジックベッドは使用していない．肩への加重を軽減するためにヘッドギアが有効である．

体位

固定時に最も重要な注意点は，腕神経麻痺対策である．ショルダーブロックの固定位置は肩峰とし，加重を軽減させるためにもヘッドギアによる固定を推奨する．

当院で重度の腕神経麻痺をきたした症例は，「右上肢を真横に伸ばし」，「手術時間6時間以上」，潰瘍性大腸炎の「若年男性」だった．原因は，鎖骨と第一肋骨に圧迫されたことによる神経障害と診断された．その理由から，当院では前述した体位固定としている．どのような体位固定でも，長時間となる手術の場合には十分な体位観察が必要である．具体的には手術時間が3時間を超える場合には，肩や骨盤部の固定部位をチェックし，発赤などがある場合やさらに患者の体幹と固定した上肢が大きくずれている場合には，手術を止めてでも再度体位を固定するべきである．

■ 術者の気合いがわかる！フローチャート

① 左結腸間膜の展開

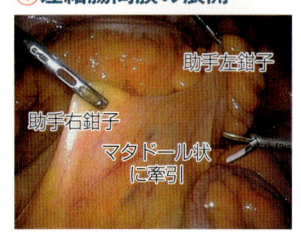

助手が左鉗子で直腸S状部の間膜，右鉗子で左結腸動脈分岐部近傍の間膜を腹側に牽引し，左結腸間膜をマタドール状に展開する．この場面がきれいに展開されてこそ，精度の高い内側アプローチが可能となる．

② 内側アプローチ～リンパ節郭清（中枢側D3郭清）[7-10]

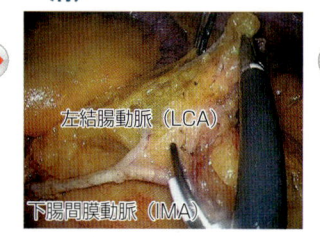

エネルギーデバイスで下腸間膜動脈根部から253番リンパ節を郭清し，左結腸動脈の分岐末梢側で血管をクリップし切離する．施設によっては下腸間膜動脈の根部で切離する．

③ 直腸後壁の授動（Total mesorectal excision；TME）

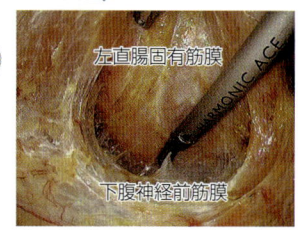

助手が直腸を腹側に挙上すると，仙骨と直腸固有筋膜間に粗な層（アワアワの層：下腹神経前筋膜）が確認できる．固有筋膜とその背側の仙骨静脈叢を損傷しないように慎重にエネルギーデバイスを使用する．

④ 直腸前側壁の授動（Total mesorectal excision；TME）

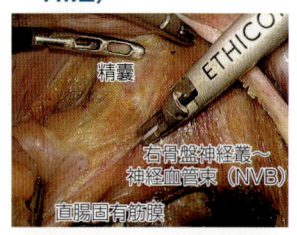

直腸前側壁は，術者が直腸頭側へ牽引し，助手が精嚢・前立腺または膣後壁を尾側に圧排させ，良好な視野を確保しながら授動する．直腸手術の中で最も高度な手技を要する場面である．

⑤ 直腸の切離

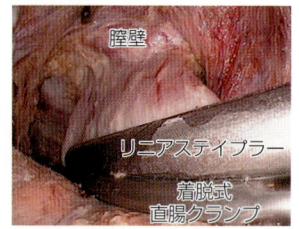

直腸切離前に，腫瘍肛門側に着脱式の腸管クリップをかけて直腸内の癌細胞を洗い流す（約500～1,000mL）．直腸の切離は，計画的に2発で行う．カートリッジはECHELON45 GOLDカートリッジ™（45mm）であればゴールド，エンドGIA™であればトライステイプル45mmパープルを使用する．

⑥ 吻合

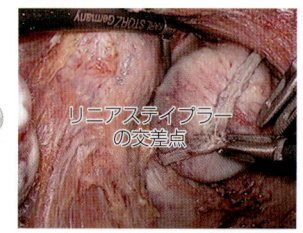

直腸を2回で切離した交差点を吻合器（CDHまたはEEA™）で打ち抜く．その後，必ず吻合器内を確認し，口側，肛門側ともにドーナツ状に組織が打ち抜かれていることを確認する．そして骨盤内を生理食塩水で満たし耐圧試験（リークテスト）を行う．

注意すべきポイントがわかる！手術の流れ

①左結腸間膜展開

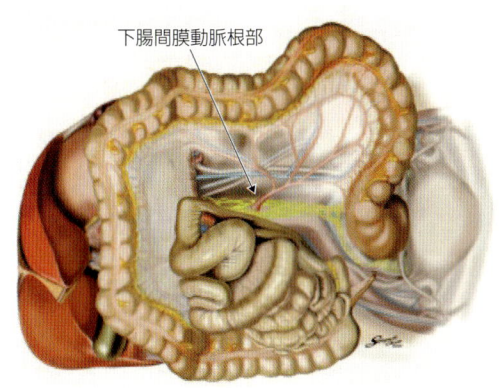

下腸間膜動脈根部

（文献1より転載）

手術の流れを決定すると言っても過言ではない場面．時間をかけて，大網→横行結腸→小腸の順に頭側へ挙上する．そのために，頭低位約13°，右半側臥位約13°とする．初めは角度計を用いた方がよい．

📡 術者の動き
患者右頭側にあるモニターを見ながらの操作がやりやすいため，この時ばかりは術者は患者左側に位置することもある．

✳ テキパキ！器械出しの注意ポイント
腸管や脆い内臓脂肪を直接把持するため，鉗子は必ず有窓把持鉗子などの愛護的操作が可能な鉗子を用意する．間違っても，メリーランド鉗子などの先端が鋭利な鉗子は出さないようにする．

↻ 流れを読む！外回りの注意ポイント
頭低位，右半側臥位のベッドコントロールを行う．体位変換中に器械台やモニター，点滴スタンドなどがベッドに巻き込まれていないかを確認する．また，体位変換後に体幹の大きなずれがないかを確認し，少しでも不安があれば術者に報告する．

②内側アプローチ〜リンパ節郭清（中枢側D3郭清）

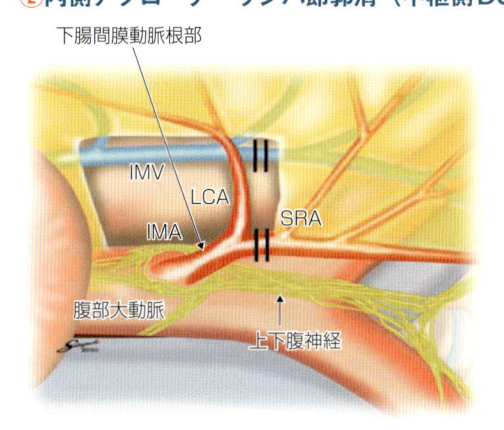

下腸間膜動脈根部

IMV
LCA
IMA
SRA
腹部大動脈
上下腹神経

（文献1より転載）

剥離層を間違えると自律神経損傷につながる大事な場面．また，直腸癌の手術で，唯一の血管周囲操作なので（側方郭清は別），出血のトラブルが最も多い場面である．

📡 術者の動き
術者は患者の右側に立ち，チーム全体が患者の尾側モニターを見ながらの操作となる．ここでは，エネルギーデバイスのほかに，血管周囲の剥離が必要であり，剥離鉗子や剪刀，血管クリップを使用する唯一の場面である．

✳ テキパキ！器械出しの注意ポイント
剥離層や膜構造の理解など，非常に繊細な組織構造を把握する必要がある場面．温生理食塩水や曇り止めを使用して，クリアな画面をキープするのが重要である．

↻ 流れを読む！外回りの注意ポイント
チーム全員が患者の尾側モニターを見ながらの操作となるため，モニターの方向がそれぞれの立ち位置に最適がどうかを確認してもらえるとうれしい．

③直腸後壁の授動

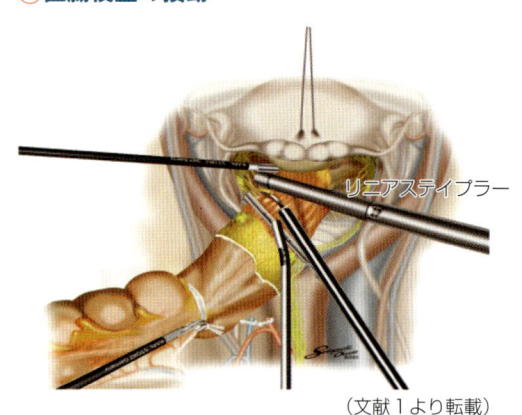

リニアスティプラー

（文献1より転載）

根治性を損なわないように直腸固有筋膜を損傷させずに，しかも出血させないように仙骨前面の静脈叢に注意しながら骨盤底に操作を進める．良好な視野を確保するためには，助手，スコピストの協力が最も必要な場面である．

術者の動き
術者は，左手に有窓把持鉗子，右手にエネルギーデバイスを持って，しばらくこの操作を続ける．

テキパキ！器械出しの注意ポイント
出血時のトラブル（前述）としては，最も開腹移行率が高いと思われる場面である．吸引，ガーゼ圧迫の指示にすぐに対応できるようにする．

流れを読む！外回りの注意ポイント
出血のトラブルにすぐに対応し，必要なエネルギーデバイスを用意し，吸引のトラブルがないようにする．

④直腸前側壁の授動

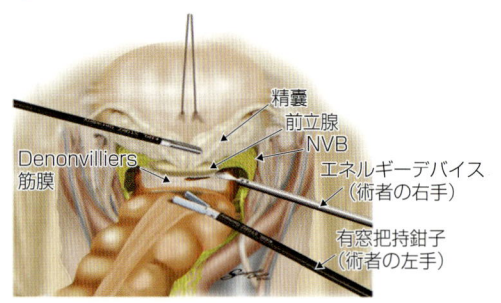

Denonvilliers筋膜
精嚢
前立腺
NVB
エネルギーデバイス（術者の右手）
有窓把持鉗子（術者の左手）

（文献1より転載）

機能（排尿・性）温存のためには重要で，直腸癌手術の中でも術者が最も神経を集中させる場面である．

術者の動き
術者のみならず，助手の牽引・圧排が重要となる．施設によっては直腸にコットンテープまたは，ガーゼを巻いて牽引することもある．ここでも，術者は，左手に有窓把持鉗子，右手にエネルギーデバイスを持って，しばらくこの操作を続ける．

テキパキ！器械出しの注意ポイント
膀胱（男性）または子宮（女性）を腹壁に牽引固定するので，直針を準備する．骨盤内でエネルギーデバイスを使い続けるので，カメラがミストで曇りがちになる．すばやくカメラを拭くことによって，手術時間も短縮できる．

流れを読む！外回りの注意ポイント
男性の症例でよくあるのが，膀胱内に尿が貯まって視野不良になることである．頭低位が原因だが，その対策として尿道カテーテル（チューブ）を大腿部前面ではなく，後面に固定することで尿が自然落下し膀胱内がすっきりする．

⑤直腸の切離

有窓把持鉗子（助手）

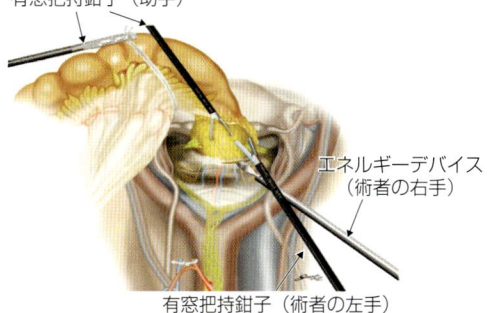

エネルギーデバイス（術者の右手）

有窓把持鉗子（術者の左手）

（文献1より転載）

「1回切離にこだわるのか？」「計画的に2回切離なのか？」を施設ごとに術者を把握しておくことが重要である．当施設では後者になるので，リニアステイプラーの45mmカートリッジを2発使用する．

🔊 術者の動き

右下腹の12mmポートから腸管クランプ鉗子を装着し，直腸内を洗浄後，リニアステイプラーを挿入する．

術後縫合不全に影響を及ぼす大事な操作なので，気合いが入る．

✳ テキパキ！器械出しの注意ポイント

狭い骨盤内で比較的大きな器械を操作するため，ポートが抜けそうになったり，逆に押し込まれることがよくある．ポートがずれないように，支えてもらえると助かる．

🔄 流れを読む！外回りの注意ポイント

直腸内洗浄をするので，生理食塩水とカテーテルチップ，バルーンカテーテルを用意してほしい．肛門に近い場合はカテーテルチップのみで洗浄を行う．

切離時，吻合時には心を一つに「ファイヤー！」である．

⑥吻合

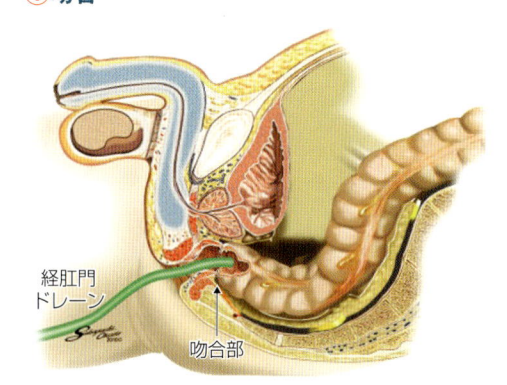

経肛門ドレーン

吻合部

（文献1より転載）

計画的な2回切離の場合には，リニアステイプラーラインの交差点を確実にサーキュラーステイプラーのセンターロッドで打ち抜くようにする．

🔊 術者の動き

アンビル先端をアンビル鉗子で把持し，会陰側からの術者と息を合わせセンターロッドとドッキングさせる．吻合後，腹腔内ドレーンと経肛門ドレーンを留置する．

✳ テキパキ！器械出しの注意ポイント

直腸切離後，小開腹操作になる．術者，助手，スコピストはここから一気にスピードアップするので，遅れをとらないようにしてほしい．開腹手術と同様である．

当院では，小開腹直前に腹腔内に入れておいたガーゼをすべて抜き取り，ガーゼカウントを行っている．

🔄 流れを読む！外回りの注意ポイント

小開腹と同時に送気を終了し，無影灯を点灯する．吻合後は，現在ほとんどの施設では経肛門ドレーンを留置しているので，その施設で使用しているドレーンを準備してほしい．閉腹・ドレッシング後は，すばやく体位固定具を解除する．

引用・参考文献

1) 奥田準二編著. "Team J"が贈る最先端の内視鏡下大腸手術－単孔式からロボット手術まで－. 東京, 永井書店, 2011, 236p.
2) Heald, RJ. et al. The mesorectum in rectal cancer surgery: The clue to pelvic recurrence? Br. J. Surg. 69, 1982, 613-6.
3) 大塚幸喜ほか. 腹腔鏡下低位前方切除術. 消化器外科. 32 (6), 2009, 1175-86.
4) 大塚幸喜ほか. 直腸癌に対する腹腔鏡手術. 外科治療. 102 (1), 2010, 77-84.
5) 大腸癌研究会 (編). 大腸癌治療ガイドライン (医師用2014年度版). 東京, 金原出版, 2014.
6) 大塚幸喜ほか. 腹腔鏡下大腸癌手術におけるエネルギーデバイスの使い方とコツ. 消化器外科. 35 (4), 2012, 437-47.
7) 大塚幸喜ほか. 進行S状結腸・直腸S状部癌に対する腹腔鏡下D3郭清の手術手技と成績. 日鏡外会誌. 9 (6), 2004, 687-92.
8) 大塚幸喜ほか. 結腸癌に対する腹腔鏡下D3郭清の手術手技. 手術. 61 (7), 2007, 999-1005.
9) 大塚幸喜ほか. 結腸癌に対する安全な腹腔鏡下手術. 手術. 61 (9), 2007, 1239-44.
10) 大塚幸喜ほか. 左半・S状結腸切除術 そのコツとピットフォール. 臨外. 65 (11), 2010, 319-25.

① 消化器外科

10 腹腔鏡下鼠径ヘルニア修復術

KKR札幌医療センター 斗南病院 消化器外科センター長　川原田 陽

■ 知っておきたい手術の内容と知識

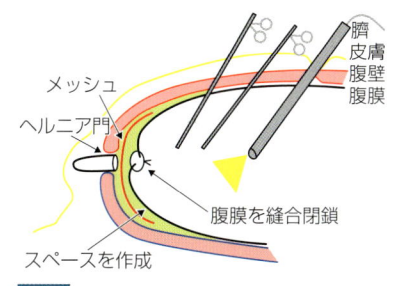

図1 TAPP（腹腔内アプローチ）のイメージ

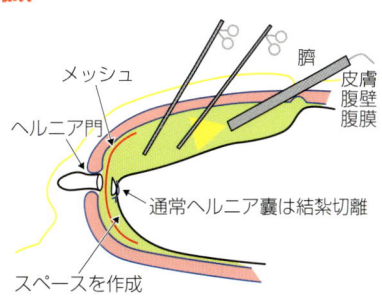

図2 TEP（腹膜外腔アプローチ）のイメージ

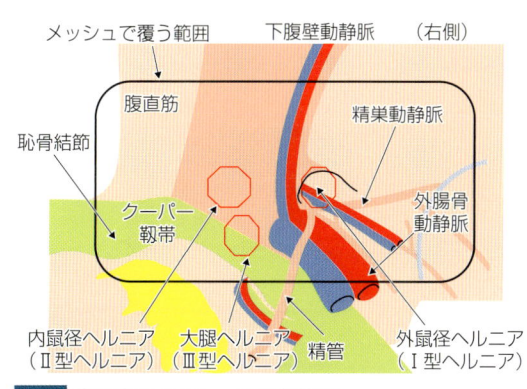

図3 術野内のメッシュで覆う範囲

図4 内鼠径ヘルニアと外鼠径ヘルニア（右例）

　腹腔鏡下鼠径ヘルニア手術は，腹腔鏡下にヘルニア門周囲の腹膜と腹壁の間を剥離してスペースを作成し，同部にメッシュを敷いて修復する手術である．この術式を導入する施設は近年急速に増加している．術式には腹腔内アプローチ（Transabdominal preperitoneal approach：TAPP）[1-3]と，腹膜外腔アプローチ（Totally extraperitoneal hernioplasty：TEP）[4-5]がある．TEPは腹腔内に入らないで手術を行う（図1, 2）．いずれの術式も，腹壁と腹膜の間にスペースを作成してメッシュを留置する点では同様である．通常3トロッカーで，術者とカメラ助手の2人の外科医で行われる．

鼠径部のヘルニアには，下腹壁動静脈を境にして，外鼠径ヘルニア（Ⅰ型ヘルニア），内鼠径ヘルニア（Ⅱ型ヘルニア），大腿ヘルニア（Ⅲ型ヘルニア）がある．腹腔鏡下ヘルニア手術は診断能が高く，確実にヘルニアを修復できる利点がある．混合型，再発ヘルニアも含めて，すべてこの術式の適応になりうる（図3，4）．

手術前の心構えと注意点

そっと教える術者の気持ち

ヘルニア手術であるが，胆摘や虫垂切除に比較して難易度は高く，導入当初は往々にして苦労する．ヘルニア手術なのになかなか進まない時のプレッシャーは大きく，周囲の目が気になる．一方，よい層をきれいに剝離できて，メッシュがピタッと決まった時の気持ちよさは格別である．

考えられるトラブル

出血において，特に腸骨血管や，死冠，恥骨裏面の血管を損傷した時には，止血に難渋することがある．臓器損傷は，膀胱，腸管など．TEPの際の腹膜穿孔による視野不良の場合は，腹腔内にチューブを挿入して脱気し，時には縫合閉鎖することがある．

使用する器具・器械

〈スコープ，腹腔鏡セット一式〉
❶コッヘル鉗子　❷メイヨー剪刀　❸有鉤鑷子　❹持針器（閉創用）　❺メス　❻筋鉤一式　❼タッカー（メッシュを腹壁に固定するために使用）　❽超音波凝固切開装置　❾5mmトロッカー×2（操作用）　❿メッシュ（フラット型）　⓫腹腔鏡用持針器　⓬腹腔鏡用ケリー鉗子　⓭腹腔鏡用把持鉗子（1）　⓮腹腔鏡用把持鉗子（2）　⓯腹腔鏡用剪刀鉗子　⓰腹腔鏡用ガーゼ　⓱真皮縫合用縫合糸　⓲腹膜縫合閉鎖用吸収糸（TAPP）　⓳スコープ用5mmトロッカー（TAPP）　⓴スコープ用バルーン付き12mmトロッカー（TEP）　㉑メッシュ（成形型）

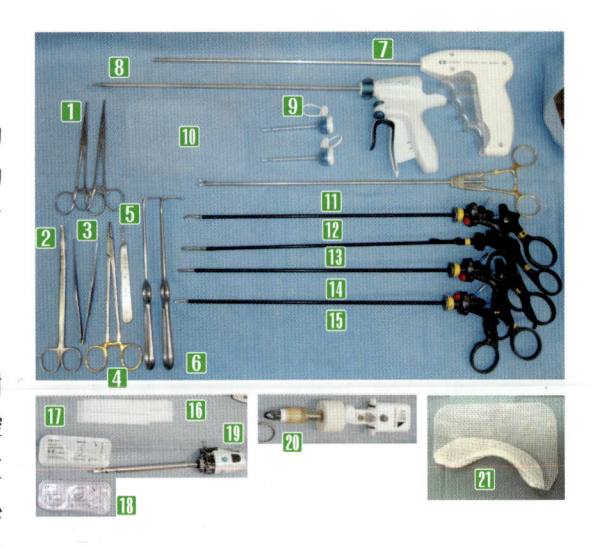

準備の注目ポイント

スコープは，30°斜視硬性鏡を用いている（当院）．エネルギーデバイスは，「LCS，電気メス，剪刀」で選択する．最近では，細径鉗子で行ったり，単孔式で行う施設が増えてきている．現在多数のメッシュが出回っているので，適宜選択する．

TAPPの場合，腹膜縫合閉鎖用の針糸，持針器を選ぶ．また，TEPの場合，近年バルーンを用いないで，腹膜前腔にスペースを作成する施設が増えてきている．施設によって種々の手技があるため，確認が必要である．

機器類の配置・体位・体温管理

機器類の配置

当科では，患側の反対側に術者，カメラオペレーターが立ち，術者の対側（患者の患側）に器械出し看護師が立つ．両側ヘルニアの症例では，一方が終了して，反対側の修復を行う際にはポジションを移動するので，器械類も移動しやすいようにしておく．モニターは患者の足側に配置する．

体位

TAPP，TEPともに仰臥位で行う．TAPPでは，やや頭低位とし，さらに患側の対側に手術台を傾けるため，頸部を固定する．TEPでは手術台を傾けることはなく，水平のままで行っているため，頸部の固定は不要である．

体温管理

腹腔鏡下ヘルニア手術は本来1時間前後で終了する手術であるが，通常のヘルニア手術とは違って全身麻酔であり，導入初期や困難症例では長時間となってしまうこともあるので，ほかの腹腔鏡手術と同様の体温管理が必要となる．

術者の気合いがわかる！フローチャート

① TAPP腹膜の切開（右外鼠径ヘルニア）気合い！

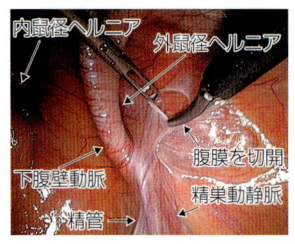

臍部より腹腔内にトロッカーを挿入して，鼠径部を観察する．ヘルニアの診断，対側ヘルニアの有無を確認し，操作トロッカーを挿入する．腹膜の切開は，通常外鼠径ヘルニアの場合はヘルニアをくり抜くように切開する．

② TAPP腹膜の剥離（右外鼠径ヘルニア）気合い！

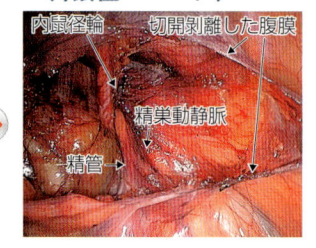

腹膜と腹壁の間を剥離して，メッシュを敷くスペースを作成していく．重要な構造物（血管，精管，膀胱など）を損傷しないように，正しい層を十分に剥離する．

③ TEP腹膜前腔の剥離（右外鼠径ヘルニア）

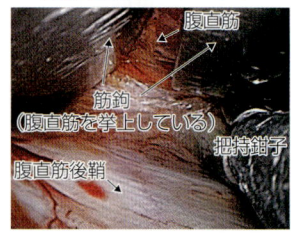

臍を皮切し，同部のやや尾側の腹直筋前鞘を横切開する．腹直筋を同定して筋鉤で挙上し，腹直筋と後鞘の間を恥骨に向かって剥離して，腹膜前腔のスペースを作成していく．この時，専用のバルーンが用いられることもある．

④ TEPヘルニア嚢の処理（右外鼠径ヘルニア）気合い！

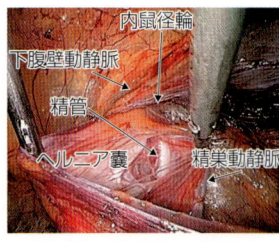

恥骨，下腹壁動静脈，後鞘といったランドマークを頼りにして，メッシュを展開するスペースを作成していく．ヘルニア嚢を剥離し，処理する．ヘルニア嚢を精管・精巣動静脈から剥離する操作をparietalization（壁在化）とよぶ．

⑤ TAPP・TEPメッシュの挿入・固定（右外鼠径ヘルニア）

TAPP　　TEP

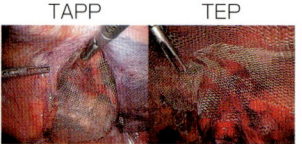

十分に剥離されたスペースにメッシュを展開する（フラットメッシュ使用）．サイズは剥離した範囲を計測して，適切な大きさにカットして用いる．メッシュを展開したら，一側につき3〜5カ所，吸収性のタッカーで固定する．TEPは，この操作が終了したら脱気して閉創する．

⑥ TAPP腹膜の縫合閉鎖（右外鼠径ヘルニア）

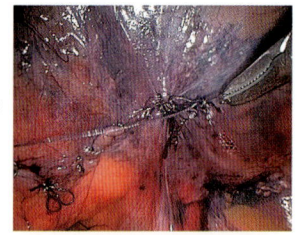

切開した腹膜を針糸で縫合閉鎖して，展開したメッシュを被覆する．メッシュが腹腔内に露出しないように注意する．

注意すべきポイントがわかる！手術の流れ

①TAPP腹膜の切開

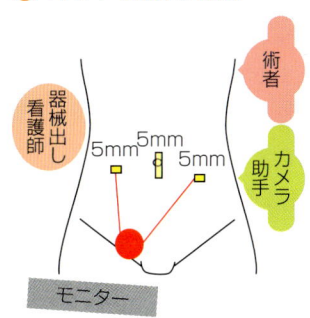

TAPPのトロッカーの配置を示す．腹膜の切開をどこから入れるかは施設によって違いがある．深い層に入りすぎないことが重要で，最初の一刀に神経を集中する．

📶 術者の動き

臍部より腹腔内にトロッカーを挿入して，鼠径部を観察する．ヘルニアの診断と対側ヘルニアの有無の確認を行って操作トロッカーを挿入する．

外鼠径ヘルニアの場合はヘルニアをくり抜くように腹膜を切開することが多いが，内鼠径ヘルニアの場合はヘルニアを引き抜く．

✴ テキパキ！器械出しの注意ポイント

皮切からトロッカー挿入までの器械，トロッカー，スコープを順番にテキパキと出せるように準備しておく．

腹腔内を観察して，術前に指摘されていなかった対側にもヘルニアが確認された場合は，同時に修復するかどうかを術者に確認したうえで，両側手術に対応できるように準備する．

🔄 流れを読む！外回りの注意ポイント

TAPPではやや頭低位として，さらに術者側にややローテーションするので，異常がないかをチェックする．

急遽両側修復を行うことになった時は，ポジション移動，体位変換，器械材料を準備しておく．

② TAPP腹膜の剥離

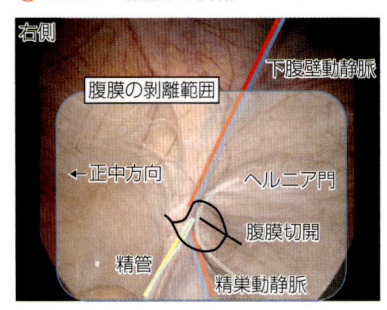

メッシュを展開させる範囲を十分に剥離する．精巣動静脈，精管といった重要脈管を同定して，損傷しないように，正しい層で剥離していく．

📶 術者の動き

　精巣動静脈，精管といった重要脈管を同定して，損傷しないように剥離していく（parietalization）．内側では恥骨，腹直筋裏面が露出するまで十分に剥離する．頭側方向はTAPPでは接線方向になり，特に剥離しにくいので，不十分にならないよう注意する．

✴ テキパキ！器械出しの注意ポイント

　基本的に鈍的剥離であり，ガーゼなどを使用するが，時々LCSなどに持ち替えて鋭的剥離・切離を加えることもあるので，テンポよく器械を出す．剥離が終了したら剥離範囲計測のためのメジャーを用意する．

🔁 流れを読む！外回りの注意ポイント

　剥離がほぼ終了したら，メッシュをすぐに出せるように備える．剥離に使用したガーゼの回収を忘れないようにする．

気合い！の理由

　TAPPは，この操作がスムーズにできるかが最も重要である．腹膜が裂けないように注意深く剥離を進める．きれいな手術を行うには，正しい層を認識して剥離することが大事である．

③ TEP 腹膜前腔の剥離

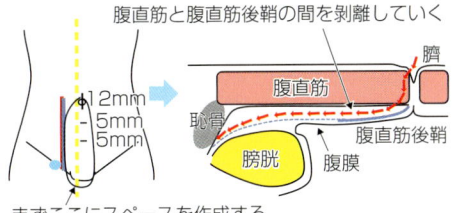

まずここにスペースを作成する

もともと空間のないところに空間を作っていくので，恥骨，下腹壁動静脈，後鞘といったLandmarkを頼りにして，正しい層を剥離していく．

📡 術者の動き

臍を皮切して腹直筋と腹直筋後鞘の間を恥骨方向に剥離していく．バルーンを用いる場合もある．ある程度空間が広がったら，トロッカーを挿入して送気し，さらに正中線上に操作用トロッカーを挿入して，ヘルニア嚢を剥離していく．

❄ テキパキ！器械出しの注意ポイント

腹直筋と腹直筋後鞘の間に入る時が一番重要である．腹直筋を挙上するための筋鉤や，バルーン（用いる場合），トロッカー類がすぐに出せるようにスタンバイする．バルーン類にもいろいろ種類があるが，事前に組み立てておく．

🔄 流れを読む！外回りの注意ポイント

腹膜前腔のよい層にスムーズに入れるかが一番のポイントである．必要な器械類をすぐに出せるようにしておく．

🐾 気合い！の理由

TEPでは，この操作がいかにスムーズにできるかが最も重要であり，正しい層を見極めてスペースを作成していくことに全力を注ぐ．

---

④ TEPヘルニア嚢の処理

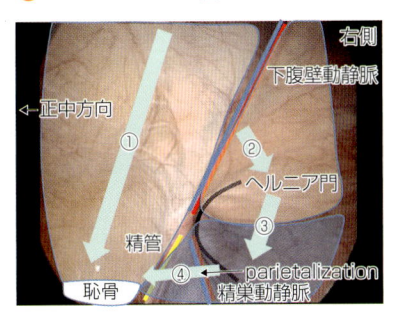

腹膜前腔に腹膜をとらえて，ヘルニア嚢を処理する．腹膜に穿孔をきたすと，腹腔内にガスが入って視野が悪くなるので，注意が必要である．

📡 術者の動き

腹膜縁（ヘルニア嚢）をとらえ，精巣動静脈，精管といった重要脈管を腹膜から剥離していく（parietalization）．ヘルニア嚢だけを剥離したら，鼠径輪からすべて引き抜くか，結紮切離する．ヘルニア嚢処理後，メッシュを展開するために，スペースをさらに広げる．

❄ テキパキ！器械出しの注意ポイント

剥離の途中で腹膜が穿孔し，視野が悪くなった時は，針糸で穿孔部を縫合閉鎖したり，腹腔内にベニューラ針やネラトンチューブを入れて脱気することがある．

基本的に鈍的剥離であるが，時々LCSなどに持ち替えて鋭的剥離・切離を加えることもあるので，テンポよく器械を出す．

🔄 流れを読む！外回りの注意ポイント

　腹膜が穿孔して，腹腔内に二酸化炭素が充満した時にはバイタルの変動に注意する．ヘルニア嚢の処理が終了したら，メッシュ，タッカーをすぐに出せるように準備しておく．メッシュを開封するのは使用直前とする．

⑤ TAPP・TEPメッシュの挿入・固定

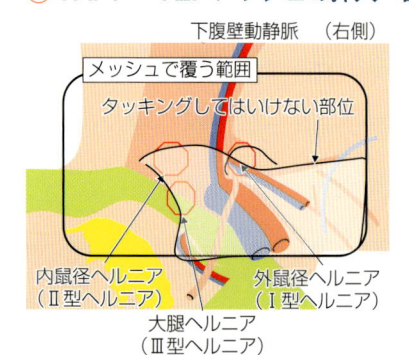

下腹壁動静脈　（右側）
メッシュで覆う範囲
タッキングしてはいけない部位
内鼠径ヘルニア（Ⅱ型ヘルニア）
外鼠径ヘルニア（Ⅰ型ヘルニア）
大腿ヘルニア（Ⅲ型ヘルニア）

メッシュを十分に展開することが重要である．剥離が不十分だとメッシュ展開も難しくなる．外背側はタッカーを打ってはいけない場所である（神経が走行しており，慢性疼痛の原因になる）．

📶 術者の動き

　シート型メッシュを使用する時は，剥離範囲を計測して，適切なサイズにメッシュをカットする．メッシュを腹腔内に挿入する．剥離した部位に展開する．メッシュをタッカーで腹壁に固定する（3〜5カ所）．

❄ テキパキ！器械出しの注意ポイント

　使用するメッシュ，スケールを確認しておく．メッシュのサイズについては，術者がトリミングするか，器械出しがトリミングするかを確認する．

🔄 流れを読む！外回りの注意ポイント

　「メッシュを出すタイミング（感染対策のため，メッシュは使用直前に開封する）」「タッカーを出すタイミング」に注意する．

　TAPPは次の腹膜閉鎖に使用する針糸の準備をする．TEPは閉創の準備をする．

🐾 氣合い！の理由

　きれいに剥離ができても，メッシュをきちんと展開しないと，ヘルニア手術として成立しない．必要な部分を十分に覆うように注意する．

⑥ TAPP腹膜の縫合閉鎖

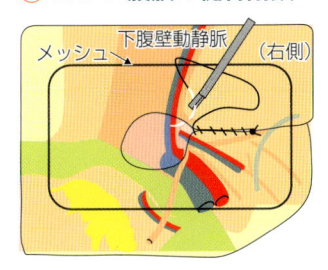

メッシュ　下腹壁動静脈　（右側）

慣れるまでは結構難しい．剥離の時に腹膜が裂けてしまった場合は，縫合のデザインが困難になってくる．腹膜が薄い場合も同様に困難である．

🔊 術者の動き

針糸を挿入する．最初に切開した腹膜を端から縫合閉鎖していく（通常は連続縫合）．糸の長さは通常22〜25cmである．最後に糸を結紮して針を回収する．縫合した腹膜に隙間ができてしまった場合は，追加で縫合することもある．

✳️ テキパキ！器械出しの注意ポイント

「使用する針糸の種類」「使用する針糸の長さ」「使用する持針器」を確認する．針糸をトロッカーから挿入する．回収する際に，針が紛失しないように注意する．縫合した腹膜に隙間がある時には，追加縫合をする場合があるので備えておく．

🔄 流れを読む！外回りの注意ポイント

針糸の紛失には注意する．縫合が終了したらトロッカーを抜去して閉創である．手術終了の準備にかかる．

引用・参考文献

1) 早川哲史ほか．経腹アプローチTAPP（transabdominal pre-peritoneal repair）法による腹腔鏡下鼠径部ヘルニア修復術．外科治療．100（5），2009，653-61．
2) 星野明弘ほか．TAPP法（腹腔鏡下鼠径ヘルニア修復術）．消化器外科．36（6），2013，941-50．
3) 和田英俊ほか．腹腔鏡下鼠径ヘルニア根治術TAPP法（経腹的腹膜前修復法）．消化器外科．36（5），2013，850-61．
4) 和田寛也．腹腔鏡下鼠径ヘルニア根治術TEP法（経腹的腹膜前修復法）．前掲書3），862-9．
5) 川原田陽ほか．TEP法．前掲書2），959-72．

知ってて損はなし！ワンポイントレクチャー

近畿大学医学部外科学内視鏡外科部門教授 **今本治彦**

内視鏡外科チームによる安全管理

　内視鏡外科手術は，機器に依存した手術であり，使用する機器の種類が多く，術式に応じて種々の体位をとる必要があることなどの特殊性がある．また，術中出血や他臓器損傷などの術中偶発症に対する対処や，コスト問題でリユーザブル機器の使用が増えるなか，機器破損による臓器損傷や腹腔内異物残存など，機械の不具合による合併症などの報告や事例も多い．また，機器の準備不足や不具合は，医師のモチベーションを著しく低下させるとともに，手術時間の延長や手術精度の低下を招き，偶発症発生の大きな原因になると思われる．

　手術の危険性や合併症を起こさないためには，医師だけではなく，看護師や臨床工学技士などメディカルスタッフの協力は必要不可欠であり，チームとして自分の役割を行うことにより，手術リスクを減少させ，より精度の高い手術を行うことが可能となると思われる．周到な機器の準備や器械出し業務のためには，計画的な教育が重要であり，臨床工学技士による術前術後における機器点検や術中ラウンドなどとともに，内視鏡機器の総合的な管理が必要である．また，新規機器の対応や選定作業，手術使用機器，術式，体位など手術に関することの標準化をチームで行うことにより，円滑に内視鏡外科手術を施行でき，手術時間の短縮やコスト削減，偶発症の減少などにつながるものと思われる．

　すべてのインシデント・アクシデントの検証や全職種への周知など，同じ間違いを2度は起こさないという全員の姿勢が大切である．まずは，全職種でのコミュニケーションの機会を定期的にもつことから始めよう．

呼吸器外科 ②

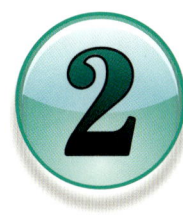

② 呼吸器外科

1 胸腔鏡下肺葉切除（左肺下葉切除）

NTT東日本関東病院呼吸器外科部長　**松本 順**

■ 知っておきたい手術の内容と知識

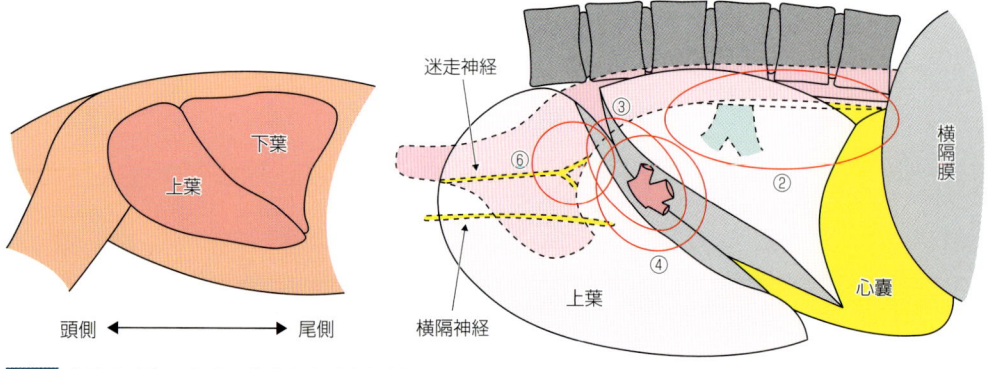

図1 左肺癌手術における体位と胸腔内解剖

表1 胸腔鏡下肺葉切除の適応疾患

①原発性肺癌（非小細胞肺癌，おおむねは臨床病期Ⅰ期）．
②転移性肺腫瘍（中枢型），すなわち部分切除困難例．
③良性肺疾患，良性肺腫瘍でも肺葉切除が必要な症例．
　（大部分は①である）．

　胸腔鏡下肺葉切除とは，肺癌の標準手術である肺葉切除（肺ブロック切除）＋リンパ節郭清を完全鏡視下に行う手術である．胸腔鏡下手術は直視下手術と異なり2次元のモニター映像をもとに行う手術で，奥行がわかりにくく，手術に関わる術者（助手）のみならず看護師もモニター視に慣れる必要がある．また，拡大視しているため，術野全体を一視野に収めることができずに，「モニター映像が患者のどの部分なのか」を理解することが難しい．手術に関わるスタッフは，手術の手順や大まかな解剖を理解しておくべきである．図1は左肺下葉切除における体位と，確認すべき解剖について，後述するフローチャートのモニター画面（②，③，④，⑥）とを対応させたものである．画像は術者と器械出し看護師が対側のモニターを見ている状況である．適応疾患を表1に示す．

手術前の心構えと注意点

そっと教える術者の気持ち

　　肺動脈血管鞘，その周囲リンパ節の剝離では細心の注意を払う．フック型の電気メス，開胸用の長いメッツェンバーム，エネルギーデバイスなどを使用する．これらの器械を術者がモニターから目を離さずに受け取れるように手渡ししてほしい（フローチャートの③）．

考えられるトラブル

　　極めてまれではあるが，血管損傷による出血時は，3～4cmの小開胸創を延長して緊急開胸を行うことがある．

▶ オペナースは何をすればいい？

　　器械出し看護師が行うことは，「圧迫止血用にツッペルまたはガーゼをたたんでケリー鉗子に咬んだものを用意する」「開胸の器械を速やかに準備する」などである．

　　外回り看護師が行うことは「麻酔科医とともに輸血のオーダーを行う（術者の指示確認後）」「サージセル®，タコシール®，内視鏡用のクリップなど，術者指示のものをすぐに使えるように用意する」などである．

使用する器具・器械

❶ツッペルホルダー　❷胸腔鏡用吸引管5mm　❸ノットプッシャー　❹胸腔鏡用血管遮断鉗子

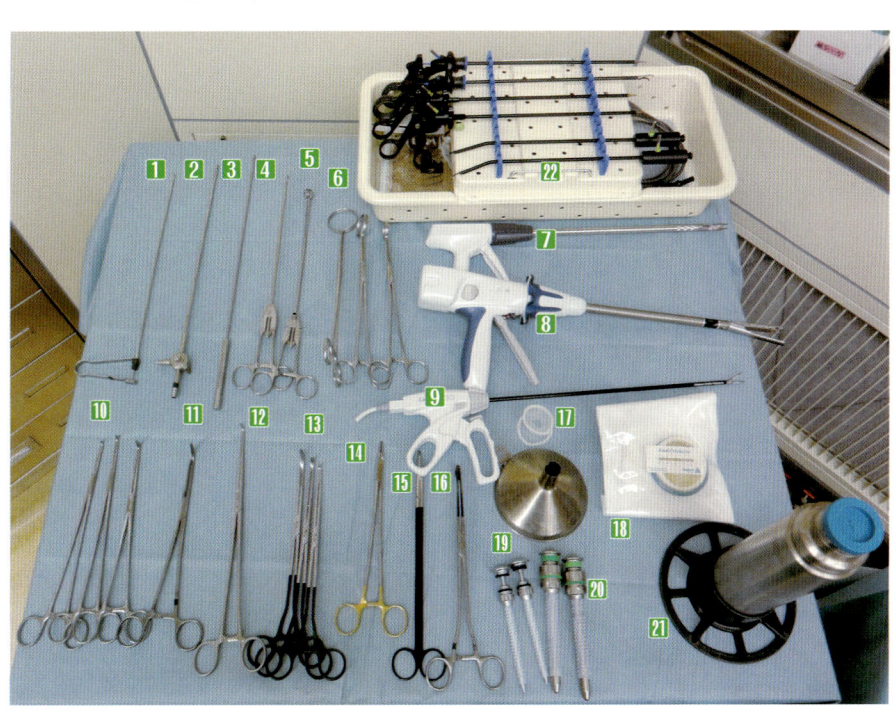

5 胸腔鏡用リンパ節鉗子　6 PNキャッチ（大，中，小）　7 内視鏡用クリップ　8 自動縫合器（今回はPoweredエシュロンFLEX™使用）　9 エネルギーデバイス（今回はエンシール®使用）　10 直角鉗子（小，中，大）　11 気管支用大曲ケリー　12 コッドマン鉗子（長）　13 成毛鉗子　14 開胸手術用ヘガール持針器　15 メッツェン剪刀（長）　16 リンパ節鉗子（曲）　17 ラッププロテクター（ultra mini）　18 ウーンドリトラクター（Alexis®XS）　19 洗浄用漏斗　20 フレキシブル胸腔鏡用ポート（5mm，10mm）　21 スコープウォーマー　22 オリンパス胸腔鏡鉗子滅菌コンテナー（上から剪刀，メリーランド鉗子，縦溝鉗子，横溝鉗子，フック型電気メス，ヘラ型電気メス，内視鏡用電気メスケーブル）

＊内視鏡用のカメラは5mm 30°の斜視鏡で一体型を使用している．

準備の注目ポイント

　手術の場面に必要な器械だけメーヨ台の上に載せる．鉗子の向きを考えて置く．器械が落下しにくいように置く．ディスポーザブルのリトラクターやポートなどはあらかじめ滑りをよくするために生理食塩水（以下，生食）で湿らせておく．

機器類の配置・体位・体温管理

機器類の配置

　術者，助手の立ち位置を考えて，モニターの配置を確認する．胸腔鏡のオリエンテーションを一致させるため，対面モニター視をしてさらにサブモニターを180°反転させている．よって切除する肺葉や助手の配置によりモニターの位置は変わるため，指示どおりに配置する．

体位

　側臥位の固定器により両サイドからしっかり固定する．特に手術台のローテーションが必要な場合は，患者が落下する危険性がある．必要に応じて，側臥位固定器を追加すべきである．また，患側上肢の挙上は手台に載せて行うが，上肢を確実に固定し，かつゆるすぎず，締め付けすぎない．手台からの上肢の脱落，締め付けによる虚血，神経障害などを確実に予防する．

体温管理

　胸腔鏡に限らず，側臥位の手術は仰臥位の手術に比べて大気に露出する面積も多いため，低体温になりやすい．そのため，術中加温器やブランケットにより下半身を中心に加温することが必要である．手術が終了し，仰臥位になってから麻酔覚醒まで，加温器を用いて体温を上げる．これを十分に行わないと，手術室や病棟で振戦（シバリング）が起きることがある．

術者の気合いがわかる！フローチャート

モニター画面は，術者および器械出し看護師が見ているモニター映像で，左が患者の頭側，右が尾側に当たる．

①ポート作成

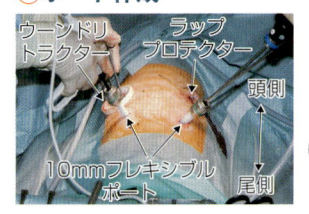

（ウーンドリトラクター，ラッププロテクター，頭側，尾側，10mmフレキシブルポート）

分離肺換気の状態で第8肋間から1cmのポートを立てて，気胸の状態を作り，胸腔内を観察する．癒着がなければ，第4肋間（3～4cm），第6肋間（1cm），第7肋間背側（1cm）の順に作業用のポートを追加する．

②肺靱帯の切離，縦隔胸膜切開，下縦隔郭清（気管分岐下を含む），下肺静脈の切離【気合い！】

（下行大動脈，腫瘍，下肺静脈，ツッペル，エンシール®）

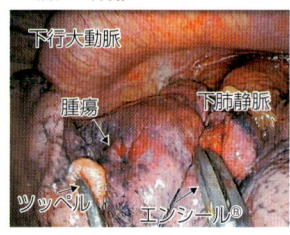

下葉の尾側縁は肺靱帯という構造物で，下葉を腹側に脱転して胸膜を縦に切開する．食道壁，それに伴走する迷走神経を露出し，下肺静脈を露出する．気管分岐下までの下縦隔リンパ節を郭清する．下肺静脈は③の後に自動縫合器で切離する．

③葉間の剝離，肺動脈露出，上下葉間不全分葉部での葉間形成【気合い！】

（縦溝鉗子，エンシール®）

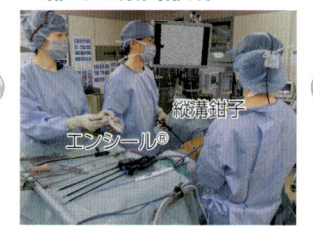

上下葉間には葉間の肺動脈があり，その部分の胸膜を剝離すると下葉の処理するべき肺動脈が露出する．上下葉間の不全分葉（上葉と下葉の肺の分け目がない）はテーピングして自動縫合器を用いて形成する．

④肺動脈切離，気管支切離【気合い！】

（自動縫合器，葉間肺動脈，左肺下葉，左肺上葉）

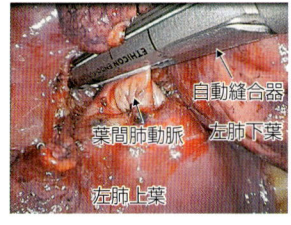

③に続き，下葉の肺動脈切離を自動縫合器にて行う．また，肺動脈切離後その下にある下葉気管支を同様に切離する．下葉切除が完了する．

⑤標本摘出

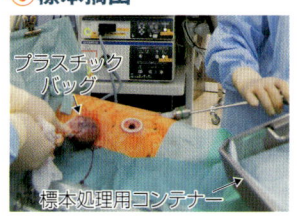

（プラスチックバッグ，標本処理用コンテナー）

3～4cmまで広げた小開胸創からプラスチック製の回収用のバッグを用いて，バッグが破れないようにゆっくり肋間の縦方向に揺らしながら創外に摘出する．

⑥上縦隔郭清，洗浄，エアーリークテスト，ドレーンの挿入【気合い！】

（主肺動脈，吸引管，迷走神経，反回神経）

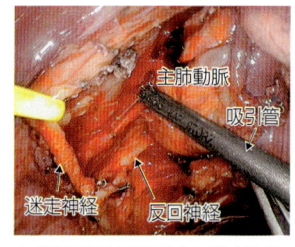

上縦隔郭清は横隔神経，迷走神経，主肺動脈および主気管支で囲まれる領域を郭清する．止血確認後胸腔内を生理食塩水で洗浄する．エアーリークテストを行い，リーク部分には補強用のネオベールシートやフィブリン糊を塗布する．胸腔ドレーンをポートから肺尖背側に挿入する．

第2章 レベルアップを目指すオペナースのための術式別マニュアル ❷ 呼吸器外科

注意すべきポイントがわかる！手術の流れ

①ポート作成

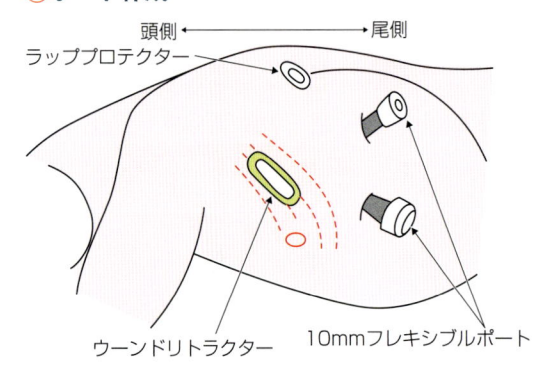

最初のポート以降は胸腔鏡で観察してポートを追加する．適切なポートでなければ，手術がやりにくくなるとともに，肋間神経，血管などの損傷につながる．

📶 術者の動き

胸腔内に癒着がないことを確認している．肺摘出のために第4肋間の小開胸創をあらかじめ作成する．直視を併用して安全に肋間の剝離を行う．鉗子操作はポートやリトラクター越しに行う（腫瘍細胞がポート部分につかないようにするため）．

✴ テキパキ！器械出しの注意ポイント

術野の深さによっては使用する筋鉤の長さが変わる．数種類の筋鉤をメーヨ台の上に用意する．

🔁 流れを読む！外回りの注意ポイント

場合によっては小開胸創を作成する際に無影灯を用いる場合もあり調節する．鏡視下手術に戻った際には無影灯オフの指示をもらう．

②肺靱帯の切離，縦隔胸膜切開，下縦隔郭清（気管分岐下を含む），下肺静脈の切離

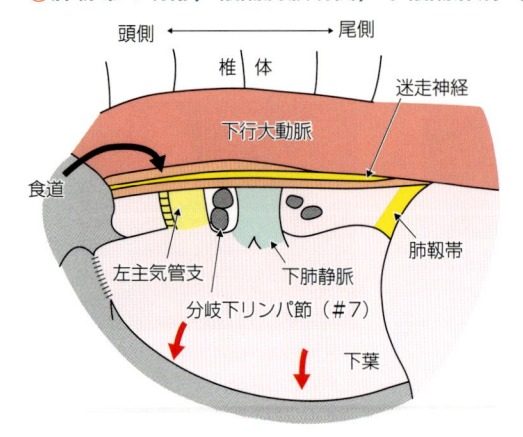

縦隔胸膜切開に際しては大動脈，食道，迷走神経本幹を損傷しないように剝離する．肺静脈の剝離に際して肺静脈の分枝を損傷しないように行う．

📶 術者の動き

術者は腹側のポートからのツッペル鉗子などで視野展開しながらフック型電気メス，エネルギーデバイスを頻用して縦隔胸膜切開，リンパ節郭清を行う．助手は背部のポートからカメラ，吸引，肺の牽引など術者のアシストを行っている．

✴ テキパキ！器械出しの注意ポイント

電気メス，エネルギーデバイスを頻回に入れ替えるため，コード類と吸引管，カメラケーブルが絡まないようにする．同時に器械が落下しやすいため注意する．器械類は術者や助手が使いやすい向きで渡すことが大切である．

🔁 流れを読む！外回りの注意ポイント

フック型の電気メスのフットスイッチが適切な位置にあるかを確かめる．足元を術者が踏むたびに下を見て確認するのは手術の進行を妨げる．

③葉間の剝離，肺動脈露出，上下葉間不全分葉部での葉間形成

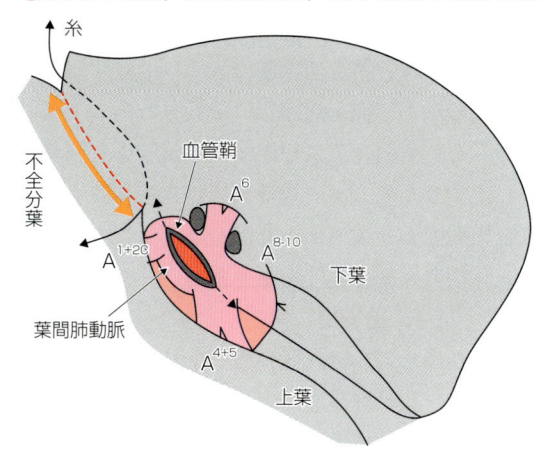

糸
不全分葉
血管鞘
A⁶
A¹⁺²ᶜ
A⁸⁻¹⁰
葉間肺動脈
下葉
A⁴⁺⁵
上葉

肺動脈は血管鞘で全周性に覆われているため，それを十分に切開することが必要である．古い炎症により血管鞘の剝離が困難なケースもある．

📶 術者の動き

術者は腹側のポートからのツッペル鉗子などで視野展開しながらフック型電気メス，エネルギーデバイスを頻用して縦隔切開，リンパ節郭清を行う．助手は背部のポートからカメラ，吸引，肺の牽引など術者のアシストを行っている．

✴ テキパキ！器械出しの注意ポイント

肺動脈周りの剝離の際には術者は血管鞘をつかんだ状態で，電気メス，エネルギーデバイス，鏡視下の剪刀などを入れ替えることがある．その際には術者は画面をみて，器械を受けるためハンドル部分を丁寧に渡し，ポートまで誘導するサポートが必要である（フローチャート内の写真参照）．

🔄 流れを読む！外回りの注意ポイント

術者，助手の見るモニター画面の位置が悪ければ修正する．

🐾 気合い！の理由

最もストレスがかかる場所である．肺動脈本幹からはもとより，細い分枝の損傷による出血は致命的な状況に変わりうる．圧迫している術者は手を動かせない．出血が圧迫でコントロールできない場合，開胸が即座に必要になる．

④ 肺動脈切離，気管支切離

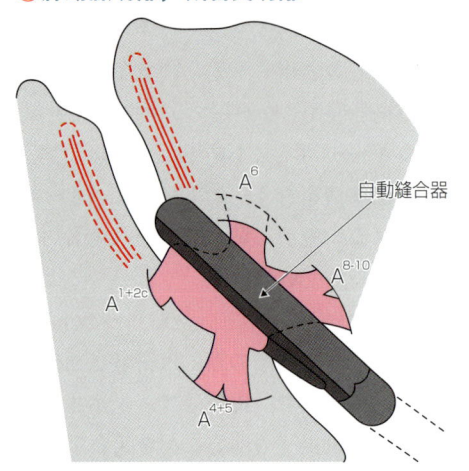

肺動脈とその裏にある気管支の間をケリー鉗子で通して，切離に必要な剥離を行う．自動縫合器が使える距離が確保できなければ，分枝を結紮する．

📶 術者の動き

肺動脈の血管鞘を切除側にさらに剥離すると，枝周囲のリンパ節も切除側に受動される．下葉の枝のみを自動縫合器で切離する．気管支と肺動脈は伴走するため，同一視野で気管支も切離する．気管支周囲のリンパ節を郭清し下葉気管支をテーピング後自動縫合器で切離する．

✳ テキパキ！器械出しの注意ポイント

指示された自動縫合器のカートリッジを確実に装填する．肺動脈裏面の剥離が不十分な場合は結紮となるため，成毛鉗子やノットプッシャーなどの結紮用の器具を用意する．

🔄 流れを読む！外回りの注意ポイント

肺動脈処理が自動縫合器か結紮になるかを確認し，自動縫合器のカートリッジや内視鏡用のクリップなどがすぐに出せるようにする．出血時の対処は考えられるトラブルにすでに記載した．

気合い！の理由

自動縫合器を肺動脈裏面に通す際に抵抗を感じることがある．肺動脈裏面での損傷は緊急開胸の適応である．あらかじめペンローズなどを肺動脈裏面に通して自動縫合器を誘導することも考える．結紮を含めていくつかの対処法があり，適切な選択肢を選ぶ必要がある．

⑤ 標本摘出

📶 術者の動き

標本を頑丈なプラスチックバッグに挿入して引き出す．無理をすると袋が破けるため，適宜小開胸創の皮膚切開を延長する．

まず，胸腔鏡をみながら標本（左下葉）をバッグの中にしっかり押し込む．開胸創のウーンドリトラクターは標本の摘出に際しては抵抗になるため引き出す前に外す．ゆっくりと肋間の縦方向にバッグを揺らして創外に摘出する．

✳ テキパキ！器械出しの注意ポイント

うまく創外に出ない時は，創を延長するため，メスや筋鉤がすぐ出せるようにする．摘出標本は術野で確かめることがあるので，標本を開ける場所を確保する．

🔄 流れを読む！外回りの注意ポイント

創を延長する際には無影灯をつける場合がある．消灯も忘れないようにする．

⑥上縦隔リンパ節郭清

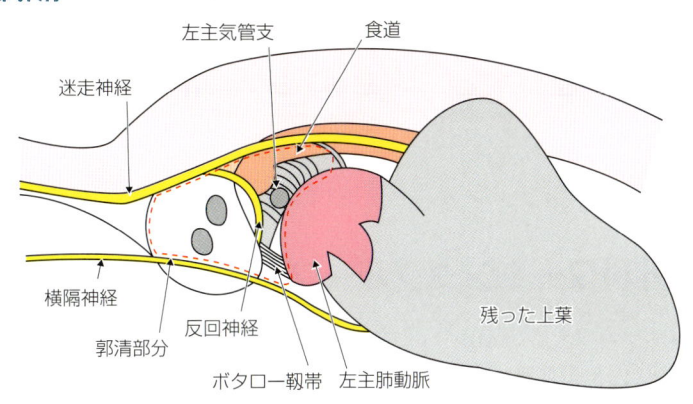

左反回神経を十分に確認する．神経周囲では電気メスやエネルギーデバイスは使用を控えて，クリップや結紮を用いることが多い．

📡 術者の動き

　迷走神経はベッセルループでテーピングする．横隔神経の背側の縦隔胸膜を鋭的に切開して横隔神経を確認，温存する．背側は迷走神経を縦に十分に露出して迷走神経の枝である反回神経を同定する．迷走神経の肺にいく枝（肺枝）のみを切離してリンパ節を系統的に切除する．

✳ テキパキ！器械出しの注意ポイント

　ベッセルループをメリーランド剥離鉗子につまんでおく．剪刀，クリップ，エネルギーデバイスの入れ替えをスムーズにしてほしい．切除されたリンパ節は転移の可能性もあり，グローブでは直接触らず，ガーゼに受けるなどの注意を払う．

🔄 流れを読む！外回りの注意ポイント

　切除されたリンパ節を迅速病理検査に提出するように準備する．迅速病理検査に出ないものはホルマリンビンにつけてラベルを貼る．

氣合い！の理由

　反回神経を損傷すると，嗄声や嚥下困難をきたす．反回神経周囲の小血管や神経の処理に不用意に電気メスやエネルギーデバイスを用いることで損傷し麻痺をきたすことがある．適宜クリップや結紮を用いることで器械による損傷を予防することができる．反回神経麻痺は呼吸器外科医として最も起きてほしくない合併症の一つである．

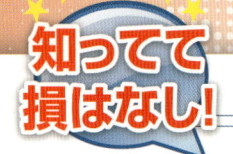

知っとて損はなし！ワンポイントレクチャー

NTT東日本関東病院呼吸器外科部長 **松本 順**

内視鏡外科ワーキンググループ（WG）の活動

"手術はチームワークである". それは，何度となく諸先輩から聞かされた言葉である. 特に内視鏡外科手術はさまざまな鉗子やデバイスを使用し，高度な光学系の機器が必要である. その準備やセッティングについては手術室看護師をはじめとする手術室スタッフ，臨床工学技士の協力がなくてはならない. 当院では内視鏡外科ワーキンググループ（WG）を立ち上げ，外科，産婦人科，泌尿器科，当科および手術室看護師，臨床工学技士を交えて横断的な組織をつくり，さまざまな取り組みを始めたところである.

図1は当科で行った手術室看護師向けのウエットラボの1コマである. 術者もスコピスト（カメラ持ち）もすべて看護師が交代で行う. 写真のごとくブタの組織を用いて，通常手術で使用する鉗子やデバイス，光学システムを使用するため手術と同様な経験ができる. 手術スタッフさらに現実味を帯びてきているロボット手術においても，組織化が必要である. その前段階として内視鏡WGの活動や工夫が生かされてくることが期待できる.

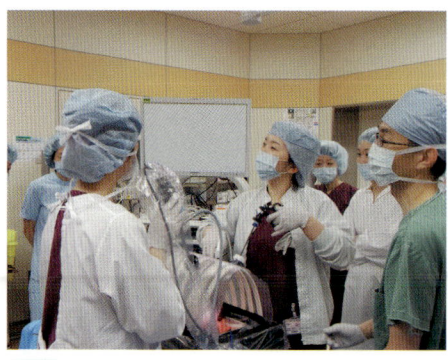

図1 院内ラボの様子

整形外科 ③

3 整形外科

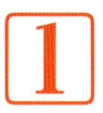

1 顕微鏡視下腰椎後方手術

高岡整志会病院整形外科部長　**中野恵介**

■ 知っておきたい手術の内容と知識

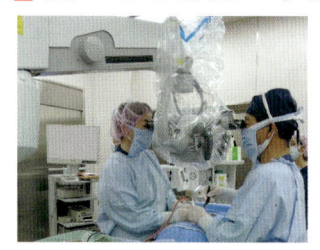

腰部脊柱管狭窄症は前方では変性椎間板の膨隆，後方では変形，肥厚した椎間関節や黄色靱帯によって脊柱管の狭窄をきたす．腰部脊柱管狭窄症に対する手術は，腰椎椎弓切除術が第一選択とされる．椎弓切除術には広範椎弓切除，部分的椎弓切除があるが，ここでは，手術用顕微鏡を用いた部分的椎弓切除術について述べる．

■ 手術前の心構えと注意点

そっと教える術者の気持ち

腰部脊柱管狭窄症の進行例では，肥厚した黄色靱帯が硬膜や神経根と癒着していることが多く，剥離が困難な例も少なからず存在する．したがって，手術においては，硬膜損傷と神経根損傷に最も気を遣う．

考えられるトラブル

トラブルには，手術部位誤認，硬膜損傷，神経根損傷などがある．

▶オペナースは何をすればいい？

診療放射線技師にポータブルX線撮影あるいはCアーム型X線透視装置を依頼する．技師不在の場合は術者の指示に従い，看護師が撮影する．硬膜縫合の準備を速やかにする．術者の指示に従い，対処の介助を迅速に行う．

使用する器具・器械

1 コブ骨膜剥離子　2 ノミ　3 ハンマー　4 開創器
5 ケリソンパンチ　6 エアードリル　7 ヘルニア鉗子
8 神経ヘラ　9 バイポーラー　10 吸引嘴管

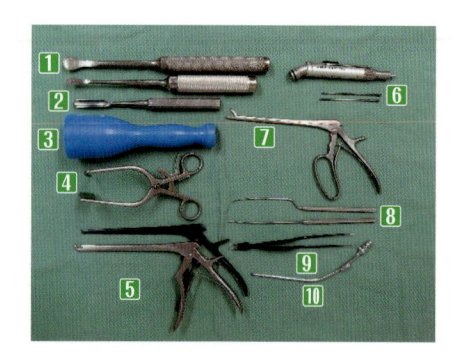

準備の注目ポイント

「顕微鏡がトラブルなく使用できるか」「エアードリル，もしくは電動ドリルの故障の有無」を確認する．バイポーラーの先端の形状をチェックし，先端が変形していると止血操作に支障をきたす．一般脊椎手術器械を器械出し看護師が手際よく行えるような配列にする．

機器類の配置・体位・体温管理

機器類の配置

顕微鏡視下椎弓切除術は，骨切除までは直視下椎弓切除術とほとんど同様の手技で行う．神経組織の操作が必要となった時点で顕微鏡を入れて，手術を続行する．したがって，顕微鏡を術者の対側に待機させておくと，スムーズに顕微鏡下手術に移行できる．

体位

腹臥位で行うが，腹部圧迫を極力避ける．術中に体幹が安定するように臀部をテープなどで固定する．本症の変化は頸椎にも存在していることが多いので，気管挿管時に頸椎過伸展にならないように気を付ける．

体温管理

本手術においては，体温管理に神経質になる必要はない．室温を極端に上げたり，下げなければよいと思われる．

術者の気合いがわかる！フローチャート

① 下関節突起部分切除 （ノミ）

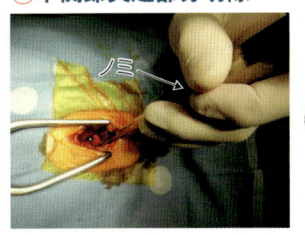

② 上関節突起部分切除 （エアードリル）

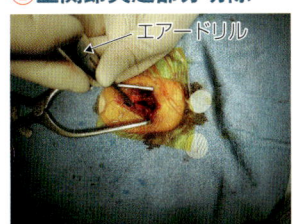

③ 黄色靱帯切除 気合い! （硬膜／ケリソンパンチ）

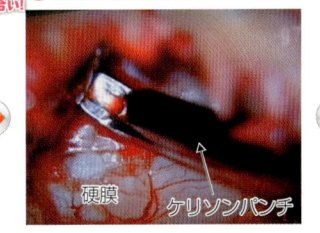

④ 神経根除圧 （椎間板／神経根）

第2章 レベルアップを目指すオペナースのための術式別マニュアル ❸ 整形外科

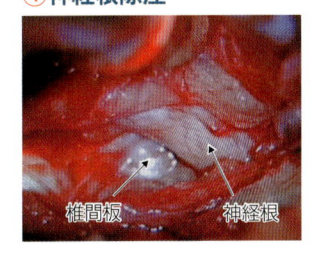

注意すべきポイントがわかる！手術の流れ

①下関節突起部分切除

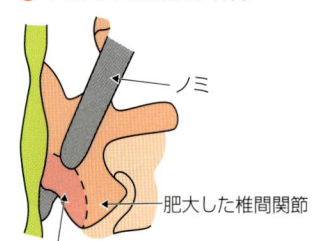

ノミ
肥大した椎間関節
下関節突起部分切除

部分椎弓切除術のスタートである．開創器をかけた後，ノミで上位椎弓の下関節突起の内側を切除する．

術者の動き
肥大した椎間関節の内側切除のため，まずノミで下関節突起を切除する．ノミの形状は術者の好みによる．

テキパキ！器械出しの注意ポイント
術者が好んで使用するノミを覚えておく．周辺の軟部組織の止血操作に際して，バイポーラーの焦げ付きをきれいに除去しておく．

流れを読む！外回りの注意ポイント
展開は通常の術式とほぼ同様なので，無影灯の方向を調節して，明るい術野を提供する．

②上関節突起部分切除

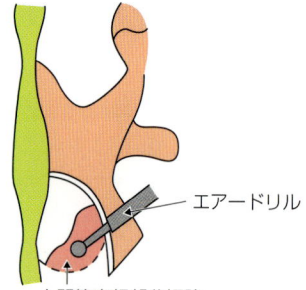

エアードリル
上関節突起部分切除

エアードリルとケリソンパンチを用いて，下位椎弓の上関節突起の内側を切除する．

術者の動き
まず，エアードリルを用いて，上関節突起の正中側を切除し，切除部分を外側に拡大していく．神経根の近くではケリソンパンチを使用する．

テキパキ！器械出しの注意ポイント
エアードリルのバーをスチールからダイヤモンドまで手際よく付け替える．ケリソンパンチの先端の骨屑を常に除去しておく．

流れを読む！外回りの注意ポイント
無影灯の方向を調整する．吸引チューブの詰まりをチェックする．

③黄色靱帯切除

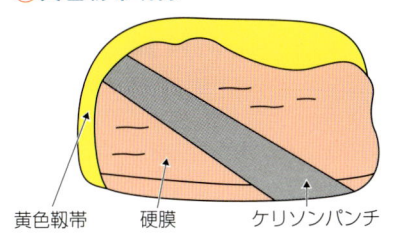

黄色靱帯　硬膜　ケリソンパンチ

ここから手術は顕微鏡下操作となる．骨切除後，主としてケリソンパンチを用いて黄色靱帯を切除し，神経組織を除圧する．腰部脊柱管狭窄症では，硬膜と黄色靱帯の癒着が高度で，剥離が困難な場合もある．神経ヘラをうまく使いながら，硬膜損傷を起こさないよう最大限に注意する．硬膜損傷が起こった場合は，修復，縫合など適切に対処する．

術者の動き

顕微鏡下にケリソンパンチと神経ヘラ，吸引嘴管を用いて黄色靱帯を切除する．出血に対してはバイポーラーで止血，もしくは止血剤を留置しておく．

テキパキ！器械出しの注意ポイント

顕微鏡に滅菌ドレープを装着する．顕微鏡モニターをよく観察し，次の操作を予測する．バイポーラー，ケリソンパンチの先端を常にきれいにしておく．

流れを読む！外回りの注意ポイント

顕微鏡をすばやく術野に入れる．顕微鏡モニターをよく観察し，硬膜損傷の有無をチェックする．硬膜損傷が起これば，すばやく修復を準備する．

気合い！の理由

脊柱管狭窄症手術では，黄色靱帯と硬膜の癒着が強い場合，剥離に際して，硬膜損傷の危険性があり，最も気を遣う部分である．

④神経根除圧

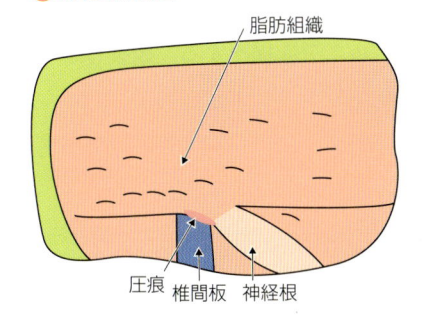

脂肪組織　圧痕　椎間板　神経根

神経根を後外側より圧迫する黄色靱帯や椎間関節の陥凹部の骨組織を切除し，除圧操作を完了する．

術者の動き

顕微鏡下に神経根の除圧を完成させる．神経ヘラや吸引嘴管を用いながら，「除圧が不足していないか」「硬膜損傷がないか」を確認する．出血に対しては確実に止血する．閉創前にドレーンを留置する．

テキパキ！器械出しの注意ポイント

バイポーラーの先端をきれいにしておく．閉創に先立ち，ドレーンを準備する．ガーゼの枚数をチェックする．

流れを読む！外回りの注意ポイント

ドレーンを準備し，ガーゼの枚数をチェックする．顕微鏡モニターをよく観察する．

引用・参考文献

1) 播广谷勝三．椎弓切除術の基本手技．OS NOW Instruction．18，2011，10-6．

3 整形外科

2 内視鏡下腰椎後方椎間板摘出術

高岡整志会病院整形外科部長 **中野恵介**

■知っておきたい手術の内容と知識

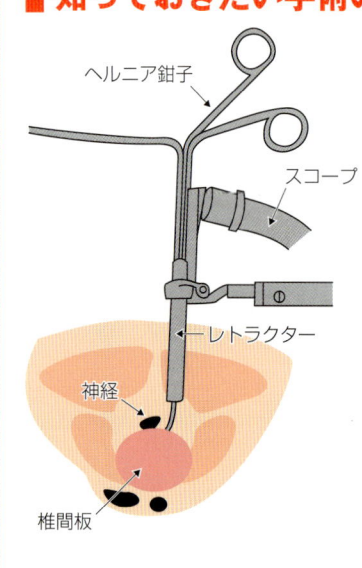

内視鏡下腰椎椎間板ヘルニア摘出術は腰椎の低侵襲手術の代表的な手術手技である．現在，日本では主に2種類の内視鏡下手術が行われており，一つはMED（microendoscopic discectomy）といわれる直径16もしくは18mmの円筒型レトラクターを使う手技，もう一つはPED（percutaneous endoscopic discectomy）といわれる直径8mmの外套針を用いる方法である．ここではより一般的なMED法について述べる．

当該椎間板レベルで正中より約1cm外側に約2cmの縦切開を加え，Cアーム型X線透視下にレトラクターを設置，椎間板にピンポイントでアプローチ後，25°の斜視鏡を挿入し，鏡視下にヘルニアを摘出する．術後6時間で離床，歩行を許可する．

■手術前の心構えと注意点

そっと教える術者の気持ち

MED法は従来の手術と異なり，ワーキングスペースの狭い術野での手術となり，ヘルニア摘出操作時に硬膜や神経根の同定，剝離に集中力が必要となる．吸引レトラクターやペンフィールド剝離子などの的確な器械出しをしてほしい．

考えられるトラブル

MED法で最も多いトラブルは硬膜損傷である．ピンホール損傷などの軽度の場合から馬尾が硬膜からはみ出すような重症の場合まで，さまざまな程度の硬膜損傷の可能性がある．

▶ オペナースは何をすればいい？

硬膜損傷が小さい場合はフィブリン糊の塗布などで修復可能であるが，大きく，馬尾が脱

出しているような場合は，従来法への術式変更もありうる．従来法の手術器械を早急に準備できる体制がほしい．

🖐 使用する器具・器械

①フレキシブルアーム ②円筒型レトラクター ③内視鏡下手術用バイポーラ ④各種ダイレーター ⑤ペンフィールド剝離子 ⑥各種ケリソンパンチ ⑦各種ヘルニア鉗子 ⑧スコープ ⑨カメラヘッド ⑩吸引嘴管

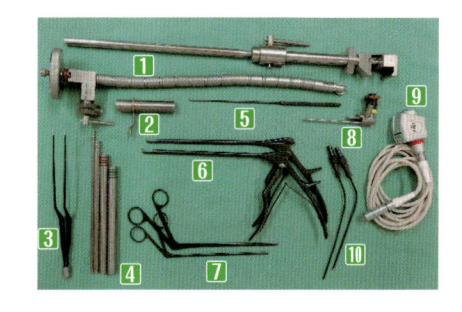

準備の注目ポイント

光学機器（スコープとカメラヘッド）は慎重に取り扱う．鉗子類も従来法の器械に比べると繊細で壊れやすいので慎重に扱う．スコープとカメラヘッドの連結部に汚れがあると，画質がかなり低下するので，綿棒などできれいに拭き取っておく．従来法への変更も念頭におき，従来法の器械類もバックアップとして待機させておく．

機器類の配置・体位・体温管理

📺 機器類の配置

MED法では，内視鏡モニター，Cアーム型X線透視装置，X線透視モニターが必要となる．内視鏡モニターは術者の正面に，X線透視モニターは手術台の尾側に配置する．器械出し看護師は左側手術の場合は，術者の右側，右側手術の場合は術者の左側に位置し，器械台も同様に配置する．

🧍 体位

従来法と同様，手術は4点支持フレーム上の腹臥位で行う．注意点は，①腹圧を上昇させない．②腋窩や鼠径部を圧迫しない．③眼球を圧迫しない．④気管チューブを圧迫したり捻じれさせない．⑤脊柱アライメントを自然に保つことである．

🌡 体温管理

体温管理に関しては通常の手術と同様であるが，室温が高いとスコープが曇りやすい．そのため，MED法では室温を通常より下げることが望ましい．したがって，保温シーツなどを用いるなど，患者が低体温にならないような配慮が必要となる．

術者の気合いがわかる！フローチャート

①椎弓下部切除　ケリソンパンチ／黄色靱帯
→
②黄色靱帯穿破　ペンフィールド剥離子
→
③黄色靱帯切除　硬膜／ケリソンパンチ
→
④ヘルニア展開（気合い！）　神経根／ヘルニア
→
⑤ヘルニア摘出　ヘルニア塊

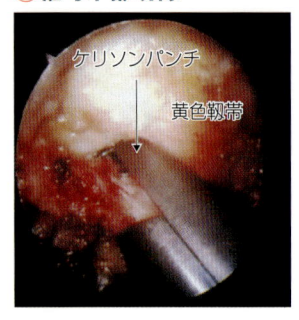

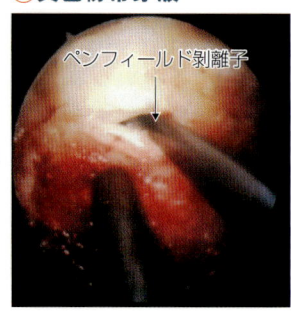

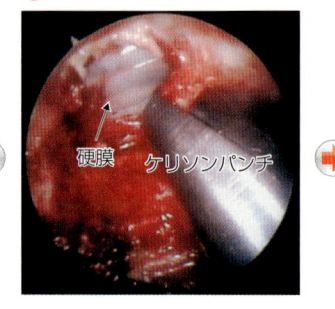

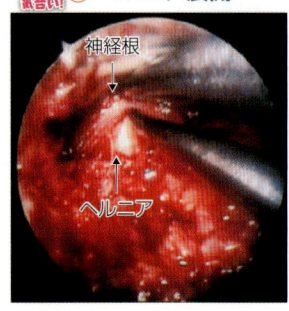

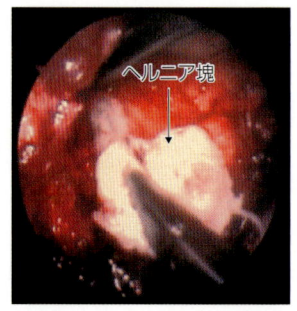

注意すべきポイントがわかる！手術の流れ

①椎弓下部切除

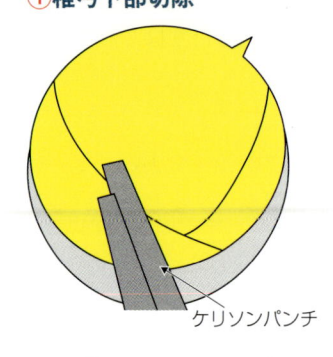

ケリソンパンチ

MED手術のスタートである．椎弓間腔のきれいな展開は手術のできを左右する．

📡 術者の動き
適切なサイズのケリソンパンチを用いて椎弓下部切除を行う．椎弓からの出血に対しては，ボーンワックスを用いて止血する．

✳ テキパキ！器械出しの注意ポイント
適切なケリソンパンチや止血用のボーンワックスを手際よく術者に手渡す．軟部組織からの出血時の止血には，バイポーラーを用いるので焦げ付きを丁寧に落としておく．ケリソンパンチの先端に詰まった骨屑をすばやく除去する．

🔄 流れを読む！外回りの注意ポイント
光源のトラブルに常に注意する．

②黄色靱帯穿破

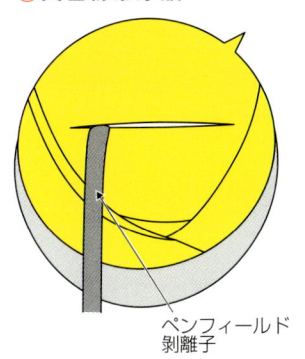

ペンフィールド剝離子

ペンフィールド剝離子で黄色靱帯を穿破し，線維方向に裂き，ケリソンパンチを挿入するスペースを確保する．この時，強く押しすぎると，硬膜損傷の危険があるので注意する．

術者の動き
ペンフィールド剝離子で注意深く黄色靱帯を穿破する．

テキパキ！器械出しの注意ポイント
先の鈍なペンフィールド剝離子をすばやく手渡す．

流れを読む！外回りの注意ポイント
モニターをよく観察して，硬膜損傷の有無に注意する．

③黄色靱帯切除

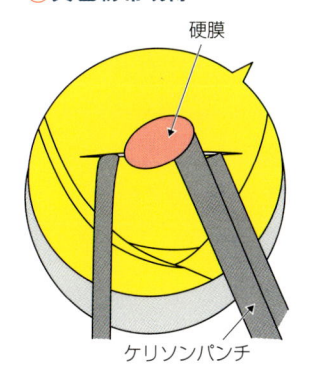

硬膜

ケリソンパンチ

適切なサイズのケリソンパンチを用いて，黄色靱帯を切除する．黄色靱帯と硬膜の間をペンフィールド剝離子で確認し，注意深く切除する．

術者の動き
術者は，左右両手を使って，黄色靱帯を切除する．

テキパキ！器械出しの注意ポイント
MED法では術者は両手でケリソンパンチを使うことがあるので，左右どちらの手にも手際よく手渡すことを心がける．ケリソンパンチの先端を常にきれいにしておく．

流れを読む！外回りの注意ポイント
クリアな画像が重要なので，光源の調整を術者の指示どおり手際よく行う．

④ ヘルニア展開

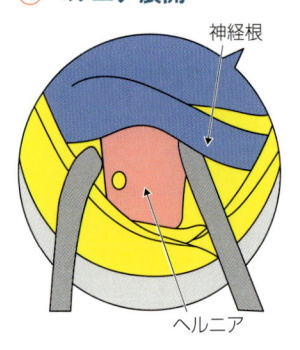

神経根
ヘルニア

神経根を確実に同定しないで、ヘルニアを切除することは非常に危険であり、神経根損傷の可能性がある．したがって、神経根分岐部を確実に展開することが重要である．神経根を同定したら、外側より愛護的に牽引し、ヘルニアと神経根の癒着を剥離し、その状態でヘラ状吸引嘴管で神経根を保持する．

🔷 術者の動き
神経根を損傷しないようにヘラ状吸引嘴管とペンフィールド剝離子を用いて神経根を牽引して，ヘルニアを展開する．

❇ テキパキ！器械出しの注意ポイント
吸引嘴管とペンフィールド剝離子を術者の指示に従い，迅速に手渡す．

↩ 流れを読む！外回りの注意ポイント
モニターで硬膜損傷の有無をチェックする．神経の近くでの操作となるので，バイポーラの出力を下げる．

🐾 氣合い！の理由
神経根とヘルニアの剝離時に，硬膜損傷の危険性が高いので，最も気を遣う部分である．

⑤ ヘルニア摘出

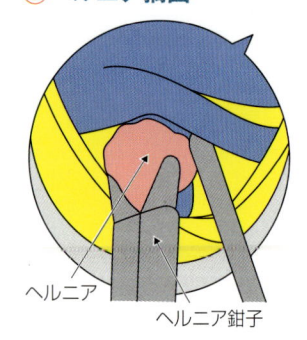

ヘルニア
ヘルニア鉗子

神経根を損傷しないように注意しながらヘルニアを摘出する．

🔷 術者の動き
適切な形状とサイズのヘルニア鉗子を用いて，ヘルニアを摘出する．

❇ テキパキ！器械出しの注意ポイント
術者の指示に従い，的確にヘルニア鉗子を手渡す．

↩ 流れを読む！外回りの注意ポイント
モニターを注意深く観察し，手術の終了を予期する．

引用・参考文献

1) 藤林俊介. 腰椎椎間板ヘルニアに対する内視鏡下ヘルニア摘出術（MED法）と顕微鏡下ヘルニア摘出術（Micro-Love法）. OS NOW Instruction. 18, 2011, 34-51.
2) 長谷川和宏. "［MED］ベーシックセットアップ". 脊椎内視鏡下手術. 東京, 文光堂, 2013, 18-21.

3 整形外科

3 肩関節鏡手術

福井総合病院整形外科スポーツ整形外科部長　山門浩太郎

■ 知っておきたい手術の内容と知識

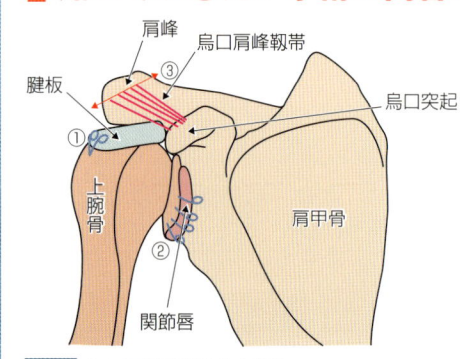

図1　主な肩関節鏡視下手術

（図中ラベル：肩峰、烏口肩峰靱帯、腱板、烏口突起、上腕骨、肩甲骨、関節唇）

　肩関節鏡視下手術では，取る・削るといった処置以外に，縫合・形成といった高度な処置が一般的に行われている．

　代表的な手術には（図1），「鏡視下腱板修復術（ARCR①）：断裂した腱板を修復する手術」，「鏡視下バンカート修復術（②）：反復性脱臼に対して，前下方の関節唇を縫合する手術」，「関節鏡視下肩峰下除圧術（ASAD③）：烏口肩峰靱帯切離と肩峰下面（前方）の骨切除を行う術式．ARCRと同時に施行することが多い」などがある．

■ 手術前の心構えと注意点

そっと教える術者の気持ち

　肩の関節鏡視下手術は，習熟に時間のかかる落とし穴の多い手術である．回り道なようでも一つひとつのステップを丁寧にこなしていくことでトラブルを避けることができる．時間が多少かかることは，目をつぶってほしい．3次元の処置を2次元の視野（モニター）で行うためには，とにかく慣れることが必須である．

考えられるトラブル

　出血が止まらない（レッドアウト）といったコントロール不能の出血では，灌流ポンプ圧を一時的に上げ電気蒸散装置（VAPR®など）で出血点を探して焼灼する．術者が画面から視線を外すと出血点から関節鏡が離れてしまうため，確実に器具を渡して時間のロスを最小限とする．縫合糸が絡まった場合，絡まりを解くためレトリバーやプローブフックを術者に渡す．骨粗鬆症の患者ではアンカーが抜けてしまうこともあり，大径アンカーなどのバックアップが必要である．あらかじめ準備しておく．

使用する器具・器械

1 スーチャーパッサー（スーチャーフック）　**2** シェーバー先端（シェーバーとバー）　**3** ノットプッシャー　**4** レトリバーとマイクログラスパー　**5** スイッチングロッド　**6** カニューラとカニューラインサーター

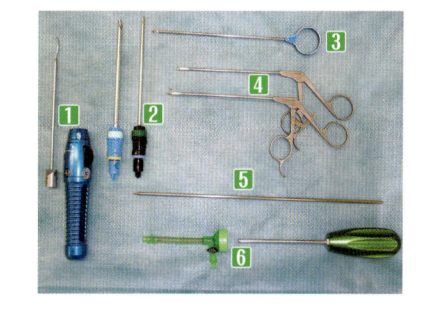

機器類の配置・体位・体温管理

機器類の配置

肩関節鏡視下手術に使用する器具の種類は多いが，器具には登場する時間帯がある．グループに分けて管理することが，手術台上を混乱させないコツである．また，出血すればVAPR®が，縫合すればスーチャーカッターが必要となるなど，器械出し看護師の先読み能力が期待される．

すべての段階で使用するインストルメントは，シェーバー，電気蒸散装置（VAPR®），スイッチングロッド，プローブ，18Gスパイナル針などがある．修復時（アンカーを挿入して縫合糸をかけるまで）には，レトリバー，グラスパー，（パワードリル），スーチャーパッシング用器械（エリートパス，スーチャーフックなど）を使用する．縫合時には，ノットプッシャー，スーチャーカッターを使用する．

手術台の整理のため，その時使う器具のグループをまとめておく（図2）．挿入したアンカーのインサーターを「箸置き」に使うと便利である．使わないものは，台の隅に移動する．先の尖った器具は，誤って手を傷つけないように先端を隠しておく．

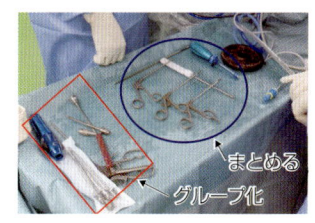

図2 手術台の様子

体位

50〜70°程度上体を挙上したビーチチェア体位あるいは側臥位で行う（図3）．それぞれに利点・欠点があり，いずれかを術者が選択する．ビーチチェア体位では，上体が起こされることで上腕と下腿での血圧測定値の違いが大きい．下腿での測定した血圧でモニターしていると，頭部や心臓レベルの血圧が下がりすぎる危険がある．できるだけ上腕で血圧を測定する．側臥位では健側下肢の腓骨神経麻痺や腋窩神経麻痺に，特に気を付ける．灌流水をかぶると手術台も錆びるので，撥水材料でカバーする．

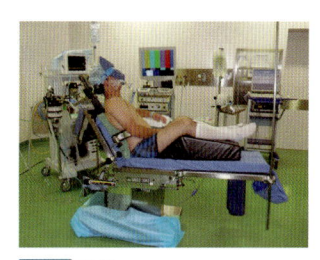

図3 体位

体温管理

灌流水がかかることで，体温は容易に低下する．漏出水が体表に流れ込まないように，あらかじめ撥水性ドレープなどを用いて保護しておく．

注意すべきポイントがわかる！手術の流れ

①関節鏡視下腱板修復術に先だって，鏡視下肩峰下除圧術（ASAD）を実施

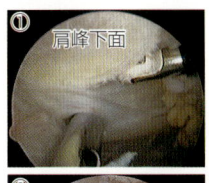

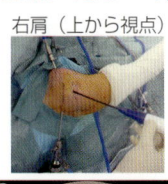

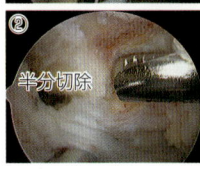

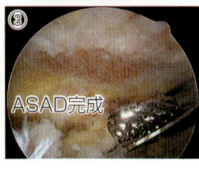

鏡視下肩峰下除圧（ASAD）．

📶 術者の動き
　肩峰の骨棘（肩鎖関節下方〜肩峰前方〜外側）と烏口肩峰靱帯を切離する（①）．後方ポータルから鏡視し，側方から烏口肩峰靱帯を切離し，肩峰外側の骨切除を行う（②）．その後，側方から鏡視し，後方から残りの切除を完了する．再び後方から鏡視し，切除が適切かチェックする（③）．

✳ テキパキ！器械出しの注意ポイント
　軟部組織切除，骨切除，適宜止血．シェーバーの先端は，削っている組織に合わせて交換する．開口部の向きには術者の好みがあるので，確認しておく．画面上で出血していればVAPR®を渡す準備をする．烏口肩峰切離時と肩鎖関節近くの脂肪体を処置する時に，急に出血することがあるので，心の準備をしてほしい．

🔄 流れを読む！外回りの注意ポイント
　灌流水バッグを決して空にしないように気を付ける．灌流水がなくなると関節内水圧が低下し，一気に出血する．灌流水を回復してもしばらく視野の濁りが続く．水圧を上げるとバッグが急に空になることもある．

②アンカー挿入：ポータル（皮膚切開部）からスーチャーアンカーの挿入

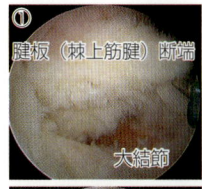

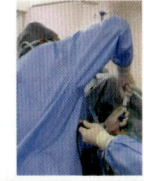

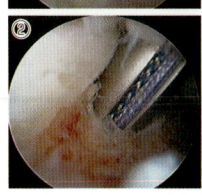

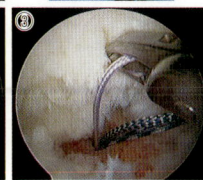

アンカー挿入．

📶 術者の動き
　腱板の断裂形態を確認する（①）．腕の位置を助手に指示し，アンカーの挿入角度・深度に間違いがないことを確かめつつ，短時間に確実にアンカーを設置する（②，③）．

✳ テキパキ！器械出しの注意ポイント
　アンカーを確実に渡す．使用するまではテーブル上にアンカー先端を露出させず保護しておく．

🔄 流れを読む！外回りの注意ポイント
　ポータルからの水漏れのため，灌流水バッグが一気になくなってしまうことがある．残量に注意する．アンカー設置後は，縫合ステップに移行するので，縫合用インストルメントを出せるように準備しておく．

③腱板に糸をかける（スーチャーパッシング）

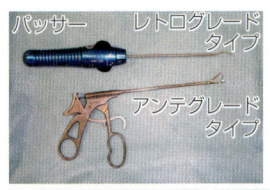

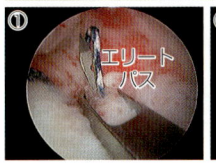

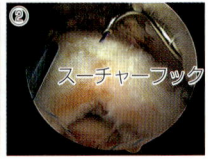

スーチャーパッシング．

🔊 術者の動き

腱板に糸をかける器械には，糸を針で押し出すアンテグレードパッサー（エリートパス①など）と針状の先端で組織を貫通してから縫合糸を引っ張りだすレトログレードパッサー（スーチャーフック②など）に大きく分けられる．腱板断裂形態と使用するポータル位置に合わせて器械を使い分ける．

❋ テキパキ！器械出しの注意ポイント

アンテグレードパッサーに専用の針をセットする．カニューラを必要とすることが多いので，使用に先立ちカニューラを用意して術者に渡す．レトログレードタイプではカニューラは不要なことが多い．レトログレードタイプの先端は尖っているので，針の反対側から術者に手渡す．

🔶 流れを読む！外回りの注意ポイント

術者の必要とするパッサーを，遅滞なく手術台に用意する．断裂形態が判明した時点で必要とするパッサーを確認しておく．

氣合い！の理由

最も難易度の高いステップである．時間がかかると肩が灌流水で腫大し，ますます手術が難しくなる．

④糸結び～縫合完成

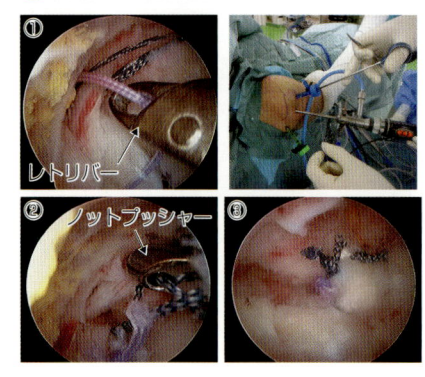

糸結び．

📶 術者の動き

多くのアンカーには複数の糸（2～3本）がつけてあるので，結ぶ予定の組の糸をレトリバーでカニューラから引き出す（①）．ノットプッシャーを片方の縫合糸に通して，縫合を行う（②）．縫合を終えた糸をさらに使用する予定のない場合は，スーチャーカッターで余分な糸を切る（③）．縫合糸の数だけ，繰り返す．

❇ テキパキ！器械出しの注意ポイント

「レトリバーで糸を取る」「糸を結ぶ」「切る」という動作の繰り返しである．先読みして，準備する．時々，カニューラが抜けたりずれたりするので，助手のいない場合はカニューラをおさえるといった手助けをしてほしい．

♻ 流れを読む！外回りの注意ポイント

比較的，余裕のある時間帯なので，周りに目配りをしてほしい．ただし，アンカーが抜けたり，縫合後の糸が切れたりすると，やり直しとなるので，バックアップ用器具を準備しておく．

③ 整形外科

④ 膝関節鏡手術

福岡リハビリテーション病院整形外科部長　**花田弘文**

■ 知っておきたい手術の内容と知識

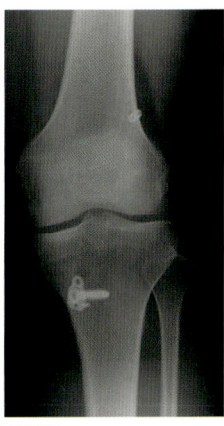

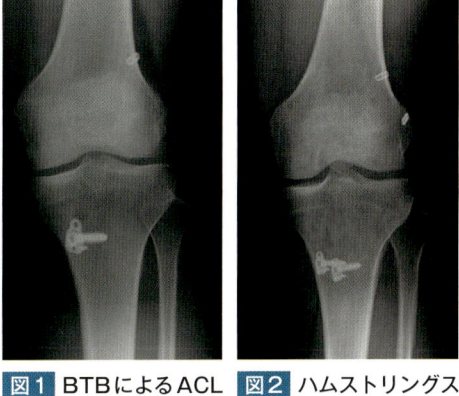

図1 BTBによるACL再建術　**図2** ハムストリングス腱によるACL再建術

　骨付き膝蓋腱（BTB）を用いた前十字靱帯再建術は，正常な前十字靱帯（以下，ACL）の解剖学的付着部の再現のため，Rectangular bone tunnel（以下，RBT）による方法を行っている[1,2]．大腿骨側はエンド・ボタン，脛骨側はDouble spike plate（DSP）で固定する（図1）．

　ハムストリングス腱を用いた前十字靱帯再建術は，正常なACLは前内側束（AM束）と後外側束（PL束）より構成されており，解剖学的再現のためAM束とPL束をそれぞれに再建する解剖学的二重束再建術を行っている[3]．大腿骨側および脛骨側にAM束とPL束の骨孔を作成し，移植腱を挿入する．大腿骨側，脛骨側の固定はBTBと同様である（図2）．

■ 手術前の心構えと注意点
そっと教える術者の気持ち

　ACL再建術は大腿骨側および脛骨側の骨孔作成時が最重要ポイントなので，正確な骨孔作

成の至適ポイントを決めるのに集中力が必要となる．さらに，移植腱の脛骨側における固定の際に，移植腱がゆるまないように集中力が必要となる．

考えられるトラブル

①脛骨側をDSPで固定する時に張力を加える際に，DSPに結んだエチボンド®糸が切れることがありうる．②解剖学的二重束再建術時の移植腱挿入の際，AM束とPL束の移植腱を間違えて挿入する場合がありうる．

▶オペナースは何をすればいい？

①器械出し看護師は，術者が骨孔ドリルの径を間違えないように毎回確認しながら手渡してほしい．②器械出し看護師はエチボンド®糸をDSPにしっかり結んでほしい．③器械出し看護師は，移植腱の手渡しの際に術者に必ずAM束かPL束か一声かけてほしい．④採取したハムストリングス腱の太さが細く，長さが短い場合は二重束再建術が困難で，一重束再建術に変更になる場合がある．その際に太いドリルをすぐに出せるように準備してほしい．

使用する器具・器械

1デプスプローベ **2**グラフトサイジングブロック **3**Mワイヤー **4**ウルトラブレード **5**ACLガイド **6**鏡視下用鋭匙 **7**各種ドリル **8**DSPドリル **9**DSP打ち込み棒 **10**ドライバー **11**グラフトマスター **12**グラスパー **13**骨孔栓 **14**テンションメーター

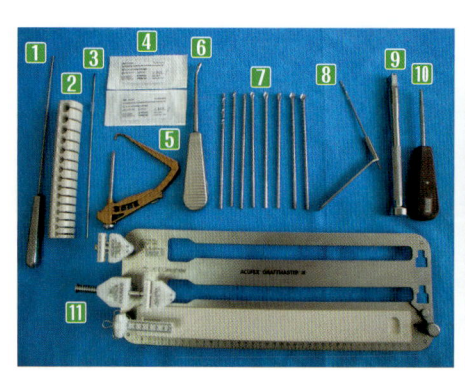

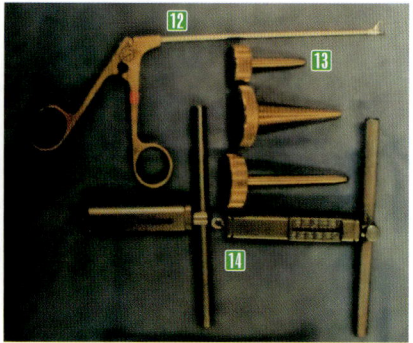

準備の注目ポイント

光学器械（スコープとカメラヘッド）は慎重に取り扱う．各種ドリルは径の順番に並べて整理しておく．スコープとカメラヘッドの連結部に汚れがあると，画質がかなり低下するので，綿棒などできれいに拭き取っておく．

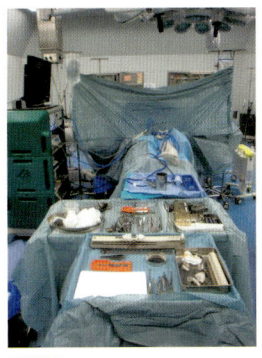

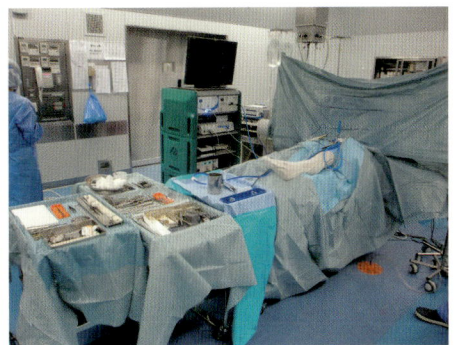

図3 器具・機器類の配置

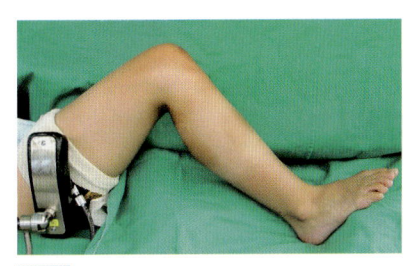

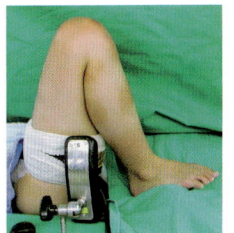

図4 体位

機器類の配置・体位・体温管理

機器類の配置
　健側に関節鏡の光源，テレビシステム，灌流装置，シェーバー，高周波装置（radiofrequency device 以下，RF device），電気メス，吸引器などは置く（**図3**）．手術台の足下側に手術器械台を置き，その横に移植腱を作成する台を置く．

体位
　大腿にタニケットを装着し，感染予防のために患肢を下垂させずに，仰臥位で膝屈曲80°と膝最大屈曲位での把持が可能となるように，足底と大腿外側に下肢支持器を当てて固定する（**図4**）．

体温管理
　再建術が長時間に及ぶ場合は，灌流液による体温の低下に注意を要する．ブランケットなどを用いて保温する．

注意すべきポイントがわかる！手術の流れ

① 移植腱の採取

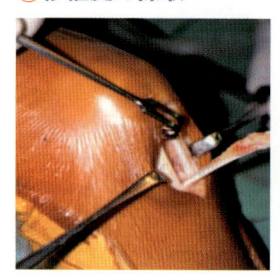

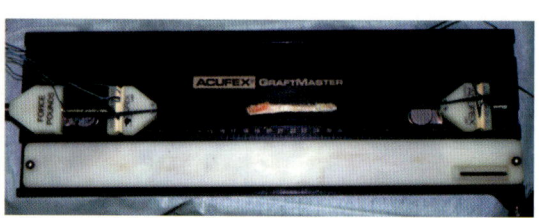

BTBの採取　　　　　　　　プレテンショニング

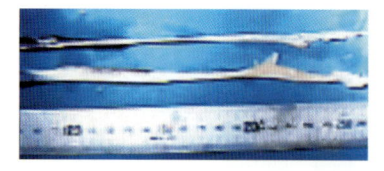

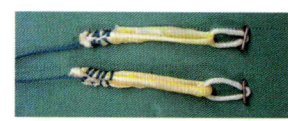

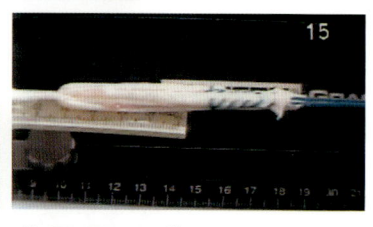

ST（半腱様筋腱）またはST-G（半腱様筋　　移植腱の作成　　　　　　プレテンショニング
腱＋薄筋腱）の採取

横幅9〜10mm，骨片長15〜18mmのBTBを採取する．
半腱様筋腱（ST）を単独で採取し用いるが，STの腱長が短い場合や腱の二重折りの太さが細い場合は，薄筋（G）を追加で採取する．エンド・ボタンのCLに移植腱を通して二重折りとし，反対側を5号エチボンド®糸もしくはウルトラブレードでベースボール縫合をする．

📶 術者の動き
BTBはマイクロボーンソー，ノミで，STもしくはGはテンドンストリッパーで採取する．

✳ テキパキ！器械出しの注意ポイント
使用する器具類をすぐに使用できるように術者の近くに置いておく．

↪ 流れを読む！外回りの注意ポイント
マイクロボーンソー，ドリルガイドなどのコードを整理する．

② 大腿骨側，脛骨側ガイドワイヤー挿入

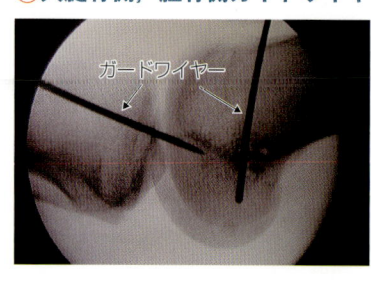

ガードワイヤー

📶 術者の動き
X線透視装置を見ながら至適位置に骨孔作成する．

✳ テキパキ！器械出しの注意ポイント
ガイドワイヤーをすばやく手渡しする．

↪ 流れを読む！外回りの注意ポイント
X線透視装置を正しい場所に誘導する．

手術のクライマックスは大腿骨側，脛骨側の骨孔作成時である．これが術者の気合いが入る瞬間である．骨孔作成時にはX線透視装置にて正確に作成している．大腿骨側および脛骨側の正確な骨孔作成は手術の出来を左右する．

③大腿骨側，脛骨側の骨孔作成

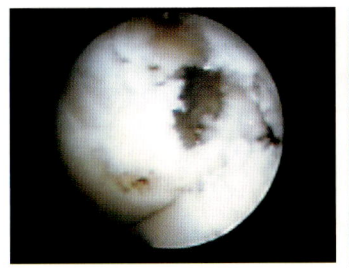

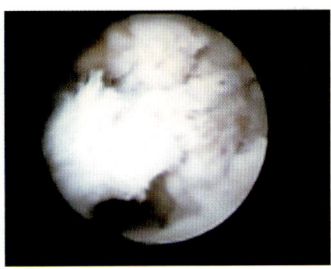

BTBにおいては四角形の骨孔を作成する．

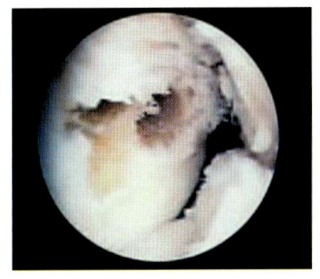

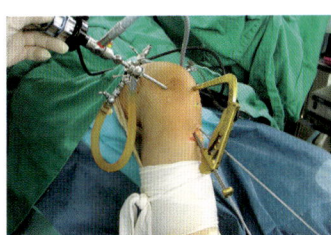

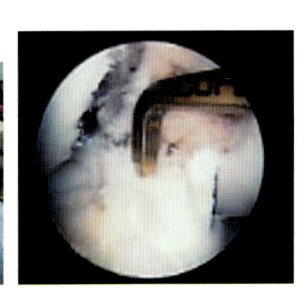

ST-GにおいてはAM束，PL束の2つの骨孔を作成する．二重束再建術においては，大腿骨側および脛骨側の2つの骨孔がそれぞれ近すぎると，骨孔壁が壊れる場合がある．

術者の動き
4.5mmのドリルで骨孔作成し，移植腱の太さの骨孔をinside-out用ドリルでオーバードリリングする．

テキパキ！器械出しの注意ポイント
特に，大腿骨および脛骨の骨孔ドリルの径を間違えないように毎回確認しながら手渡すことが重要である．

流れを読む！外回りの注意ポイント
大腿骨骨孔長，大腿骨および脛骨の骨孔の太さ，エンド・ボタンのCLの長さを間違えないように別紙に必ず記載しておく．

④移植腱の挿入

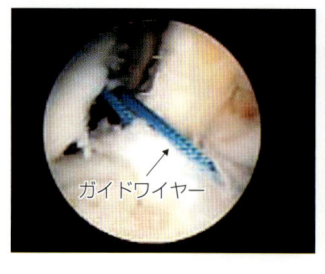

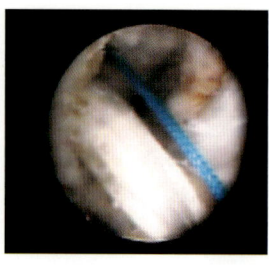

ガイドワイヤー

BTB, ST-Gともに関節内の誘導には、ガイドワイヤーと誘導糸を前内側脛骨上穿刺より大腿骨骨孔に通し、誘導糸を大腿骨外側上と脛骨骨孔に引き出す。エンド・ボタンと締結した移植腱を誘導糸により脛骨骨孔－膝関節－大腿骨骨孔とpull-outし、関節内に誘導する。また、BTBにおいて、脛骨側の骨片が脛骨骨孔より脛骨前面に突出する場合は脛骨前面を削り突出を防止する。また、脛骨骨孔にBTBの形成時や骨孔作成時の余剰骨を移植する。

術者の動き
術者はガイドワイヤーと誘導糸を前内側脛骨上穿刺より大腿骨骨孔に通し、誘導糸を大腿骨外側上と脛骨骨孔に引き出す。エンド・ボタンと締結した移植腱を誘導糸により脛骨骨孔－膝関節－大腿骨骨孔とpull-outし、関節内に誘導する。

テキパキ！器械出しの注意ポイント
術者は誘導糸を脛骨骨孔に引き出す際に、フックや肩で使うグラスパーを使うことがあるので、手際よく手渡すことを心がける。BTBの場合、脛骨骨孔にBTBの形成時や骨孔作成時の余剰骨を移植するので、それらの余剰骨を生理食塩水にあらかじめ浸しておくことが重要である。

流れを読む！外回りの注意ポイント
クリアな画像が重要なので、光源の調整を術者の指示どおり手際よく行う。

⑤移植腱の固定

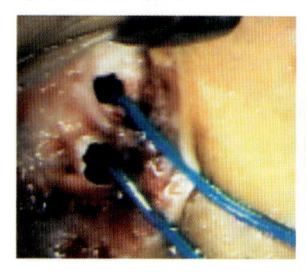

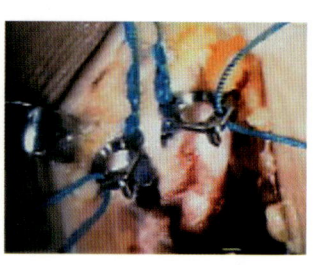

大腿骨側にエンド・ボタンを固定し、エンド・ボタンの位置をX線透視装置で確認後に、膝軽度屈曲位で張力を加えながら脛骨側のエチボンド®糸もしくはウルトラブレードを脛骨の骨孔出口でDSPと締結し、固定する

術者の動き
移植腱の脛骨側での固定の際に、移植腱がゆるまないようにしっかり張力をかける。

テキパキ！器械出しの注意ポイント
移植腱の手渡しの際に、術者に必ず「AM束かPL束か」について一声かけていただきたい。また、脛骨側をDSPで固定する時に張力を加える際に、DSPに結んだエチボンド®糸が切れることがありうるので、エチボンド®糸をDSPにしっかり結んでいただきたい。

流れを読む！外回りの注意ポイント
大腿骨側のエンド・ボタンの確認時には、X線透視装置を確実な位置に設置する。

【器械出し看護師のポイント】
- BTBはマイクロボーンソー，ノミで採取，STもしくはGはテンドンストリッパーで採取するので，これらの器具をすぐに使用できるように術者の近くに置いておく．
- 手術台には関節鏡，シェーバー，RF device，電気メスなどの多くのコード類や吸引チューブが散乱しているので，関節鏡手術操作の邪魔にならないように常に整理しておく．
- ACL再建術はさまざまな器具が山のようにある．特に，大腿骨および脛骨の骨孔ドリルの径を間違えないように毎回確認しながら手渡すことが重要である．
- 半月板の処置を行う際に，各種パンチ類を正確に渡す．さらに半月板縫合術に関しては，all inside法で縫合する場合はFasT-Fix，inside out法にて縫合する場合は術前より縫合針，糸の種類を確認しておく．

【外回り看護師のポイント】
- 術前に空気止血帯を正しく装着する．さらに，関節鏡操作時にしっかりとした視野を得るには灌流システムにおける生理食塩水（アルスロマチック®など）のinflowや灌流針からのoutflowの量をしっかりチェックする．また，関節鏡の光源の明るさにも十分に注意する．
- 大腿骨骨孔長，大腿骨および脛骨の骨孔の太さ，エンド・ボタンのCLの長さを別紙に必ず記載しておく．
- 大腿骨側のエンド・ボタンの確認時には，X線透視装置を確実な位置に設置する．
- 半月板縫合術の場合，all inside法で縫合する際にFasT-Fixをすばやく器械出し看護師に手渡す．

引用・参考文献
1) 藤原 明ほか．膝前十字靭帯再建術後における移植腱の至適ねじれに関する実験的研究．福岡大学医学紀要．26 (3)，1999，137-49．
2) 藤原 明ほか．膝蓋腱を用いた前十字靭帯再建術における骨孔作成の工夫〜Rectangular bone tunnelの試み．整形外科と災害外科．48 (1)，1999，324-8．
3) Yasuda K, et al. Anatomical reconstruction of the anteromedial and posterolateral bundles of the anterior cruciate ligament using hamstrings tendon grafts. Artroscopy. 20, 2004, 1015-25.

3 整形外科

5 足関節前方インピンジメント症候群に対する鏡視下骨棘切除術

阪奈中央病院スポーツ・関節鏡センター　**松井智裕**
奈良県立医科大学スポーツ医学講座　**熊井 司**

■ 知っておきたい手術の内容と知識

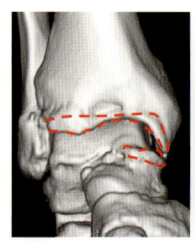

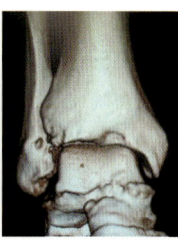

図1 術前3DCT（破線内が切除予定部位，左）と術後3DCT（右）

　足関節前方インピンジメント症候群は，脛骨下端前縁や距骨に骨棘が生じて，それらが衝突することにより，また骨棘の間に滑膜などの軟部組織がはさまれることにより，足関節前方に疼痛を生じる疾患である．サッカー選手に多く，「フットボーラーズアンクル」「衝突性外骨腫」ともよばれる．骨棘の好発部位は，脛骨前縁外側と距骨頸部内側である．骨棘形成の主な原因は，ボールを蹴る動作などの直達外力や，足関節不安定症により足関節前方の軟骨縁に微小外傷が繰り返し生じることによる．手術では，関節鏡下に原因となる骨棘や滑膜の切除を行い，インピンジメント（衝突・はさみ込み）が起こらないようにする．

■ 手術前の心構えと注意点

♥ そっと教える術者の気持ち

　関節鏡手術では，排液が悪くなったり，些細な出血などで急に視野が悪くなり手術が滞ることがある．術者は，視野が良好なうちにすばやく処置を進めたいので，テンポよく器械出しをしてほしい．

♥ 考えられるトラブル

　関節内の視野が悪くなった場合，灌流液がなくなっていないかを確認する．シェーバーの吸引が効かなくなった場合，器械出し看護師はシェーバーの刃と吸引部の間に軟部組織がはさまっていないかを確認する．外回り看護師は吸引ポンプの陰圧が保たれているかを確認す

る．アブレーダーバーによる骨の削りが悪い場合，回転数の設定を確認する．

使用する器具・器械
①外筒 ②2.7mm径関節鏡（30°斜視鏡） ③光源コード ④カプラー ⑤カメラヘッド ⑥軟性牽引具 ⑦牽引器具 ⑧パンチ（大，中，小サイズ） ⑨⑩シェーバー（⑨2.3mm径フルラディウス，⑩3.5mm径アブレーダーバー）

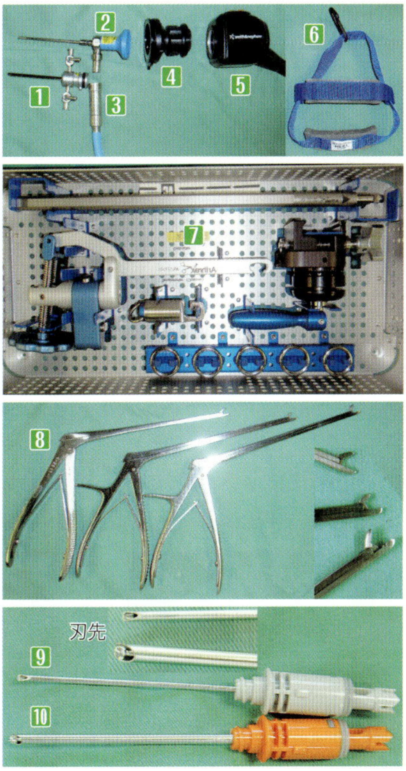

準備の注目ポイント
シェーバーのブレードはフルラディウスとアブレーダーバーを使用する．それぞれ使用する径の大きさ，刃の形状などを術前に確認しておく．よく使用する器械（プローブ，各種パンチなど）は，すぐ手の届く手元に並べておく．

機器類の配置・体位・体温管理
機器類の配置
大腿の直上あたりにメーヨ台を設置し，コードがついた器械類（カメラ，光源コード，シェーバー，電気蒸散装置・吸引管）はメーヨ台の上に置く．ケーブル，チューブ類が絡まらないように配置する．モニターは術者に正対するように配置する（図2）．

体位
患側下肢を挙上して手術を行うため，健側臀部・仙骨部の圧迫に注意する．レッグホルダーによる腓骨神経麻痺に注意し，腓骨頭外側が圧迫されないように注意する．

体温管理
灌流液が皮下にも浸潤するため，体温は低下傾向となる．体温が下がり過ぎないように注意して保温に努める．

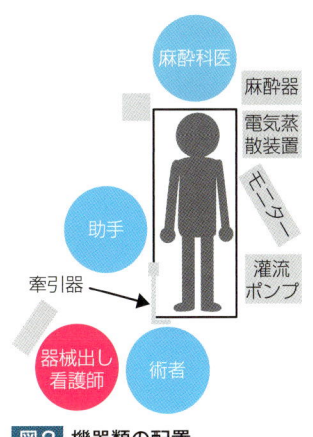

図2 機器類の配置

術者の気合いがわかる！フローチャート

① 体位・足部の牽引

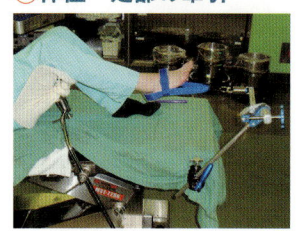

仰臥位で大腿をレッグホルダーに乗せて，足部に軟性牽引具を装着し，牽引器につなげて牽引する．牽引器および軟性牽引具は清潔な覆布をかけてから装着する．

② ポータルの作成

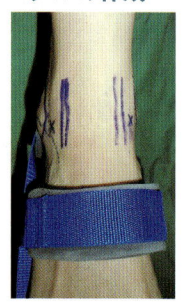

最初に前脛骨筋の内側に前内側ポータルを作成し，関節鏡を挿入してから第三腓骨筋腱の外側に前外側ポータルを作成する．

③ 関節内鏡視・評価

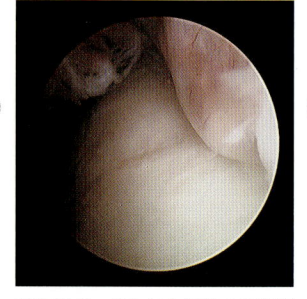

前内側ポータルから関節内を鏡視して関節内を評価する．写真内には，滑膜炎およびtram track signとよばれる電車軌道様の線状軟骨損傷を認める．

④ 脛骨骨棘の切除

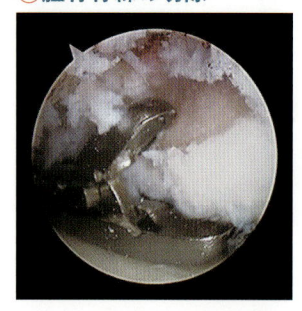

各種パンチを用いて骨棘を切除していく．最後にシェーバーの刃先をアブレーダーバーに変更して骨棘切除断面をなだらかにする．

⑤ 距骨骨棘の切除

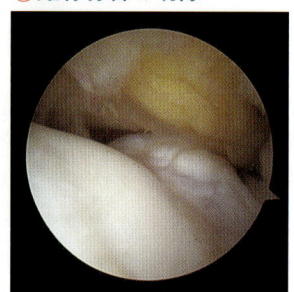

距骨頸部前方に軟骨に覆われた隆起を認める．前外側ポータルからの鏡視で内側ポータルから各種パンチを挿入して骨棘を切除する．

⑥ 骨棘切除後の確認

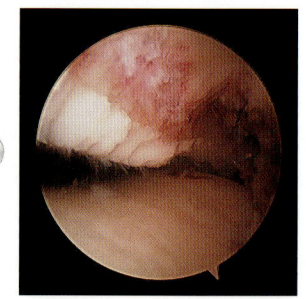

骨棘の取り残しがないことや足関節を底背屈させて脛骨と距骨が衝突しないことも確認する．出血があれば止血して終了する．

注意すべきポイントがわかる！手術の流れ

①体位・足部の牽引

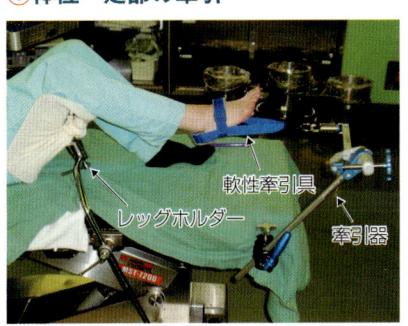

（図：軟性牽引具、レッグホルダー、牽引器）

通常の仰臥位で行うと、牽引した時に足部が外旋してしまうため、患側の臀部の下にタオルなどを入れて、患側臀部を少し持ち上げることで牽引した足部が内外旋で中間位となるようにする。

術者の動き

術者から遠くなり過ぎないように、手術台の下端から5〜10cmほどの位置に患者足部の尖端がくるようにする。逆に足元に下がり過ぎると、十分な牽引がかけられなくなる。

テキパキ！器械出しの注意ポイント

牽引器の装着順序を十分に理解し、適切な順に牽引装置の器具を術者や助手に渡すように心がける。また、この間に術中よく使う器械を手元に並べて、すぐに術者に手渡すことができるようにしておく。

流れを読む！外回りの注意ポイント

「レッグホルダーによる圧迫（特に腓骨神経）がないか」「レッグホルダーやメーヨ台がしっかり手術台に固定されているか」を確認する。術野からコード類が複数降りてくるが、特にカメラ・光源コード、灌流ポンプはつなげないと手術が始まらないため、まず最初にこの3種類のコードをつないでおくのがよい。

②ポータルの作成

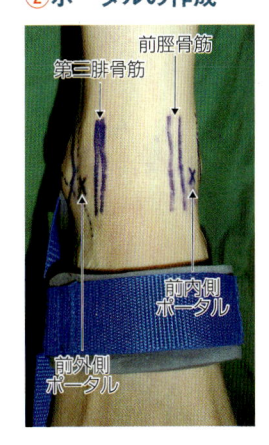

（図：前脛骨筋、第三腓骨筋、前内側ポータル、前外側ポータル）

ポータル作成部が適切な位置でない場合には、視野や操作性が悪くなるばかりでなく、医原性の軟骨損傷の原因にもなりうる。関節鏡手術において最も重要なポイントの一つである。

術者の動き

まず内側ポータル作成部に23G注射針を刺入し、関節内に生理食塩水を入れる。次にポータル作成部の皮膚のみをメスで切開し、皮下組織はモスキート鉗子にて鈍的に剥離する。外側ポータルは、関節内に生理食塩水を注入した時の水圧による皮膚の膨隆を確認した部位に注射針を刺入し、さらに関節内から針の位置を確認してポータルの作成部位を決定する。

テキパキ！器械出しの注意ポイント

関節鏡手術の中で最も術者とのやりとりが頻繁になる時である。スムーズに器械出しができるように術野を見ながら、次に必要となる器械を準備しておく。

流れを読む！外回りの注意ポイント

「灌流液のエア抜き」「圧・流量の設定」「吸引ポンプをつなぐこと」「光源をスタンバイからランにすること」などが忘れがちになる。スムーズに手術に入っていくには、この点を滞りなく行っておくことが重要である。

③関節内鏡視・評価

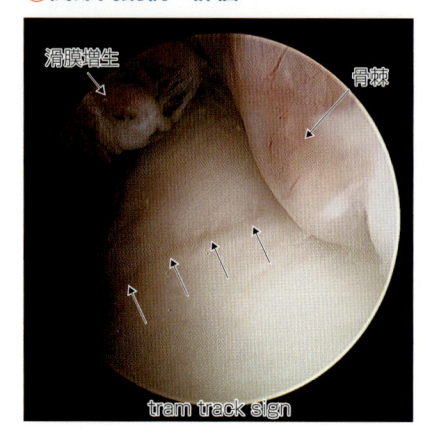

距骨の軟骨損傷（特にtram track sign）や脛骨骨棘の関節面側に見られる骨びらんは，脛骨と距骨が衝突している証拠であり，特に脛骨側の骨びらんを認める範囲は切除が必要な部位である．

📡 術者の動き

まず，視野の妨げとなる滑膜を切除する．視野が得られたら，関節内を順に鏡視していき，軟骨損傷・遊離体・滑膜炎・靱帯損傷の有無や程度，骨棘の範囲・大きさを確認する．

✳️ テキパキ！器械出しの注意ポイント

モニターを観察して手術に参加し，現在術者が行っている手技を把握しておくことで，次に必要となってくる器械の予想が可能となり，スムーズな器械出しが可能となる．

🔄 流れを読む！外回りの注意ポイント

モニターを観察して手術の流れをチェックしながら，患者の全身状態を確認する．

④脛骨骨棘の切除

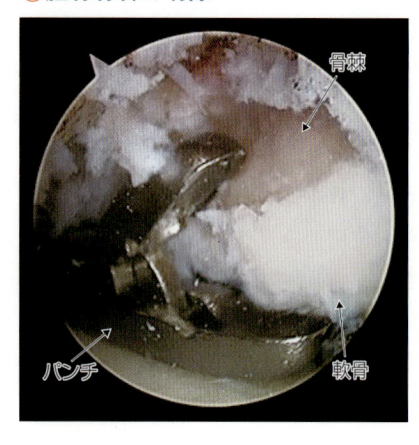

骨棘の辺縁は滑膜が増生しており，骨棘と正常部との境界は鏡視下にもわかりづらい．まず滑膜を切除することで，骨棘の切除範囲が明確になる．

📡 術者の動き

シェーバーを用いて骨棘周囲の軟部組織を掻把し，骨棘の辺縁を明確にする．パンチを用いて骨棘を切除し，シェーバーの刃先をアブレーダーバーに変えてパンチで削った切除面を平滑にする．

✳️ テキパキ！器械出しの注意ポイント

術者がパンチで削った骨棘は，器械出し看護師がガーゼで受け取る．この時にガーゼで拭い取るだけではパンチの溝の部分に，削った骨が残ることがある．骨片が残ったまま術者がパンチを関節内に入れると骨片が遊離して，遊離骨片を探すのに多大な時間を要することになる．パンチの溝に残った骨片は鑷子を使って残さず受け取るように心がける．

🔄 流れを読む！外回りの注意ポイント

シェーバーの回転数は，初期設定では低く設定されており，骨を削るにはより高回転を要する．刃先をフルラディウスからアブレーダーバーに変更した時には，外回り看護師がシェーバーの回転数を最大限に上げておく．

⑤ 距骨骨棘の切除

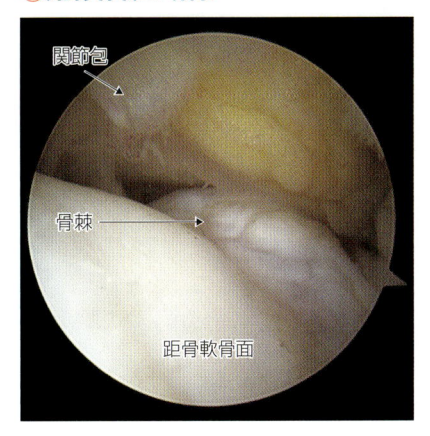

関節包
骨棘
距骨軟骨面

視野・操作性が悪い部位であるため，見えている間にすばやく処置することが重要となってくる場面である．

📶 術者の動き

前外側ポータルから鏡視を行い，前内側ポータルから鉗子やアブレーダーバーを挿入して骨棘を切除する．距骨の骨棘切除時には足関節を背屈させ，さらに灌流液で前方関節包を膨らませて行う．

❇ テキパキ！器械出しの注意ポイント

距骨骨棘の形成部位は，前方に関節包が近く，軟部組織からの出血も多い場所である．そのため，スムーズな器械出しが最も要求される場面である．

↻ 流れを読む！外回りの注意ポイント

骨切除面から出血するため灌流液が途切れると視野が悪くなる．また灌流液が途切れると術野に多量の気泡が入り，術者の手を止めてしまうことになる．外回り看護師は灌流液を絶やさないように心がける．

⑥ 骨棘切除後の確認

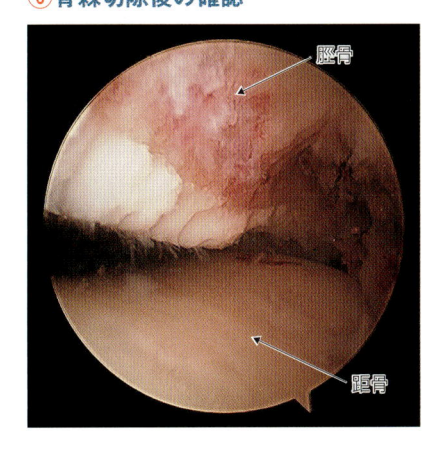

脛骨
距骨

脛骨骨棘の外側縁および内果前方の骨棘が最も取り残しが多い部位である．骨棘の取り残しや遊離骨片の存在は，術後X線でもわかりづらく，鏡視下に十分に確認することが重要である．

📶 術者の動き

骨棘の取り残しがないかを確認し，次に足関節を底背屈することで，脛骨と距骨の衝突がなくなったことを確認する．さらに関節後方や内果・外果と距骨の関節面に遊離体がないことを確認する．

❇ テキパキ！器械出しの注意ポイント

モニターを確認して，関節内の追加処置が必要ではなさそうであれば，閉創の準備を行っておく．

↻ 流れを読む！外回りの注意ポイント

手術終了のタイミングと灌流液の残量を考え，わずかに足りない程度の量であれば500mLや1,000mLの少ない量の灌流液をつなぐことも考えておく．

引用・参考文献

1) 篠原靖司ほか．足関節インピンジメントの診断と治療．整形・災害外科．53, 2010, 1489-500.
2) 林宏治．"骨性前方インピンジメント症候群に対する骨棘切除術"．足関節鏡下手術．田中康仁編．東京，文光堂，2011, 158-61.

3 整形外科

6 関節鏡下TFCC断裂縫合術

特定医療法人財団五省会西能病院整形外科医長 **堂後隆彦**

■知っておきたい手術の内容と知識

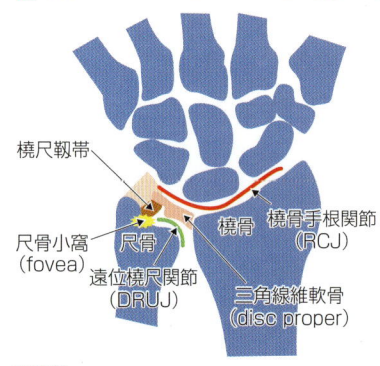

図1 手術内容

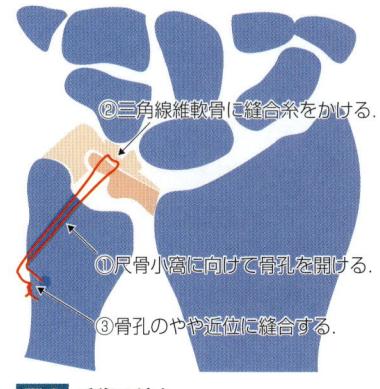

- 橈尺靱帯
- 尺骨小窩（fovea）
- 尺骨
- 橈骨
- 橈骨手根関節（RCJ）
- 遠位橈尺関節（DRUJ）
- 三角線維軟骨（disc proper）

図2 手術の流れ

- ②三角線維軟骨に縫合糸をかける．
- ①尺骨小窩に向けて骨孔を開ける．
- ③骨孔のやや近位に縫合する．

三角線維軟骨複合体（TFCC）は三角線維軟骨や橈尺靱帯などからなる複合体である（図1）．手を強くつくなどして橈尺靱帯が尺骨小窩から剥離すると，橈骨-尺骨間の靱帯の連続性が断たれ，不安定性が生じる．多くの場合，保存治療が有効であるが，改善しない場合は手術の適応となる．手術法は関節鏡下縫合術のほか，直視下縫合術，直視下再建術，尺骨短縮骨切り術などがある．関節鏡下縫合術では橈骨手根関節（以下，RCJ）と遠位橈尺関節（以下，DRUJ）の2つの関節に対して鏡視を行う．

手術は，岩崎らの方法[1]を一部改変して行っている（図2）．まず，RCJ鏡視下で尺骨小窩に向けて骨孔を開ける（①）．次に，DRUJ鏡視下でoutside-in法にて三角線維軟骨に縫合糸をかける（②）．最後に，縫合糸を骨孔のやや近位に縫合する（③）．

■手術前の心構えと注意点

🦋 そっと教える術者の気持ち

手関節は隙間が狭く，腱や神経もあるため，最初のポータルを作る段階から集中を要する．注射針であたりをつけた場所から視線が離れると，次のステップに進めなくなるので，メス→ペアン鉗子→外筒管とスムーズに手渡ししてほしい．

考えられるトラブル

ほかの関節と異なり，手関節用にはターゲットデバイスやスーチャーレトリバーなどの確立した器械がない．フリーハンドでガイドワイヤーを挿入したり，注射針を使って糸を送ったりする必要があり，これらの操作はスムーズに行かないことがある．

▶オペナースは何をすればいい？

後述する「骨孔の作成」の場面や「ループ糸を入れた23G針の刺入」の場面では，1回でスッキリうまくいかないことも考えられる．使用する糸や注射針などの材料を予備を含め複数個用意しておくなど，柔軟に対応できるような準備が重要である．

使用する器具・器械

1 マイクロ鋭匙鉗子　**2** モスキートペアン　**3** 小型プローブ　**4** 小型シェーバー　**5** 小型ベイパー®　**6** 小関節鏡（φ1.9mmまたは2.7mmのもの）　**7** 小関節鏡の外筒管　**8** チャイニーズ・フィンガートラップ　**9** 垂直牽引装置

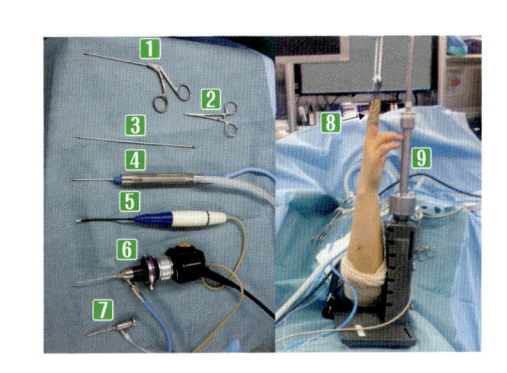

準備の注目ポイント

小関節鏡は非常に繊細な器械で，容易にレンズが傷ついたり先が曲がるので，扱いには細心の注意が必要である．特にφ1.9mmの関節鏡は壊れやすいので，マイクロの器械と同様にシリコンマットを敷いた箱に入れて保管するとよい．外筒管自体に活栓がついていないタイプの物を使用する時は，活栓のついた延長チューブを間に付けるとよい．

機器類の配置・体位・体温管理

機器類の配置

関節鏡に光源コードを付ける前に光源の電源を入れてしまうと，光源チューブの先端が熱くなりドレープを焼いてしまう危険があるので，必ず光源チューブが関節鏡に接続してあるのを確認してから光源の電源を入れる．ベイパー®やシェーバーのフットスイッチの位置は術者と相談し，いつも決まった同じ位置に設置する．

体位

体位は仰臥位で，手台を使用する．上肢全体が手台に載るように，体を患側にずらす．上腕を牽引装置に固定する必要があるので，タニケットはできるだけ体幹に近い場所で巻くようにする．

体温管理

手術が長時間に及ぶ場合，灌流液による体温の低下に注意する必要がある．ブランケットなどを使用して保温に努める．全身麻酔手術の場合は，抜管時のシバリングに注意する．

術者の気合いがわかる！フローチャート

① RCJからの鏡視

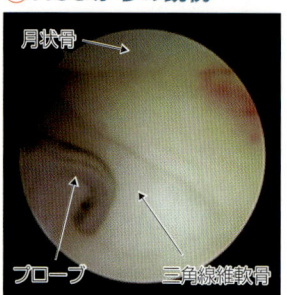

（月状骨／プローブ／三角線維軟骨）

RCJ側からのTFCCを評価する．橈尺靱帯が尺骨小窩から剥離している場合，三角線維軟骨の緊張の低下（ブカブカした状態）を認めるので，プローブを用いてそれを確認する．

② DRUJからの鏡視

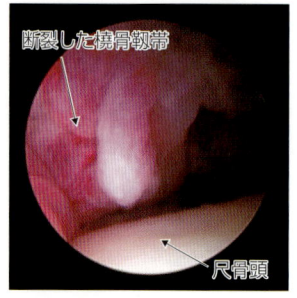

（断裂した橈尺靱帯／尺骨頭）

DRUJ側からのTFCCを評価する．断裂した橈尺靱帯と尺骨小窩の位置を直接確認する．視野の妨げとなる滑膜などをシェーバーやベイパー®などを使って掃除する．

③ 骨孔の作成（DRUJ） 気合い！

（ガイドワイヤー／TFCC／尺骨小窩）

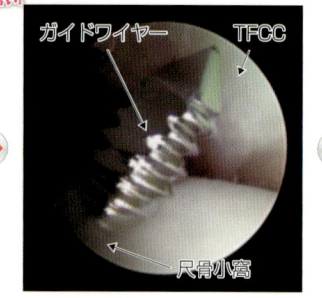

前腕遠位外側に小切開を行い，尺骨頸部を展開する．そこから，ガイドワイヤーをDRUJ鏡視下に尺骨小窩に向けて挿入する．さらに，キャニュレーテッド・ドリルでドリルし，φ2.9mmの骨孔を作成する．

④ ループ糸を入れた23G針の刺入（RCJ） 気合い！

（月状骨／三角線維軟骨／ループ糸を入れた23G針）

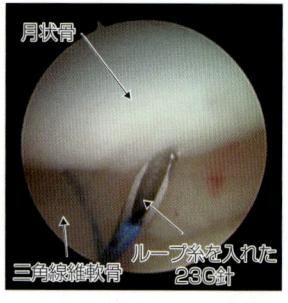

ループ糸（4-0ナイロン）を入れた23G針を骨孔に挿入する．RCJ鏡視下に確認しながら，針を進め三角線維軟骨を貫く．2回これを繰り返し，三角線維軟骨に2本のループ糸がかかった状態にする．

⑤ 縫合糸をリレーする（RCJ）

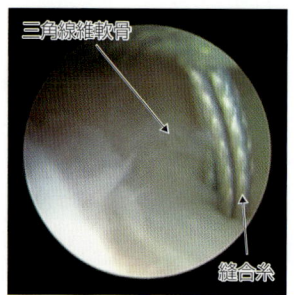

（三角線維軟骨／縫合糸）

RCJ鏡視下に2本のループ糸をいったん関節外に引き出す．1本の縫合糸（3-0タイクロン™）の両端をそれぞれループに通し，ループ糸を引き抜きリレーする．

⑥ 縫合糸の縫合（RCJ）

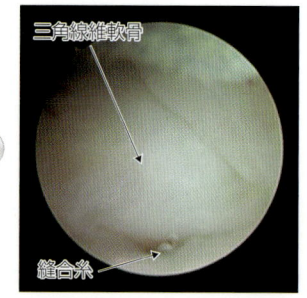

（三角線維軟骨／縫合糸）

いったん牽引をゆるめ，手関節を尺屈した状態で縫合糸にテンションをかける．骨孔よりやや近位の尺骨に穴をあけ，そこに縫合糸を通して縫合する．最後に徒手的に橈骨尺骨間の安定性が得られていることを確認する．

注意すべきポイントがわかる！手術の流れ

①RCJからの鏡視

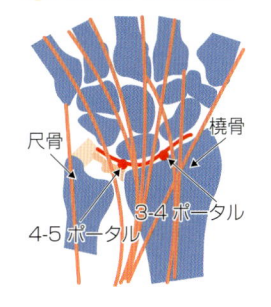

尺骨／橈骨／3-4ポータル／4-5ポータル

手関節の背側には多くの腱が走行する．関節鏡は腱のコンパートメントの間から刺入することになる．

📢 術者の動き

通常3-4ポータル（第3コンパートメントと第4コンパートメントの間）から鏡視を行う．RCJからの鏡視ではTFCCを上から見ていることになるので，断裂した橈尺靱帯を直接見ることはできない．

❄ テキパキ！器械出しの注意ポイント

関節鏡の刺入手順は，以下のとおりである．①23G注射針で生理食塩水を関節内に注入，②尖刃で切開，③直のモスキートペアンで関節包を貫く，④外筒管を関節内に挿入，⑤内筒を抜き関節鏡を挿入．この間，術者が視点をそらすとスムーズにいかなくなるので，順番どおりにテキパキと器械を手渡しする．

🔄 流れを読む！外回りの注意ポイント

モニターやフットスイッチの位置が適切であるかを確認する．灌流水の開栓やビデオ録画の開始を指示どおりに行う．23G針はポータルを作成するたびに新しいものを使用することがあるので多めに用意しておく．

②DRUJからの鏡視

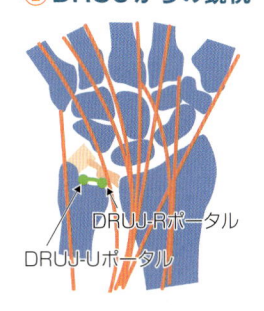

DRUJ-Rポータル／DRUJ-Uポータル

DRUJはTFCCの下の非常に狭い関節である．そのため，通常DRUJの鏡視には1.9mmの非常に細い関節鏡が用いられる．

📢 術者の動き

通常DRUJ-Rポータルから鏡視を行う．DRUJからの鏡視ではTFCCを下から見ていることになり，断裂した橈尺靱帯を直接観察できる．視野を得にくい場合には，DRUJ-Uポータルからシェーバーを挿入して血腫や滑膜などを掃除する．

❄ テキパキ！器械出しの注意ポイント

関節鏡の刺入手順は以下のとおりである①（RCJからのぞきながら）TFCCの下に23G針を刺入→尖刃で切開→曲のモスキートペアンで関節包を貫く，②外筒管を関節内に挿入，③内筒を抜き，関節鏡を挿入．DRUJの関節鏡刺入は術者によりさまざまなので，事前に確認する．

③骨孔の作成（DRUJ）

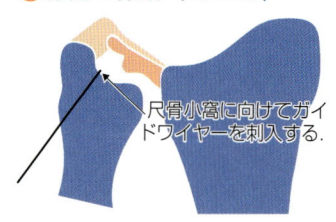

DRUJ鏡視下に確認しながら，尺骨頸部から尺骨小窩に向けて，ガイドワイヤーを刺入する．

🔊 術者の動き

まず，直視下に前腕遠位外側に小切開を行い，尺骨頸部を展開する．DRUJ鏡視下に尺骨小窩の位置を確認し，そこを目掛けて尺骨頸部からガイドワイヤーをフリーハンドで刺入する．適切に刺入できたらガイドごしにキャニュレーテッド・ドリルでドリルする．

💥 テキパキ！器械出しの注意ポイント

ガイドワイヤーを刺入する際，術者の視点は刺入部ではなく関節鏡モニターにある．この状態を考慮し，器械の手渡しなどを適切に行う必要がある．関節鏡器械などの落下がないように気を配る．

🌀 流れを読む！外回りの注意ポイント

関節鏡手術の器械と直視下手術の器械が混在する場面なので，不足する器械がないかを確認する．

気合い！の理由

フリーハンドで正確に尺骨小窩にガイドワイヤーの先端を出すのは，なかなか難しい作業である．手元のわずかな変化で先端の出る場所が大きく変わってしまうので集中を要する．X線透視装置を併用する場合がある．

④ループ糸を入れた23G針の刺入（RCJ）

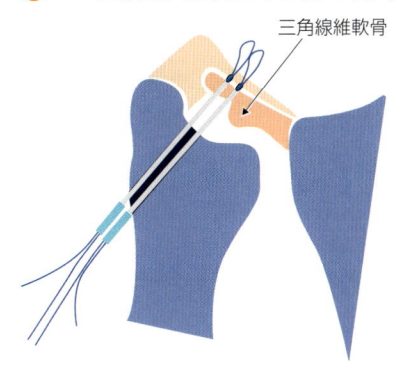

三角線維軟骨

ループ糸を入れた23G針を骨孔から挿入する．RCJ鏡視下に確認しながら，針を進め三角線維軟骨を貫く．

🔊 術者の動き

ループ糸を入れた23G針を骨孔に挿入する．①RCJ鏡視下に確認しながら，針を進め三角線維軟骨を貫く．②ループの部分にプローブを引っ掛けて針だけを抜き，ループ糸が三角線維軟骨にかかった状態にする．①と②を2回繰り返す．

✳ テキパキ！器械出しの注意ポイント

ループ糸を入れた23G針を作成する．23G針の先端の穴に4-0ナイロンの両端をそろえて入れる．注射針の根本から糸が出るまで，逆行性に糸を進める．根本から糸が出たら，糸を引いていき，先端のループ部分が5mm程度となるようにする．

🌀 流れを読む！外回りの注意ポイント

事前に注射針や糸など使用する器具を術者から聞いておく．予備を含め複数個の器具を用意していつでも出せるようにしておく．

🐾 気合い！の理由

1つの骨孔から三角線維軟骨の離れた2カ所に針の先端を出さなければならないが，どうしても同じような位置に先端が出てしまうことが多く難しい．その時は，一方の針にわずかなカーブをつけるなどして工夫する．

⑤ 縫合糸をリレーする（RCJ）

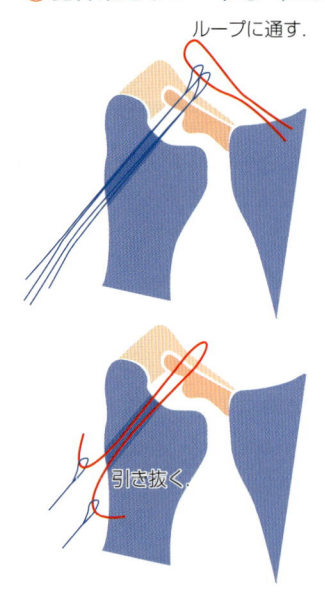

ループに通す．

引き抜く．

1本の縫合糸の両端をそれぞれループに通し，ループ糸を引き抜きリレーする．

🔊 術者の動き

　RCJ鏡視下にポータルから2本のループ糸を関節外に引き出しておく．関節外で縫合糸の両端をそれぞれループに通す．2本のループ糸を引っ張ることで，縫合糸は三角線維軟骨に掛かった状態で骨孔に誘導された状態となる．

❋ テキパキ！器械出しの注意ポイント

　使用する縫合糸を事前に確認のうえ，準備し，いつでも手渡しできるようにしておく．

⑥ 縫合糸の縫合（RCJ）

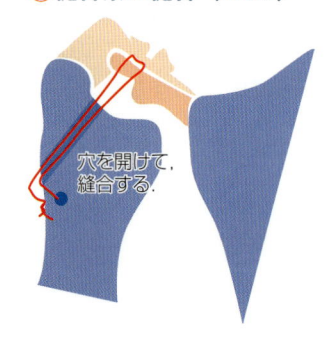

穴を開けて，縫合する．

骨孔よりやや近位の尺骨に穴を開け，そこに縫合糸を通して縫合する．

🔊 術者の動き

　いったん牽引をゆるめ，手関節を尺屈した状態で縫合糸にテンションをかける．骨孔よりやや近位の尺骨にキルシュナーワイヤーで穴を開けそこに縫合糸を通して縫合する．

❋ テキパキ！器械出しの注意ポイント

　この場面では直視下での操作がメインになるので，直視下で使用する器械の準備や無影灯の当たる位置の調整などを行う．

↪ 流れを読む！外回りの注意ポイント

　この場面の後，洗浄→閉創→終了となるので，そのための準備をしておく．

引用・参考文献

1) 岩崎倫政ほか．"TFCC三角靱帯損傷に対する新規鏡視下縫合術の術後成績"．日手会誌．27（1），2010，S85．

3 整形外科

7 肘関節鏡手術

高岡整志会病院関節鏡・スポーツ整形外科部長 **今田光一**

知っておきたい手術の内容と知識

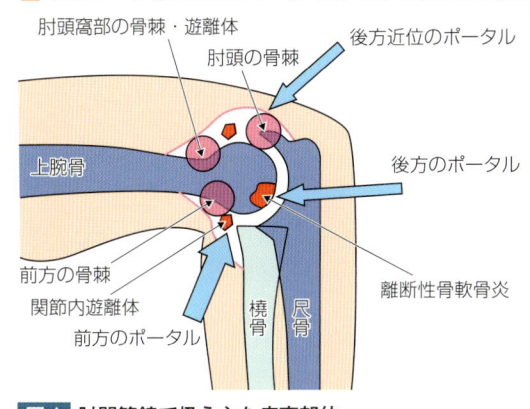

図1 肘関節鏡で扱う主な病変部位

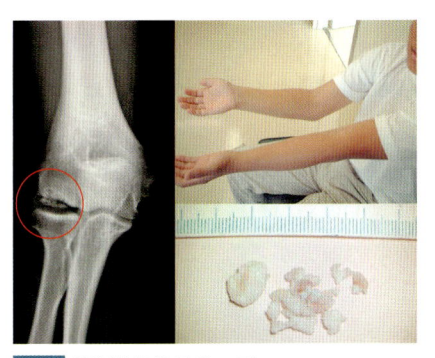

図2 離断性骨軟骨炎の例

①手術の流れとしては，肘の後方，前側方などに7mm程度のポータル（穴）を開け，そこから関節鏡や関節鏡用手術器具を肘関節内に挿入し，観察しながら行う．処置する病変場所は，主に肘関節前方部分，肘関節後方部分，肘頭窩部（後方上方）の3つであり，それぞれの部位を処置しやすいポータルを選んで使用する．処置の種類には，関節内部に遊離するものを「摘出する」，変性してできた骨棘などを「切除する」，関節面修復のための「鋼線穿刺する」，関節面再建のため「骨軟骨片や移植骨軟骨柱，骨釘を固定する」など4つが代表的であるが，近年では変性した腱を「切離する」手技も用いられる．

②該当疾患は，以下のとおりである．離断性骨軟骨炎（外側型野球肘）（図2）は，関節面の骨や軟骨が剥がれて遊離体となったり，剥がれた部分の関節面が凸凹状態となる．遊離体摘出と関節面修復・再建が必要である．後方肘インピンジメントは，肘頭窩部に骨棘や遊離体をみる．変形性肘関節症は，骨棘による曲げ伸ばしに制限がある場合，この切除を関節鏡で行うことがある．テニス肘は，関節包および短橈側手根伸筋腱の切除を関節鏡視下で行うことがある．

手術前の心構えと注意点

そっと教える術者の気持ち

ポータルを作成した以降は「神経を傷つけませんように，傷つけていませんように」という思いが絶えず脳裏を行き来している．橈骨神経，正中神経，内側前腕皮神経，尺骨神経などの損傷が合併症として報告されている[1]．その影響は大きく，後遺症も明瞭なので絶対に避けなければならない．

考えられるトラブル

ポータルがうまく作成できない場合，近位内外側，前外側のポータルがうまく作成できず，関節内に入れた生理食塩水の逆流が見られていない場合，何回も鈍棒を出し入れするとそれで神経損傷を起こすことがある．関節内への生理食塩水注入の追加で改善することもある．腕の固定が脱落した場合，腕の固定台から腕が外れていても全体が覆布で覆われているとわからないことがある．外れていないかを確認し，外れていたら術者に教えるとよい．骨軟骨柱や骨釘を固定する場合，これらが落下する危険があり，筆者も経験がある．万が一脱落しても，術野外に落下したりしないように助手もガードする工夫があるとよい．

使用する器具・器械

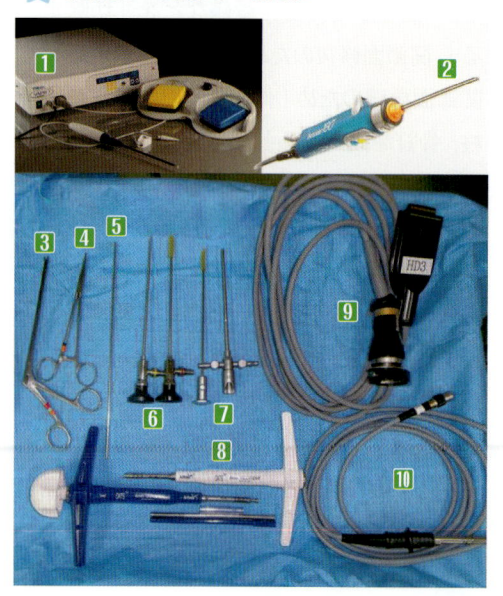

1 関節鏡用高周波電気手術機器（写真はベイパー®システム）　**2** 関節鏡用電動シェーバー　**3** 鏡視下用把持鉗子　**4** ペアン鉗子（直）　**5** スイッチングロッド　**6** 光学視管（30°と70°の2本）　**7** 外套管および鈍棒　**8** 骨軟骨移植用器械（Osteochondral Autograft Transfer System）　**9** カメラコード　**10** 光源コード

機器類の配置・体位・体温管理

機器類の配置

術者の側方から器械がスムーズに手渡しできるようにする．術者から関節鏡モニター画面が見やすいように設置する．X線透視装置を使用する場合には手洗い前にX線のCアームと本体の位置をどうするかを決めておく．

体位

腹臥位，側臥位どちらでも行える．腹臥位の場合には，顔，陰部を圧迫しないように，側臥位の場合には体幹の固定が不安定にならないように注意する．肘は90°以上深屈曲できるようにす

る．肘の固定台の位置により屈曲しづらくなる．肩の外転が小さいと尺側ポータルから関節鏡や器械を挿入する時に手術台や体幹に当たってしまう．

℃ 体温管理

手術時間は20〜90分で終わるので，特別な体温管理は不要である．術野としては肩から末梢部分が露出していればよいので，それ以外の部分は被覆し，不要な体温低下を防ぐ．

術者の気合いがわかる！フローチャート

①ポータルの作成

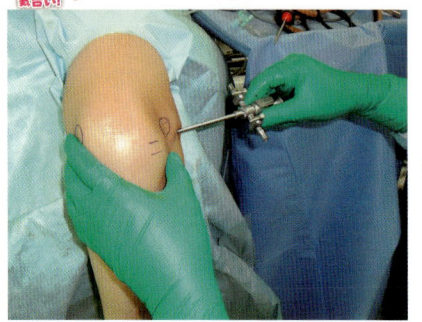

後方から生理食塩水を正確に関節内に注射，関節内を充満させたのちに病変に応じて必要なポータルを作成する．前方関節包へは前方内側（もしくは外側）からスコープを挿入する．

②滑膜切除・蒸散

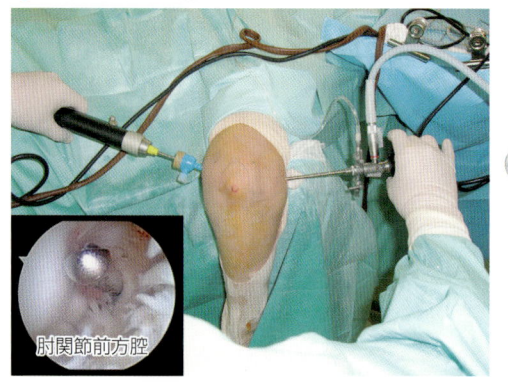

肘関節前方腔

シェーバーもしくは関節鏡用高周波電気手術機器（RH device：radiofrequency device，〔ベイパー®，アースロテック〕）を，関節鏡とは別のポータルから挿入し，関節滑膜を切除・蒸散する．

③遊離体の摘出

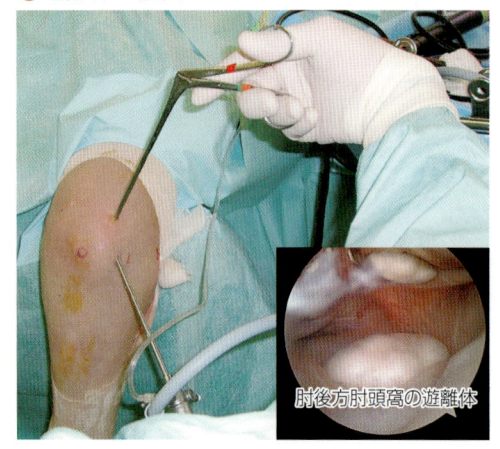

肘後方肘頭窩の遊離体

関節鏡用把持鉗子（パンチ）にて確実に把持して摘出する．大きい場合には，ポータル切開を広げる必要がある．

④骨穿刺（ドリリング）の処置

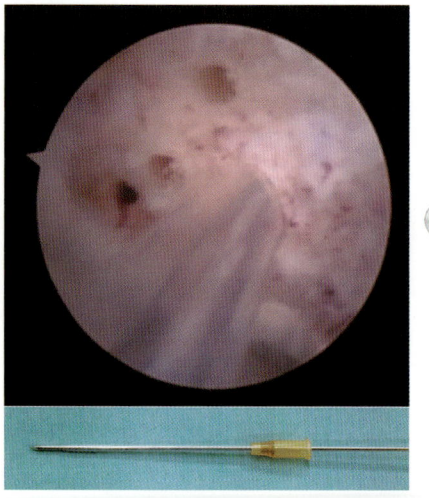

径1.5〜2mmの鋼線を電動（もしくは気動）ドリルの先端に付け，1cmほどの深さまで穿刺する．ポータル周囲軟部の巻き込み予防と過穿刺予防のため，留置針の透明外筒針部分をガイドスリーブにする．穿刺方向における調整の確認が重要である．

⑤膝からの骨軟骨採取

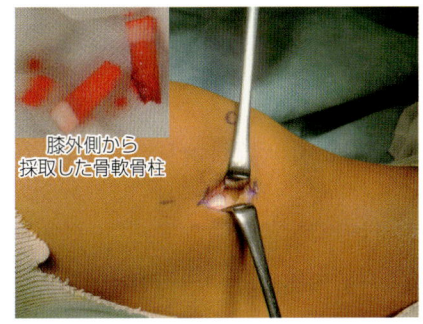

肘のアプローチ前にあらかじめ採取しておく場合が多い．膝蓋骨外側を小切開し，骨軟骨柱採取用器具を用いて採取する．採取した骨軟骨柱は乾燥しないように，生食ガーゼで包んでおく．採取した部位に人工骨を充填し，出血予防を図る．

⑥骨軟骨柱の固定

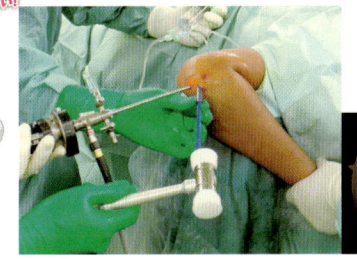

肘の母床を型どおりしっかりと作成した後に，膝から採取した骨軟骨柱を挿入のうえ固定する．母床作成の掘り込み方向と固定方向がずれないように注意する．打ち込みで外れないように，肘の固定が必要となる．X線透視を用いる場合もある．

注意すべきポイントがわかる！手術の流れ

①ポータルの作成

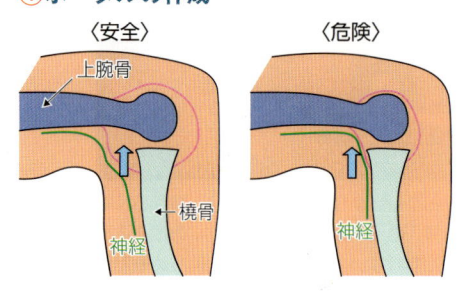

〈安全〉　〈危険〉

同じ場所から関節の中に穿刺しても関節を膨らませておくと神経損傷のリスクは減る。
関節内に正確に充満させることはポータル作成時の神経損傷の回避にも重要である．術者は注射器で逆流をみながら正確に入ったかどうかを確認している．ポータル作成時も充満させた水が逆流するかが重要な指標である．

術者の動き

生理食塩水（もしくは0.5％キシロカイン®E）の注入→ポータル作成部へのマーキング→カテラン針により穿刺・液逆流の確認→皮膚切開→ペアン鉗子（直）での展開→関節鏡外筒＋鈍棒の関節腔内への挿入→液逆流の確認→鈍棒を光学視管に交換．

テキパキ！器械出しの注意ポイント

使用する器械を手渡し，回収する一連の手順をスムーズに進め，術者が術野から視線を離さないようにすることが重要である．光学視管が入るまで視線をずらさせたら，器械出し看護師の敗北といえる．

流れを読む！外回りの注意ポイント

「関節内灌流液注入用のチューブは先端まで液が充満しているか」「光学視管が設置されたら即座にモニターが見られる準備（光源，カメラ）ができているか」を確認する．

気合い！の理由

前方関節腔を観察のうえ処置するための前外側および前内側ポータルの作成は，神経損傷の合併症を起こす危険性があり，注意すべきステップである．液逆流の確認ができない場合，器具は関節内ではなく，関節外の神経血管のある部分に突っ込んだ可能性もある．神経損傷は麻酔が覚めて数時間たたないと判定できないので，それまで少々気が重い．

②滑膜切除・蒸散

術者の動き

前方関節腔での処置では挿入時および操作時に神経や血管を瞬時に巻き込む恐れがある．関節を灌流液で膨張させておくことが，安全性を高める意味でも重要である．
　ポータルへの器具を挿入し，器具のスイッチを入れて切除する．蒸散の操作を行い，シェーバーを使用する場合には灌流液吸引を調整する．

テキパキ！器械出しの注意ポイント

関節内に挿入する部分はシェーバーでもRF機器でもディスポーザブル製品になっており，ハンドピース（もしくは本体機器に直接）に接続する必要がある．すばやく接続する．

🔄 流れを読む！外回りの注意ポイント

「関節内灌流液がなくなりかかっていないか」「術者が操作しやすい位置に機器のフットスイッチが置かれているか」を確認する．

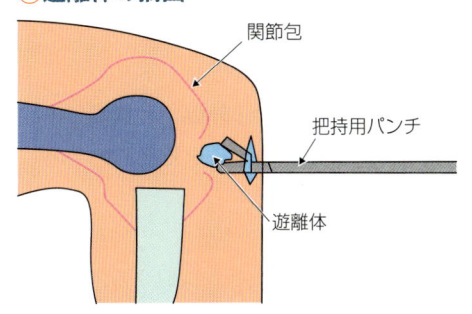

③遊離体の摘出

遊離体を鏡視下で見ながら，しっかりと把持し摘出する．把持が甘いと関節包と皮膚の間で落としてしまう．いったんこの部位に迷入した遊離体を取り出すのは，煩瑣である．逆に把持が強すぎると，遊離体を潰してバラバラにしてしまう．

📶 術者の動き

ポータルへの把持用パンチを挿入する．遊離体が大きい場合には，できるだけ中心部で把持できるところをつかみ直し，慎重に皮膚の外まで取り出す．

✴ テキパキ！器械出しの注意ポイント

腕を保持している場合には，取り出すまでその肢位を変えないように注意する．

④骨穿刺（ドリリング）の処置

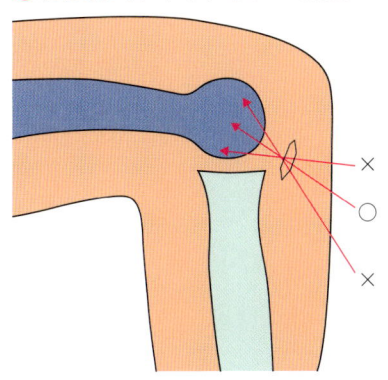

穿刺の方向と深さが重要である．肘の屈曲角度，上腕骨軸方向との角度を見て，鋼線が前後に抜けたり，軟骨下を接線方向で穿刺することがないようにする．

📶 術者の動き

留置針外筒の中に通した鋼線（キルシュナーワイヤーなど）を後方のポータルより入れ，鏡視しながら適切な刺入部位に当てる．留置針外筒をドリルガイドとして周囲軟部を保護する．外観で前後内外方向を確認したうえで，約10mmの穿孔を処置する．さらに，別の部位で繰り返し穿孔を行う．

✴ テキパキ！器械出しの注意ポイント

ワイヤーをドリル本体にセットする時，長さに注意する．留置針外筒の長さと穿刺する長さでセットする．助手として腕を保持する場合には，穿刺操作中に動かないように注意する．

🔄 流れを読む！外回りの注意ポイント

腕が固定台から外れるなど，肢位がずれるトラブルが起きていないかを注意する．

⑤膝からの骨軟骨採取

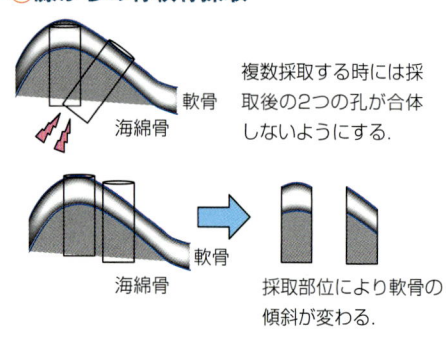

複数採取する時には採取後の2つの孔が合体しないようにする．

採取部位により軟骨の傾斜が変わる．

採取する際の方向が重要である．採取する関節面は若干斜めになっているので，修復する関節面の形状をあらかじめ勘案して採取する必要がある．2本以上採取する場合には，隣り合う採取孔が合体しないようにする．人工骨の充填は，周囲の関節軟骨より深めに入れる．

🔽 流れを読む！外回りの注意ポイント

採取器具にディスポーザブル製品を使用する場合には，採取サイズを術者に確認しキットを開封する．

📶 術者の動き

小切開し，軟骨面を展開する．採取用器具を設置し，骨軟骨柱を採取する．留置針外筒の中に通した鋼線（キルシュナーワイヤーなど）を後方のポータルより入れ，鏡視しながら適切な刺入部位に当てる．留置針外筒をドリルガイドとして周囲軟部を保護し，外観で前後内外方向を確認する．約10mmの穿孔を処置し，さらに別の部位で繰り返し穿孔する．

✳️ テキパキ！器械出しの注意ポイント

「採取器具の手順」「骨軟骨を採取する器具の大きさ」を確認する．採取した骨軟骨柱は宝物なので，しっかりと守る．器具によっては骨軟骨柱を遊離せずに移植時にそのまま利用するものがある．

❻骨軟骨柱の固定

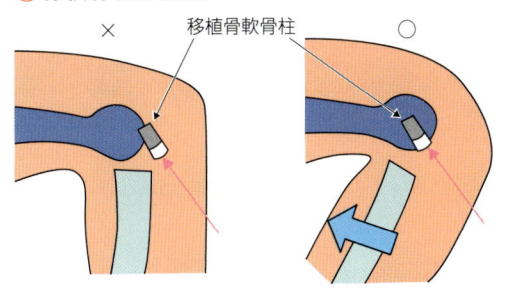

肘の屈曲を大きくすれば，適切な部位に移植することができる。
母床部分に骨軟骨柱をはめ込む孔を作成し，ここに膝から採取した骨軟骨柱を埋め込む．関節面再建の際のメインイベントで，手術成績を決定する重要な操作である．移植までの一連の操作中，肘の角度を深屈曲で保持する必要がある．

📶 術者の動き

埋め込む部分に専用器具で母床孔を作成する．専用器具を用いて採取した移植骨軟骨柱を埋め込み（ここまでをX線透視の下行う場合がある），観察する．

❄ テキパキ！器械出しの注意ポイント

肘の角度を一定に保持しながら，母床作成から移植骨軟骨柱の埋め込みまでを行うので，これらの器具をすばやく受け渡しできるようにしっかり手順を確認しておく．移植骨軟骨柱を落とさないように十分に注意する．

🔄 流れを読む！外回りの注意ポイント

X線透視を使用する場合には，きちんとした側面像がすばやく描出できるように，Cアームの位置合わせなどは診療放射線技師と協力して行う．

🐾 氣合い！の理由

ここでの操作は以下の3つのヤマがある．①母床部分の骨孔作成は，絶対に骨折を起こさないように方向・力を調整する．②母床への骨軟骨柱の移植は，母床の骨孔方向と埋め込む方向を合致させないと固定できなかったり骨孔が拡大してゆるんだりする恐れがある．③移植骨の受け渡しで絶対に落とさないようにしなければならない．

引用・参考文献
1) 青木光広．肘関節鏡におけるポータル設定の安全性と斜視鏡の選択による視野．J MIOS．56，2010，2-8．

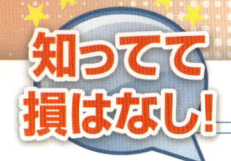

知ってて損はなし！ ワンポイントレクチャー

高岡整志会病院関節鏡・スポーツ整形外科部長　今田光一

整形外科における内視鏡外科手術は看護師がリズムを作る！

　整形外科の内視鏡外科手術は，内視鏡を入れるステップがスムーズに進むとその後のリズムが非常に作りやすいので，器械出し看護師はその部分の介助をしっかり行うことを目指そう．そのためには，術者の手順を一度自分でやってみることである．

　完璧な介助をマスターすべきステップは，「①最初の関節鏡ポータルの作成」「②別のポータルへの光学視管の入れ替え」「③靱帯再建，半月縫合，骨軟骨移植など市販器械の使用手順」である．

　①，②は各施設で手順書を作ること大切であり，③は器械メーカーが配布している手順パンフレットをしっかりと予習することが重要である．総合病院では，急に器械出し担当者の予定が変わったりすることがあるかもしれないが，これらの手順の確認は必ず術前に行わなければならない．患者にとっては大きな運命の別れ道になることをスタッフは自覚しなければならない．

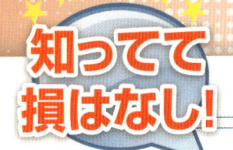

知ってて損はなし！ ワンポイントレクチャー

東京医科大学整形外科 山藤 崇

股関節鏡手術に必要なチームワーク

　近年，股関節の疾患に対して低侵襲で治療を行う「股関節鏡手術」が整形外科の分野では注目されている．股関節鏡手術は膝関節鏡や肩関節鏡に比べて遅れて発展してきたが，その理由の一つに「手術の難しさ」が挙げられる．

　膝関節や肩関節と比較すると股関節のワーキングスペースは狭く，股関節鏡手術そのものによる医原性損傷も多いといわれる．そのワーキングスペースを確保するために，股関節鏡手術にて関節内の処置を行う場合には患肢の牽引が必須であり，図1のように寛骨臼と大腿骨頭が約10mm離れるまで牽引し，その10mmのスペースを利用して手術を行う．難しそうなこの股関節鏡だが，さらに術者にとってプレッシャーとなるのは牽引時間の限界である．大腿骨転子部骨折などとは異なり，股関節鏡手術は骨折のない股関節に対して牽引を行うためより強い牽引力が必要であり，その牽引時間は90分，長くとも120分が限界であるといわれている．それ以上の長時間の牽引は，陰部神経麻痺や大腿神経麻痺などの合併症を引き起こす可能性が高くなってしまう．

　よって，股関節鏡を行う整形外科医は難易度の高い手術を短時間で終わらせなければいけないプレッシャーに悩まされ，それが股関節鏡手術の発展が遅れている理由の一つになっている．手術室看護師はそのことを十分に理解し，外回り看護師は神経麻痺などの合併症に対する予防を行うだけでなく，牽引時間のカウントに気を配り，器械出し看護師は1秒でも手術時間を短縮するために正確かつすばやい器械出しが求められる．日本における股関節鏡手術の発展には手術室看護師と術者のチームワークが重要になる．

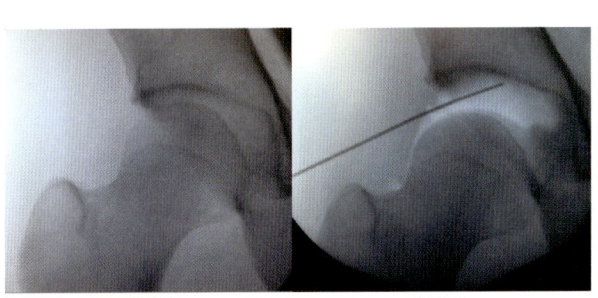

牽引前　　　　牽引後

図1　牽引前後のX線像

泌尿器科 4

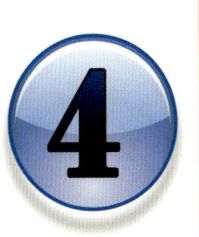

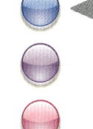

4 泌尿器科

1 経尿道的膀胱腫瘍切除術（TUR-BT）

NTT東日本関東病院診療部泌尿器科　**安部光洋**
同部長　**亀山周二**

■ 知っておきたい手術の内容と知識（図1，2）

表在性膀胱癌の診断と治療に経尿道的膀胱腫瘍切除術（TUR-BT）は施行される．内視鏡切除では膀胱筋層まで切除できる．よって，粘膜下層までの表在性膀胱癌にとっては治療となる．しかし，筋層浸潤をきたした浸潤性膀胱癌にとっては診断にしかならない．この手術は比較的若年の泌尿器科医が担当することが多いが，手術の難易度は腫瘍が大きくなれば高くなる．合併症としては，膀胱穿孔に気をつけなければならない．

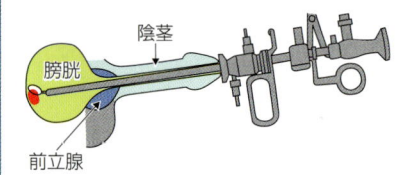

図1　膀胱鏡の挿入

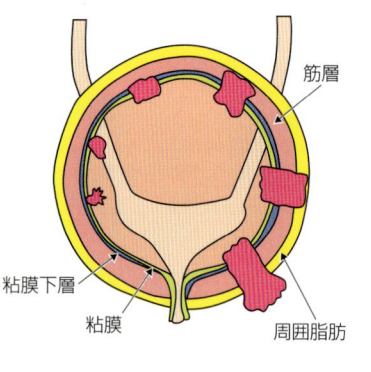

図2　膀胱癌の浸潤

経尿道的膀胱腫瘍切除術の適応になるのは，粘膜または粘膜下層に留まる表在性膀胱癌である．

■ 手術前の心構えと注意点
そっと教える術者の気持ち

はっきり癌の診断をつける．そのためには筋層を十分に採取する．つまり，膀胱穿孔を起こさないぎりぎりのところまで，攻めようと思っている．

🍃 考えられるトラブル

膀胱穿孔→尿道カテーテルの長期留置で自然閉鎖する．大きな穿孔の場合は，開腹移行となることもまれにある．

🖐 使用する器具・器械

1️⃣ TURis切除鏡　2️⃣ 電気メスコード　3️⃣ カメラコード　4️⃣ 光源コード

準備の注目ポイント

準備する器械はそれほど多くない．いわゆる普通のTURセットで十分である．もちろん，あらかじめ開腹の準備をする必要もない．吸引を使うかどうかは術者の好みで違うので，あらかじめ聞いてほしい．灌流液も手術室内に十分に用意しておいてほしい．

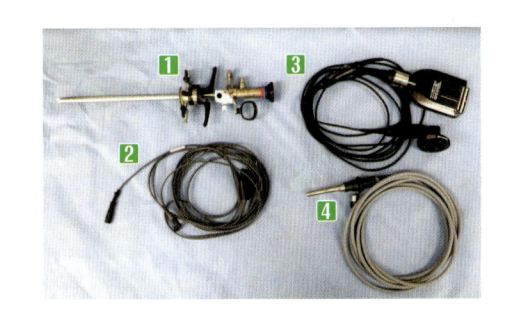

機器類の配置・体位・体温管理

ⓐ 機器類の配置

モニター，灌流液の点滴台，フットスイッチ，器械台の場所などを，あらかじめ決めておく．

ⓑ 体位

砕石位での手術である．腰椎麻酔で手術を行う場合は，左右側壁に近い腫瘍の切除中に閉鎖神経反射を起こすことがある．その場合は足が動いてしまうので，あらかじめしっかり固定しておく．

ⓒ 体温管理

特に注意の必要な点はない．

術者の気合いがわかる！フローチャート

① 膀胱鏡の挿入

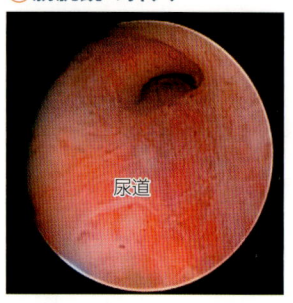

膀胱鏡により尿道を傷つけないように，やさしく挿入する．そして，膀胱内を観察し，腫瘍の場所，個数を把握する．観察しにくい腹側もしっかり観察する．

② 腫瘍の切除

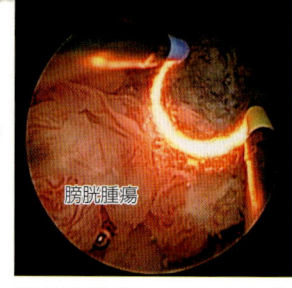

筋層に癌が浸潤しているか否かが，患者の予後にかかわるため，筋層までしっかり膀胱腫瘍を切除する．切除の際に出血があったら，その都度止血しながら切除する．大きな腫瘍ではむやみやたらに切除せず，腫瘍の切除面が平らになるように切除していく．

③ 止血の確認

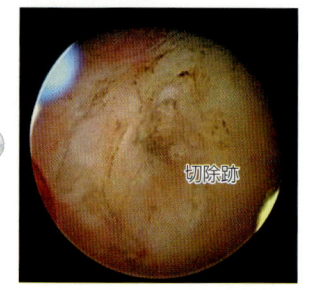

腫瘍の切除が終わった後に，腫瘍底より出血がまったくない状態で手術を終える．挿入する尿道カテーテルはあらかじめ決めておく．

注意すべきポイントがわかる！手術の流れ

① 膀胱鏡の挿入

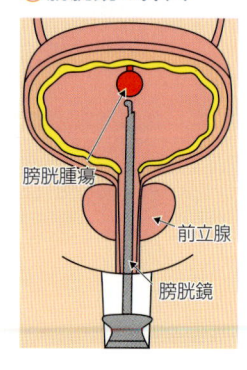

おそらく泌尿器科医になって初めて経験する手術手技が，膀胱鏡の挿入である．基本手技であるが，尿道狭窄の患者などでは困難を伴う．

術者の動き

　尿道を傷つけないように，細心の注意を払って膀胱鏡を挿入している．膀胱癌は多発していることが多いので，膀胱内をよく観察してすべての腫瘍の場所をあらかじめ把握する．

流れを読む！外回りの注意ポイント

　尿道狭窄があり，うまく膀胱鏡が挿入できない場合は処置が必要になる．直ブジー，曲ブジー，切開刀など持ってくるように指示されるかもしれない．手術室内のどこにあるかをあらかじめ把握しておいてほしい．

②腫瘍の切除

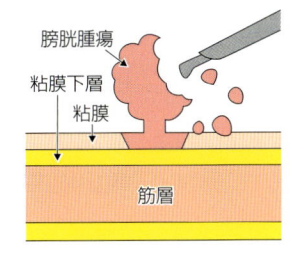

癌を切除する．しっかり診断をつけることが，患者の予後改善につながる．浸潤癌を表在癌と過少評価することは，避けなければならない．そのため，筋層を採取する．

📶 術者の動き

術者は膀胱をカンナで削るように，腫瘍を切除する．膀胱は膨らみ具合によって，壁の厚さはまったく異なる．灌流液が膀胱内にどれだけ入っているかは，常に意識しながら手術をしている．

🌀 流れを読む！外回りの注意ポイント

とにかく灌流液を切らさないことである．灌流液を切らした瞬間に，膀胱の厚さが変わってしまい，いい手術ができない．閉鎖神経反射で足が動くと，膀胱穿孔の危険がある．大きな穿孔の場合は，非常にまれだが開腹移行になることもある．

🐾 氣合い！の理由

この手術は泌尿器科医にとって登竜門的な手術であるが，癌の切除という意味では重要な手術である．自分の手術操作が患者の予後に直結する覚悟をもって手術をしている．

③止血の確認

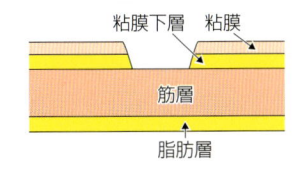

膀胱内は術後カテーテルで圧迫できない．よって，前立腺の内視鏡外科手術よりもきちんと止血する必要がある．まったく出血していない術野でないと，手術を終えることはできない．

📶 術者の動き

術者によって止血に使う器具は違う．ループ型電極を好む術者もいれば，ボール型電極を好む術者もいる．あらかじめ術前に聞いておくのが望ましい．

🌀 流れを読む！外回りの注意ポイント

止血中には特に注意することはない．止血が終わったら尿道カテーテルの種類と太さを確認して，スムーズに出してほしい．

4 泌尿器科

2 経尿道的尿管結石砕石術（TUL）

NTT東日本関東病院診療部泌尿器科　**安部光洋**
同部長　**亀山周二**

知っておきたい手術の内容と知識

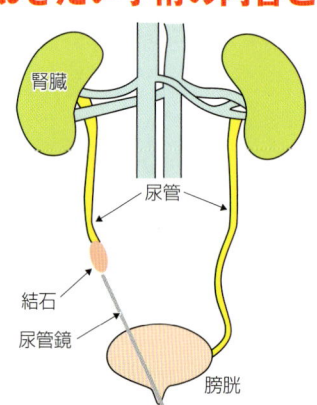

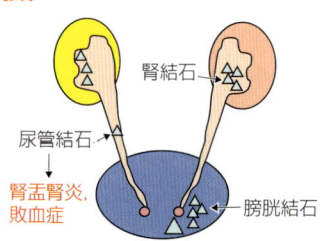

図1 尿管鏡の挿入

図2 結石による症状
・腎結石（血尿，背部痛，発熱）
・膀胱結石（血尿，頻尿，排尿困難）
・尿管結石（疝痛発作／腹痛，背部痛，嘔吐，悪心，血尿，発熱）

（関西医科大学腎泌尿器外科学講座ホームページ参照）

尿路結石症に対しての治療は，体外衝撃波結石砕石術（ESWL），経尿道的尿管結石砕石術（TUL），開腹による切石術などがある．TULは，中下部尿管結石やESWLにより砕石できなかった結石に対して適応になる．経尿道的に尿管鏡を挿入し，結石までアプローチする．結石にレーザー照射し砕石する．砕石後，尿管ステントを挿入することもある．

手術前の心構えと注意点

そっと教える術者の気持ち

尿管鏡は膀胱鏡と比べて細い．より精密な操作を求められる．違う方向に力がかかると，容易に尿管損傷につながる．また，レーザー照射の際も，尿管損傷を起こさないように気をつける．

考えられるトラブル

尿管損傷の場合，砕石完了後に尿管ステントを留置する．完全に断裂してしまった場合，開腹して尿管吻合術をしなければならない可能性もある．

手術時間超過の場合，手術中は腎盂に水圧がかかる．よって，長時間の手術は，術後感染を引き起こす．また，灌流液が腎より大量に体内に入る可能性もあるので，長くても2時間で手術は終わらせる．時間の計測を正確にしてほしい．

使用する器具・器械
❶光源コード　❷カメラコード　❸尿管鏡

準備の注目ポイント
術者によって好みの方法が分かれる手術である．術者にどの器具を使うかを，あらかじめ聞いておくことが重要である．具体例を挙げれば，膀胱鏡下にガイドワイヤーを挿入して尿管鏡を挿入する術者と，最初から尿管鏡を直接挿入する術者がいる．また，砕石後ステント挿入するかは，砕石後の尿管壁の状態をみて決めているので，すぐステントを出せるようにしてほしい．

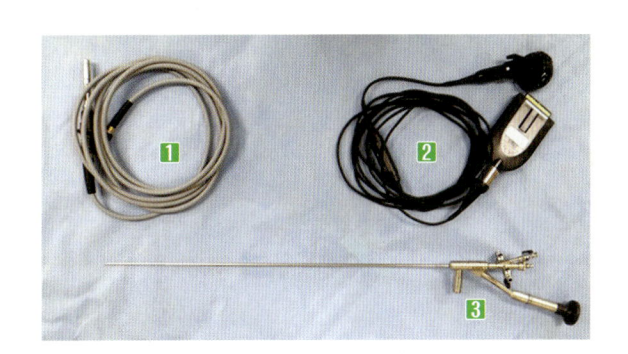

機器類の配置・体位・体温管理
機器類の配置
モニター，レーザー発生装置，灌流液の点滴台，フットスイッチ，器械台の場所などを，あらかじめ決めておく．

体位
砕石位での手術である．術中の尿管鏡の動きをイメージして，反対側の足をより外に開くように砕石位をとっている．なるべく膝を上げないことも血栓予防として重要である．

体温管理
手術時間が長くなると，灌流液が腎盂腎杯より腎に吸収され，体内に入ってしまう恐れがある．そのため，できれば灌流液は体温程度に温めたものが望ましい．常温の灌流液であると低体温症をきたす恐れがあるからである．

術者の気合いがわかる！フローチャート

①尿管鏡の挿入
硬性尿管鏡を患側尿管口に直接挿入する．尿管鏡の先端を尿管口に引っ掛けて，穴を大きくして挿入する．うまくいかない場合は，灌流液の速度を上げて水圧で穴を拡げる．

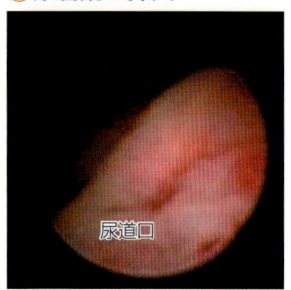

②結石のレーザー砕石
尿管鏡を結石がはまっている部位まで慎重に進める．レーザープローブを挿入して，結石にレーザー照射する．自然に排出できる大きさの破片になるまで砕石する．砕石状況により必要な水圧は変化する．

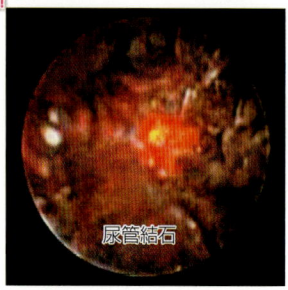

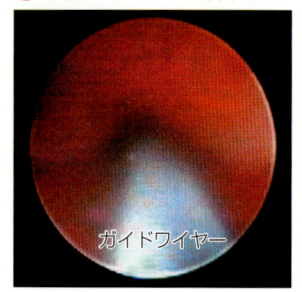

③尿管ステントの挿入
結石嵌頓により尿管壁がむくんでいる場合，もしくは，術中の尿管損傷が疑われる場合には，尿管ステントを挿入する．尿管鏡下にガイドワイヤーを挿入し，透視下にステントを挿入する．

注意すべきポイントがわかる！手術の流れ

①尿管鏡の挿入

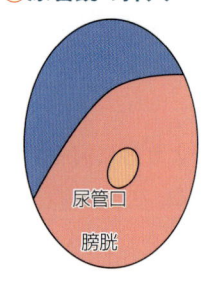

尿管口は手術操作によりすぐむくんでしまい，挿入困難になる．よって術者は速やかに尿管鏡を挿入しなければならない．

術者の動き
尿管口の形によって，器具をどのように使うかを考えている．ガイドワイヤーが必要な場合や術者が「水圧を上げてほしい」と言う場合もある．

流れを読む！外回りの注意ポイント
モニターを観察して，スムーズに挿入できていれば問題はない．挿入できない場合には，ガイドワイヤーや膀胱鏡など，すぐに出せるようにしておく．

②結石のレーザー砕石

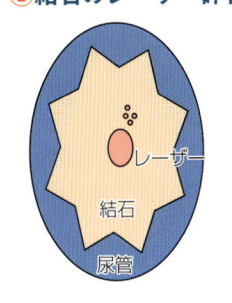

使用するレーザーは結石を破砕するが，同時に尿管組織も傷つける．この場面では，術者はレーザーを結石のみに当てなければならない．

術者の動き

尿管は呼吸でも動く．その中でレーザーを結石のみに照射するのは，集中力のいる作業である．また，灌流圧も変わってくる．さじ加減は難しいので，ここは助手にまかせたほうがよい．

流れを読む！外回りの注意ポイント

尿管損傷に対する覚悟はしておく．開腹の準備をあらかじめする必要はない．砕石が長時間になっている場合は，使用した灌流液の量や，手術時間を術者に教えてほしい．

気合い！の理由

とにかく細かい操作が必要である．レーザーにより尿管は容易に損傷してしまうし，灌流液によって，砕石片は腎のほうに飛んでいってしまう．手術が長時間になると，容量負荷や感染により，バイタルが急変することもある．

③尿管ステントの挿入

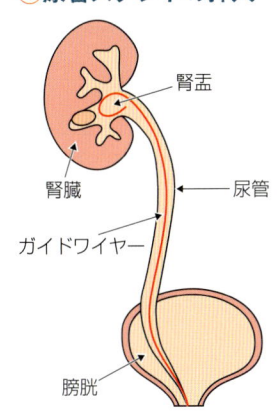

嵌頓結石の砕石後や，尿管損傷の時はステントを留置する．多くは尿管鏡下で留置できる．

術者の動き

尿管鏡の中にガイドワイヤーを挿入し，腎盂まで尿路を確保する．尿管鏡を抜去した後に，透視下でステントを留置する．最後に膀胱鏡で確認するのが望ましい．

流れを読む！外回りの注意ポイント

どの種類の尿管ステントを用意しておけばよいかを，あらかじめ決めておく．指示があったら速やかに出せるように，手術室内に置いておく．

4 泌尿器科

3 ホルミウムレーザー前立腺核出術（HoLEP）

NTT東日本関東病院診療部泌尿器科　**安部光洋**
同部長　**亀山周二**

■ 知っておきたい手術の内容と知識（図1）

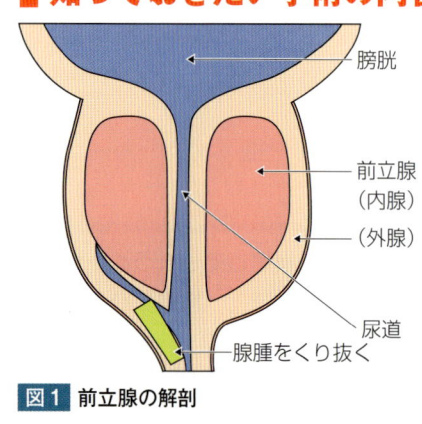

図1　前立腺の解剖
（膀胱／前立腺（内腺）（外腺）／尿道／腺腫をくり抜く）

　前立腺肥大症に対しての内視鏡手術として、経尿道的前立腺切除術（TUR-P）が行われきたが、近年ホルミウムレーザー前立腺核出術（HoLEP）に変わりつつある．HoLEPは前立腺被膜と腺腫の間にレーザーを当てることにより、腺腫を丸ごとくり抜く術式である．核出した腺腫はモルセレーターにて吸引して回収する．腺腫を切除でなく核出することにより、より大きな前立腺も内視鏡手術が可能になり、出血量も減少した．また、術後の尿道カテーテル留置期間、入院日数も減少した．

■ 手術前の心構えと注意点

そっと教える術者の気持ち

　前立腺被膜と腺腫の間に適切な剥離面を入れることが重要である．そのためには、生理食塩水による灌流を切らさないでほしい．また、モルセレーター使用時の膀胱損傷にも注意を払わなければならない．

考えられるトラブル

　出血の場合、灌流液の高さを術者の指示により高くする．それにより灌流がよくなり、出血点が同定できる．
　TURPへの移行の場合、前立腺中葉が大きいなど核出が難しい前立腺も存在するので、従来のTURPへ移行する．速やかに該当する器械を出してほしい．
　膀胱損傷の場合、モルセレーター使用時には膀胱損傷の危険がある．めったにないことであるが、大きな損傷の場合は開腹に切り替え、膀胱閉鎖術をしなければいけない場合がある．

使用する器具・器械

1️⃣レーザー内視鏡　2️⃣TURis切除鏡
3️⃣腎盂鏡　4️⃣モルセレーター　5️⃣カメラコード　6️⃣光源コード

準備の注目ポイント

核出→止血→吸引→止血の各パートで使用する器具が違う．あらかじめ整理して器具を準備してほしい．特にモルセレーターの吸引チューブは方向を間違えると，膀胱内に空気が大量に入ってしまい，膀胱破裂の危険があるので，よく確認する．コード類が術中に調子悪くなることはよくあるので，代替をすぐに用意できるようにしてほしい．

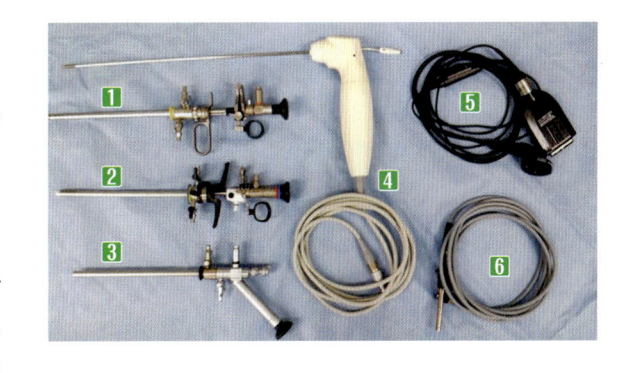

機器類の配置・体位・体温管理

機器類の配置

モニター，レーザー発生装置，モルセレーター，灌流液の点滴台，フットスイッチ，器械台の場所などを，あらかじめ決めておく．

体位

砕石位での手術である．前立腺を核出するため，内視鏡の動きがほかの手術より大きい．その動きをイメージして，術中患者の足が邪魔にならないように，術者は砕石位をとっている．また，なるべく膝を上げないことも血栓予防として重要である．

体温管理

術中出血が多いと，灌流液が破綻した静脈より体内に入ってしまうこともある．そのため，できれば灌流液は体温程度に温めたものが望ましい．常温の灌流液であると低体温症をきたす恐れがある．

■ 術者の気合いがわかる！フローチャート

① 精阜周囲の処理

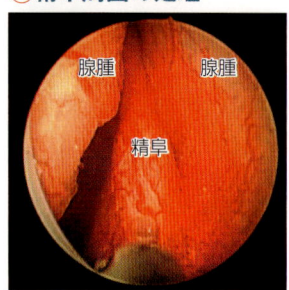

内視鏡を挿入後，精阜を確認する．精阜の両脇の粘膜を切開し，腺腫と被膜の間にレーザーを照射する．これにより腺腫と被膜の間がうまく展開される．

② 外側被膜の処理

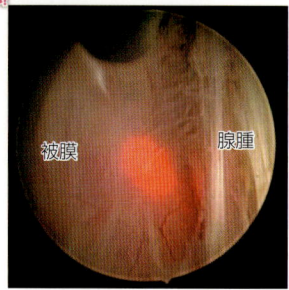

腺腫の外側を腹側より剝離する．あらかじめ精阜の脇より展開した剝離層につなげる．前立腺尖部側の腺腫にはバンドができる．このバンドを腺腫ぎりぎりで切開する．

③ 膀胱頸部の処理

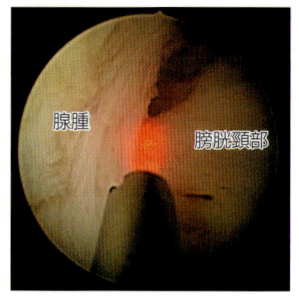

膀胱頸部に近くなるにつれ，適切な剝離層はなくなる．術者のイメージするラインでの切開になる．背側では膀胱の裏に穿孔してしまうことがあるので注意する．前立腺腺腫は膀胱内にくり抜かれて落とされる．

④ モルセレーターによる吸引

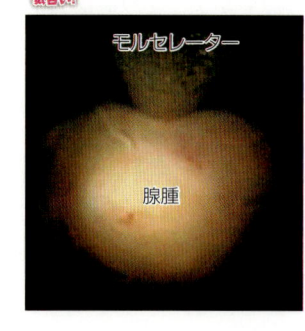

くり抜かれた前立腺腺腫をモルセレーターで吸引する．ハンドピースの先端が膀胱壁に当たると容易に膀胱損傷をきたす．灌流液が弱くなると，モルセレーターの吸引により膀胱内の水が少なくなり，膀胱壁が近づいてくる．灌流条件も注意しながら吸引しなければならない．

注意すべきポイントがわかる！手術の流れ

①精阜周囲の処理

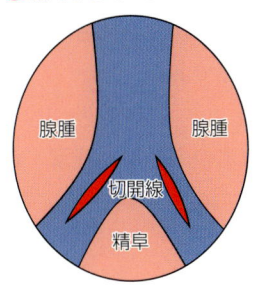

腺腫／腺腫／切開線／精阜

最初が大事である．とにかく適切な剥離層をみつける．ここで迷子になると，後が大変である．

🔊 術者の動き
術者の目はモニターに集中している．粘膜を切開した時に出血することもある．この段階では灌流条件も前立腺肥大によりきわめて悪い．

↪ 流れを読む！外回りの注意ポイント
術者の要請があれば，すぐ灌流液の高さを高くする．もちろん灌流液は絶対切らさない．レーザー装置が不具合を起こす場合もあるのである程度対応できるようにする．代替のレーザープローブは用意しておく．

②外側被膜の処理

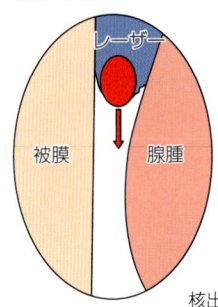

レーザー／被膜／腺腫

核出の手順の中ではここが一番重要である．上下のラインがつながれば，ほっと一息できる．尖部のバンドの切除ラインを間違えると，術後尿失禁を招くので慎重に決めている．なるべく腺腫よりでバンドを切る．

🔊 術者の動き
この段階では術者は内視鏡の先端を使用して，前立腺腺腫を被膜より剥離している．よって内視鏡の動きはよりダイナミックになる．

↪ 流れを読む！外回りの注意ポイント
この段階では灌流条件もよくなっている．生理食塩水の交換のみ注意すればよい．

🐾 気合い！の理由
この場面の尖部処理によって，患者の術後の排尿状態が決まる．尿道括約筋に切れ込むと尿失禁を招くからである．術者は非常に神経質になっている．

③膀胱頸部の処理

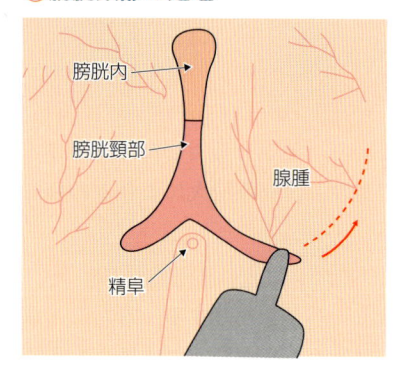

膀胱内
膀胱頸部
腺腫
精阜

前立腺腺腫と膀胱頸部を離断する．きれいな剥離層は少なくなっていく．被膜の穿孔をしないように腺腫を切離していく．特に背側では壁が薄いので注意する．

📶 術者の動き
剥離よりも，切離する動作が多くなる．また灌流条件もよくなり，少ない生理食塩水で術野が保たれる場合が多い．比較的ストレスが少ない場面である．

🔄 流れを読む！外回りの注意ポイント
灌流条件もよいので，生理食塩水の交換のみ注意すればよい．

④モルセレーターによる吸引

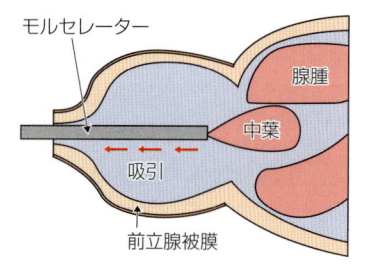

モルセレーター
腺腫
中葉
吸引
前立腺被膜

膀胱内に落とした腺腫をモルセレーターにて吸引する場面である．モルセレーターとは，吸引圧をかけながら先端の刃が動き，腺腫を細切する器具である．この段階では，術野は完全に止血されていなければならない．出血していると，モルセレーターの先端がみえなくなり，非常に危険である．

📶 術者の動き
レーザー内視鏡から腎盂鏡に切り替える．膀胱が膨らんでいるのを確認する．モルセレーターのハンドピースの先端は常に視野に収める．異常を感じた時はすぐ吸引をやめられるように，フットスイッチを踏んでいる足にも神経を集中している．

🔄 流れを読む！外回りの注意ポイント
生理食塩水の高さを術者の指示で高くする．モルセレーターの吸引チューブの方向が正しいことを最終確認する．開腹手術の器具を用意することまでは必要はないが，大きく膀胱を損傷した時に備え，心構えはしておく．

気合い！の理由
器具を正しく使用しないと，患者の合併症に直結するので気合いが入る．外回り看護師が水を切らすと，膀胱壁がハンドピースに近づいてくる．その時は術者として恐怖感すら感じるので外回り看護師もこの場面では気合いを入れて手術に参加してほしい．

4 泌尿器科

4 ロボット支援下前立腺全摘術

東京医科大学泌尿器科学講座助教 **滝澤一晴**
同ロボット手術支援センター長・教授 **吉岡邦彦** 同主任教授 **橘 政昭**

■知っておきたい手術の内容と知識

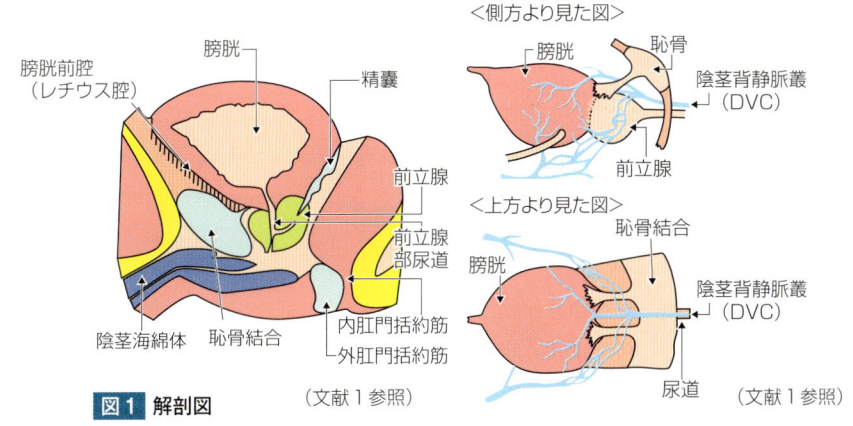

図1 解剖図 （文献1参照）

腹腔鏡下に前立腺および精嚢を一塊に摘出する．摘出後に尿道と膀胱を吻合し尿路を再建する．所属リンパ節である閉鎖リンパ節を郭清する（必要に応じて，外・内腸骨リンパ節の郭清も加える）．ロボット支援下手術は正確かつ繊細な手術の遂行が可能となった反面，カメラの汚れや鉗子のトラブルなどに見舞われると一向に手術が進まない．良好な視野，十分な止血，正確な剝離が必要な要素となる．解剖図を図1に示す．

■手術前の心構えと注意点

❤そっと教える術者の気持ち

膀胱頸部の切断から，精嚢の剝離，前立腺後面の剝離，側茎の切断，陰茎背静脈叢（DVC）の離断，尿道の離断までは出血のリスクが高いので，集中して臨んでほしい．鏡視下手術はモニターで進行状況を全員で把握できるので，円滑に手術を遂行するために一手二手先を読み，必要な準備を整えてもらいたい．

🍃考えられるトラブル

①大量出血の場合，気腹圧の上昇，結紮糸や輸血の準備，緊急開腹手術への準備などを行う．

②直腸損傷の場合，消化器外科医へ協力要請を行い，開腹手術への移行や一時的ストーマの管理の必要性などを考える．

③ロボットの不具合の場合，表示されるエラーメッセージへの対応，鉗子デバイスの新品への交換，腹腔鏡下手術へ変更して鏡視下での手術の続行，開腹手術への移行などがある．

使用する器具・器械

❶エチコンラパロ用把持鉗子　❷Hem-o-Lok XL用アプライヤー　❸ストルツ持針器　❹ラパロ用吸引管　❺Aesculap® Challenger® Ti-P　❻Robot用8mm metal port　❼Robotic driver（Monopolar scissor/Plasma kinetic™ forceps/Prograsp/Large Needle driver）　❽Binocular lens（0°/30°）

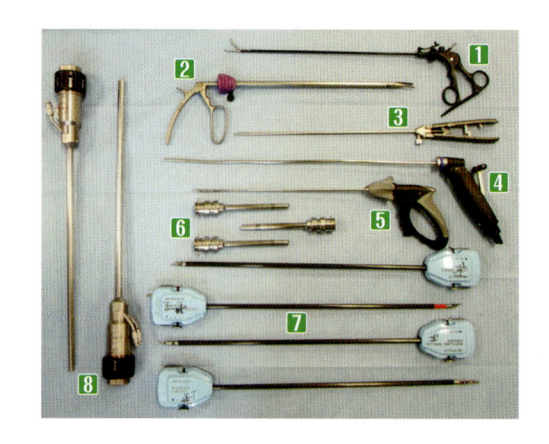

準備の注目ポイント

高額機器を使用するため，必要なものを確実に清潔野に準備する必要がある．判断に迷う場合は準備にとどめ，術者に確認する．結紮糸も術者により長さの調節が必要になる．配線コードが多く複雑化するため，目印をつけるなど工夫をする．また，重いものを乗せて，断線させないように注意を払う．

機器類の配置・体位・体温管理

機器類の配置

術者・助手の動線を考えて機器を配置する．助手の使用する鉗子は取りやすいように置く．サージョンコンソールにいる術者と助手のコミュニケーションがとりやすいような配置にする．緊急roll-out時に妨げにならないようペイシェントカートの後方には物品を置かない．

体位

砕石位のため，血栓症の予防策を十分に行う．神経の圧迫などに注意する．ヘッドダウン20〜30°で手術を行うため，循環動態の変化，頭部での鬱血，眼圧の上昇に注意する．背側に摩擦力がかかるため，褥瘡の対策が必要である．定時的な除圧をはかる．

体温管理

腹腔鏡下手術であり，開腹手術に比べ，体温の低下はそこまで厳しくはないと思われる．ベアーハガー™などによる一般的な体温保持でよい．

術者の気合いがわかる！フローチャート

① 腹膜剝離・レチウス腔展開・EPF切開

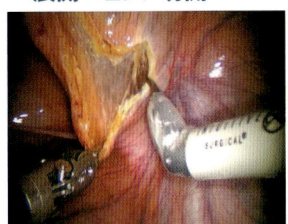

腹腔内より腹膜を切開し，膀胱前腔（レチウス腔）を展開する．写真はホットシザーズで腹膜を切開している場面であり，その奥にある粗な組織を剝離・展開することでレチウス腔が展開される．

② 膀胱頸部離断・精囊剝離【気合い！】

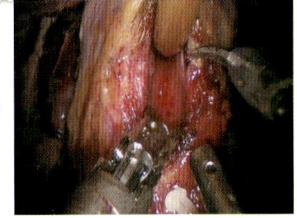

膀胱頸部離断を行い，前立腺と膀胱を切り離す．写真は膀胱頸部の半分が切開され，膀胱留置カテーテルを引き上げることで視野を確保している状態である．残っている背側半分を切開し，膀胱を離断する．さらに，その背側に存在する精囊を周囲組織より剝離する．

③ 前立腺後面展開・側茎切断【気合い！】

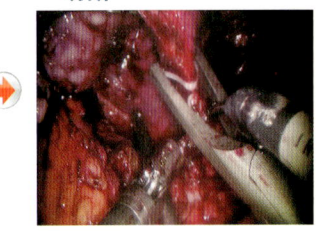

写真は側茎の処理を行っている場面である．後述するように，アプライヤーの彎曲の向きと，ヘモロックの向きによって視野が変わってくるので，装填時に注意を払いたい．

④ DVC切断・結紮・尿道離断（前立腺遊離）

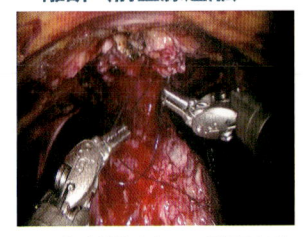

DVCを連続縫合している場面である．気腹圧のみでDVCからの出血を抑えている状態なので，この連続縫合を素早く正確に終えたい．

⑤ 吻合部後壁補強（Rocco stitch）・尿道−膀胱吻合【気合い！】

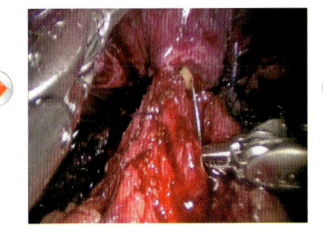

尿道−膀胱吻合を行っている場面である．術後の良好な尿禁制のために，均一な美しい連続縫合が要求される．

⑥ リンパ節郭清

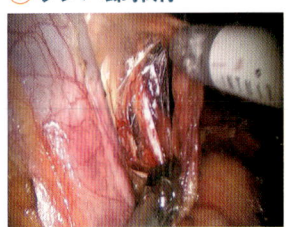

閉鎖リンパ節の郭清を行っている場面である．奥に見える白色の組織は閉鎖神経であり，これを必ず視認し，損傷しないように注意を払う．

注意すべきポイントがわかる！手術の流れ

① 腹膜剥離・レチウス腔展開・EPF（endopelvic fascia）切開

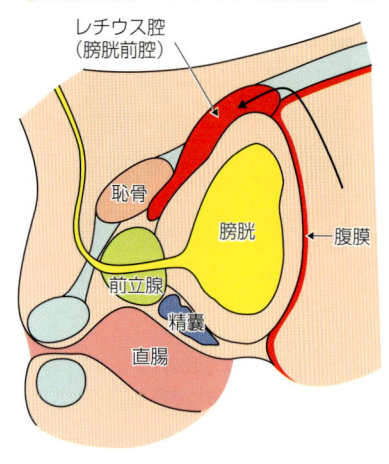

（図：レチウス腔（膀胱前腔）、恥骨、膀胱、前立腺、精嚢、直腸、腹膜）

腹腔内から腹膜を切開し、レチウス腔へ到達する。解剖学的な臓器の位置関係や膜構造の理解が必要となる。

📡 術者の動き
Hotシザーズとメリーランドバイポーラーを使って、切開・凝固を繰り返し、術野を展開する。次のステップに必要な良好な視野を作る。下腹壁動静脈などの損傷がなければ出血することはあまりない。

❇ テキパキ！器械出しの注意ポイント
ロボットアームやカメラ位置を微調整する。次のステップ（膀胱頸部離断）の前に30°カメラへ交換するので、カメラ先端を温水で温めておく。必要な長さの結紮糸や吻合糸を準備しておく。

🔄 流れを読む！外回りの注意ポイント
ロボットが動き始めてからのマイナートラブルに対応できるようにする。特に電気メスが通電しない、気腹圧が十分に維持できないなどのトラブルに対応できるようにする。

② 膀胱頸部離断・精嚢剥離

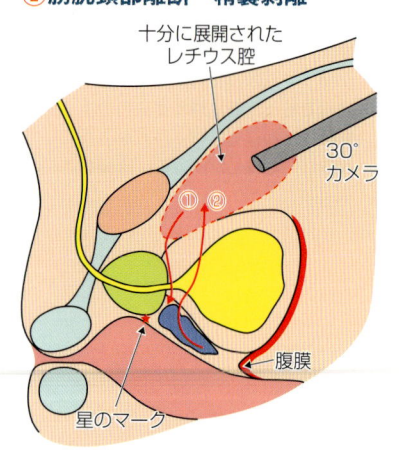

（図：十分に展開されたレチウス腔、30°カメラ、腹膜、星のマーク）

①膀胱と前立腺の間を電気メスで切開していく。
②左右の精嚢を剥離し、引き出してくる。星のマークの部分が見えるようにする。

📡 術者の動き
膀胱と前立腺の間を電気メスで切離していく。さらに、前立腺背側にある精嚢を周囲組織から剥離し引き出す。

❇ テキパキ！器械出しの注意ポイント
膀胱留置カテーテルを前後に動かす操作があるので、カテーテルに塗布するゼリーを用意しておく。膀胱と前立腺が離断された後はカテーテル先端が腹腔内に入ることになるので、ウロガードをクランプする。ここで一旦、尿量・吸引量のカウントをする（以降は尿は腹腔内に流出することになるので、尿量は吸引量に合計される）。

🔄 流れを読む！外回りの注意ポイント
次のステップがあわただしくなるので、その準備がメインになる。特に「ガスボンベの残量が十分か」「消耗品の準備は十分か」などをチェックする。

氣合い！の理由

膀胱頸部離断においては慎重に行う．前立腺に切り込んでしまうことはもちろん避けたいが，膀胱側に寄りすぎると，後に行う膀胱と尿道の吻合がやや難易度が上がる．

③前立腺後面展開・側茎切断

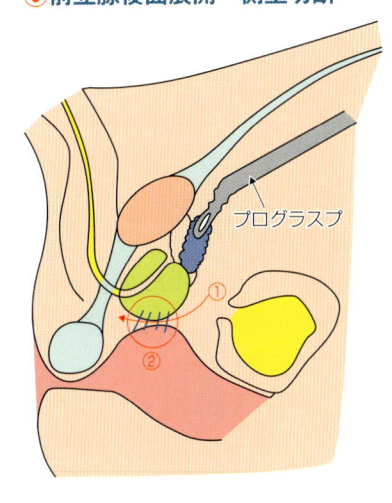

プログラスプ

術者の動き

前立腺後面の剝離操作において，直腸損傷の可能性がある．また，側茎の処理ではある程度の出血が見込まれる．合併症回避のために，神経を使う場面である．

テキパキ！器械出しの注意ポイント

側茎の処理において，ヘモロック（Hem-o-Lok）を連続で使う．術者が視野を作る時間を短くするために，手際のよい装填と手渡しが重要なポイントとなる．特にアプライヤーのカーブに対してのヘモロックの向きを一定にする．

流れを読む！外回りの注意ポイント

ヘモロックを多数使うため，すぐに追加を出せるようにしておく．

前の場面の星のマークより前立腺尖部に向かって前立腺後面と直腸の前面の間を入っていく形となる（①）．ここでは②の側茎が残っているのでトンネルを掘っていくイメージになる．精嚢から前立腺尖部に向かって，前立腺の後面を展開していく．十分に展開できたところで，左右に立ち上がっている側茎を切断し，前立腺が尖部のみで固定されている状態にする．

氣合い！の理由

前立腺の後面の展開では，「直腸を損傷しないか」と心配になる．側茎の処理においては，術者が視野を確保し助手が連続でヘモロックをかけるが，出血が始まると視野が悪くなっていくので，迅速かつ正確に処理したい．

④ DVC切断・結紮・尿道離断（前立腺遊離）

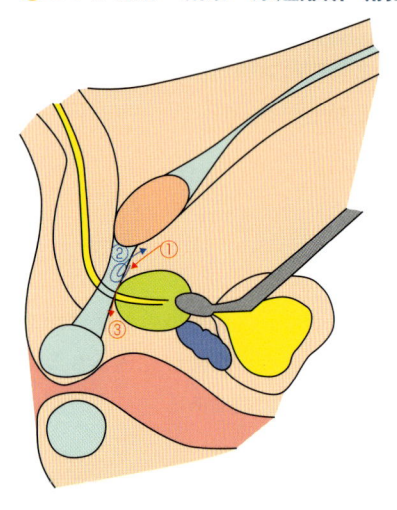

①DVCを切断する．②連続縫合で止血する．③その後に尿道と前立腺を切断し，前立腺を遊離する．
前のステップで前立腺が尖部のみで固定されている状態になっている．前立腺を固定しているその主たる組織である，DVCおよび尿道を切断し前立腺を遊離する．

🔊 術者の動き

かつて開腹手術において最も重要な操作であったバンチング処理を，気腹圧の圧力と，切断後の連続縫合による止血で行うようになった．DVCの切断から，ニードルの交換，連続縫合の一連の流れをすばやく終わらせたい．

✴ テキパキ！器械出しの注意ポイント

DVCからの出血に対しては，気腹圧を下げないために吸引ではなく，注水により視野を作るため，送水チューブが開放されているかなどをチェックする．連続の縫合後，気腹圧を下げて止血を確認するが，追加で縫合止血を行うことがあるので，追加の糸を用意しておく．

🔄 流れを読む！外回りの注意ポイント

気腹圧のUP・DOWNを行う（当院では12mmHg〔通常時〕→15mmHg〔DVC切断開始から連続縫合終了まで〕→6mmHg〔出血の有無の確認時〕→12mmHg）．大量の出血，輸血の必要性など不測の事態に備え，モニターに集中する．尿道離断後にエンドキャッチに前立腺を収納するので用意する．

⑤Rocco stitch・尿道−膀胱吻合

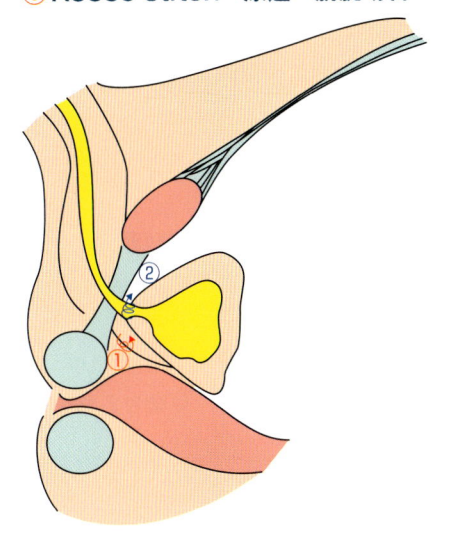

①Rocco stitchで後壁を補強する．②尿道・膀胱を吻合する．
尿道−膀胱吻合を行うが，この時に膀胱頸部離断で，膀胱頸部が大きく開いてしまった場合は形成したうえで吻合する．

術者の動き
尿道−膀胱吻合の前段階として，その後壁を補強するため，Rocco stitchをかける．補強と同時に尿道と膀胱の吻合の際の距離を縮める要素もある．尿道−膀胱吻合を行い尿路を再建する．

テキパキ！器械出しの注意ポイント
尿道−膀胱吻合後は14Fr膀胱留置カテーテルを挿入し，吻合部からの漏れがないかのリークテストを行う．ゼリーや固定水，リークテスト用の生理食塩水などを用意する．

流れを読む！外回りの注意ポイント
この段階では出血もほぼコントロールされており，あわてる場面には遭遇しない．必要な物品確認などを行う．

気合い！の理由
尿道−膀胱吻合の出来いかんによって，術後のリークや吻合部狭窄の原因，尿禁制などに影響があるため，慎重かつ美しい吻合が必要となる．

⑥ リンパ節郭清

📶 術者の動き

　標準的に行われるのは，閉鎖リンパ節の郭清であるが，外腸骨動静脈や閉鎖神経などの主要な脈管の近くを剝離するので，損傷しないように慎重な剝離が必要となる．

　閉鎖リンパ節のみの郭清に留めるのか，拡大リンパ節郭清とするかは，前立腺癌の術前診断によるので，術者に確認する．

　視野がよい段階で終わらせるために，Rocco stitch と尿道膀胱吻合の間にリンパ節郭清を行うこともある．

✱ テキパキ！器械出しの注意ポイント

　最終段階であり，この後はドレーンの留置，roll-out したうえでの前立腺の摘出，閉創といった流れになる．大型機器の移動や，消耗品を清潔野に出す動作が多い場面なので，無駄なく必要なものを出せるようにしておきたい．

🔄 流れを読む！外回りの注意ポイント

　手術の終盤であり慌ただしくなる．roll-out を行い，摘出検体の回収や創部のドレッシング材の用意などを行う．

引用・参考文献

1) 大堀 理．早期前立腺癌の根治的恥骨後式前立腺全摘除術－術式の実際とポイント－．東京，ベクトル・コア，2012，21-3．

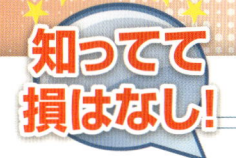

知ってて損はなし！ワンポイントレクチャー

NTT東日本関東病院診療部泌尿器科　**安部光洋**
同部長　**亀山周二**

術者が術野から目を外さなくてすむ看護

　内視鏡外科手術のメリットの一つに拡大視野で術野が観察できることがある．肉眼では観察困難な細い血管を1本1本認識でき，意識してシーリングし切断などの処理ができる．

　また，泌尿器領域には腹腔鏡手術，経尿道的手術と2つの内視鏡外科手術があるが，拡大視野で手術していることには変わりない．拡大視野で手術をするということは，少し目を離し術野がずれてしまうと，容易に迷子になりやすいということである．手術室看護師には術者が術野から目を少しも離さなくてすむような器械出しや外回りの体制を作ってほしい．

　具体的には，腹腔鏡の鉗子類を渡す時には，盲人に杖を渡すように丁寧に器械を出す．渡された鉗子の向きが異なるなどで，視線を術野から外してしまうと，また細かい血管を探さなければならない．また，経尿道的手術では，術野を灌流している生理食塩水やウロマチック®などを決して切らさない．生理食塩水を切らしてしまうと，術野が真っ赤になり，水圧も変化するので新しく出血をきたす．その処理に余計に時間がとられるのである．

　内視鏡外科手術においては，手術室看護師の質が高まると，手術の質も高くなる．内視鏡外科手術は開腹手術よりも手術室看護師の寄与度は高いのである．

耳鼻咽喉科 5

5 耳鼻咽喉科

1 鼻内内視鏡手術

静岡県立総合病院頭頸部・耳鼻咽喉科　**木谷芳晴**　**高木 明**

■ 知っておきたい手術の内容と知識

図1 副鼻腔正面

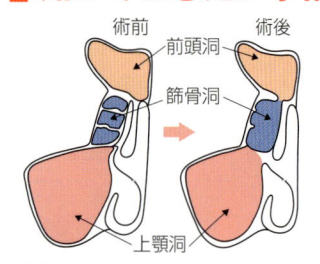

表1 鼻内内視鏡手術（適応疾患および術式）

炎症性疾患	骨折・外傷	腫瘍性病変
・慢性副鼻腔炎 ・副鼻腔真菌症 ・歯性上顎洞炎 ・副鼻腔嚢胞	・眼窩吹き抜け骨折 ・視神経管骨折に対する視神経管開放術 ・涙嚢鼻腔吻合術 ・鼻性髄液漏の閉鎖	・鼻副鼻腔乳頭腫などの良性腫瘍 ・下垂体腺腫 ・眼窩内腫瘍 ・嗅神経芽細胞腫

　鼻・副鼻腔は目や脳などの重要臓器に囲まれており，複雑な蜂巣発育により小さな部屋が多く集まった構造をしている（図1）．そこに炎症をきたしたのが副鼻腔炎であり，以前は歯茎を切開し，病的粘膜を切除する手術方法がとられていた．内視鏡が導入され，鼻内より粘膜を温存しつつ換気と排泄を改善させることにより，副鼻腔の炎症を治癒に導くことが可能になった．また，内視鏡手術が普及するにつれ，適応疾患，手術範囲ともに広がってきている（表1）．本稿では，一般的な副鼻腔炎に対する鼻内内視鏡手術について提示する．

■ 手術前の心構えと注意点

そっと教える術者の気持ち

　鼻前頭管周囲は視野が悪く，斜視鏡による観察が必要になる．炎症が強いと出血が多くなり，視野がとれず，紙様板や前篩骨動脈，天蓋の損傷の危険性があるため，慎重な操作が必要になる．モニターから目を離すと視野がとれなくなるため，的確な器具の受け渡しをしてほしい．

考えられるトラブル

　局所麻酔では，血液嚥下による悪心・嘔吐，手術時の体動や術操作による眼窩・頭蓋底損傷，疼痛による頻脈や血圧上昇，脳貧血による気分不快，血圧低下，徐脈をきたす場合がある．また，前投薬によるSpO_2低下も問題となる．

▶︎ **オペナースは何をすればいい？**

咽頭へ流れ込む血液を飲み込まないように指導する．患者の不安の軽減に努め，バイタルの変化に注意し，変化があった場合は術者に報告する．酸素飽和度が低下した場合は，酸素を投与する．

使用する器具・器械

❶自在吸引管　❷吸引管　❸上顎洞粘膜剝離子　❹鼻用消息子　❺上顎洞対孔粘膜刀　❻截除鉗子（直）　❼截除鉗子（上向）　❽截除鉗子（バックワード）　❾スタンツェ　❿鼻用鑷子　⓫光学視管（硬性鏡）　⓬マイクロデブリッダー　⓭マイクロデブリッダーの尖端

準備の注目ポイント

鼻内の表面麻酔をしている間に手際よく器具を準備する．鉗子，剝離子，吸引管類はそれぞれ種類ごとにまとめて配置し，機器の先端がよくわかるようにする．特に鉗子類は，刃先がギザギザになった截除鉗子と刃先が丸い鋭匙鉗子があるので間違えないようにする．鼻内内視鏡，マイクロデブリッダー，吸引管のコードが絡まないように適切に配置する．

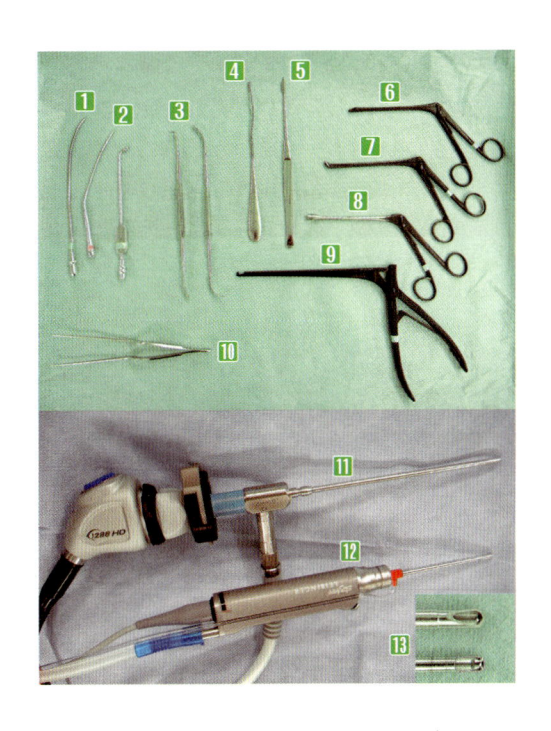

機器類の配置・体位・体温管理

機器類の配置

術者は患者の右側に立つ．TVモニターは患者の頭部をはさんで術者，患者，モニターが一直線になるように術者の正面に置く．器械出し看護師もモニターが見えるように患者の頭側にもう1台モニターを配置する．その横にマイクロデブリッダー用の本体を置く．吸引管はデブリッダー用と吸引管用の2本準備する．

体位

仰臥位で頭部を高く保つ体位（逆トレンデレンブルグ体位）で行う．両腕は体側固定とする．頭部を固定するため，円座を用いる．局所麻酔の場合，前投薬により術中酸素濃度が低下する場合があるため，酸素を投与できるように口元にあらかじめ酸素チューブを固定しておく．

体温管理

通常手術の管理と変わりないが，頭部から下肢までリネンで覆うため，局所麻酔の場合は体温が上がる場合が多い．体幹とリネンの間に空気が入る隙間ができるように配慮する．

術者の気合いがわかる！フローチャート

①局所麻酔

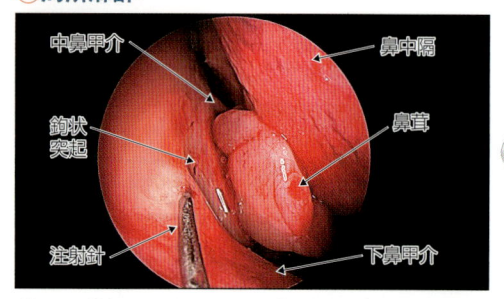

ボスミン®液，4％キシロカイン®液を浸した綿花で鼻腔内の表面麻酔を行い，十分に鼻内の粘膜を収縮させた後，内視鏡下に鼻腔内を観察する．鼻堤，中鼻甲介基部に1％キシロカイン®Eの浸潤麻酔を行う．

②鉤状突起切除

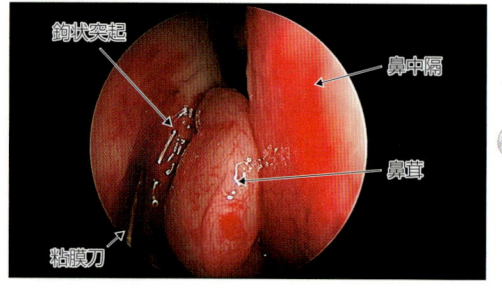

中鼻道より鼻茸が生じている場合，まず鼻茸を切除し鉤状突起を露出させる．粘膜刀を用いて付着部粘膜を切開した後，截除鉗子（バックワード），截除鉗子（上向き），スタンツェを用いて鉤状突起を切除する．

③篩骨蜂巣・蝶形骨洞開放

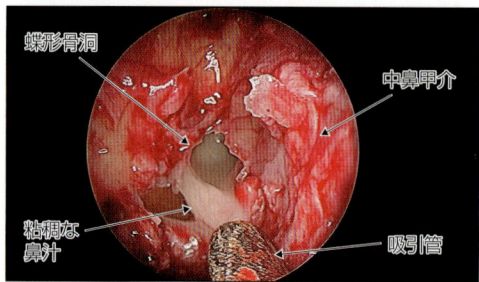

篩骨胞の内下方を截除鉗子にて穿破し，截除鉗子（上向き）で篩骨胞を切除する．0°内視鏡で観察しながら，前方より前篩骨蜂巣，後篩骨蜂巣，蝶形骨洞と順に開放していく．「どこまで開放するか」は病変の進展範囲で決定する．

④上顎洞開放

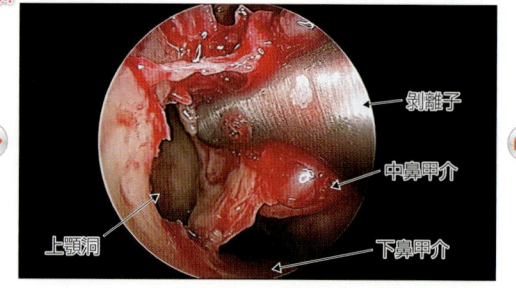

直角の剝離子，または強弯の剝離子を半月裂孔より上顎洞内に挿入し，膜様部を内側へと圧排する．截除鉗子（バックワード）を用いて膜様部を切除する．70°斜視鏡にて上顎洞内を観察し，洞内の膿汁や鼻汁を吸引除去する．

⑤鼻前頭管開放

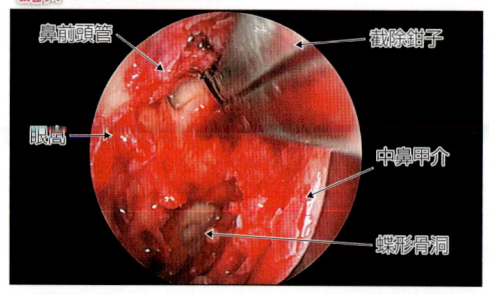

鉤状突起を頭側へと天蓋付着部まで鉗除する．70°斜視鏡で観察しながら，鋭匙（曲），截除鉗子（上向き）などで鼻前頭管を開放する．浮腫上粘膜やポリープを鉗子やデブリッダーを使用して切除する．

注意すべきポイントがわかる！手術の流れ

①局所麻酔

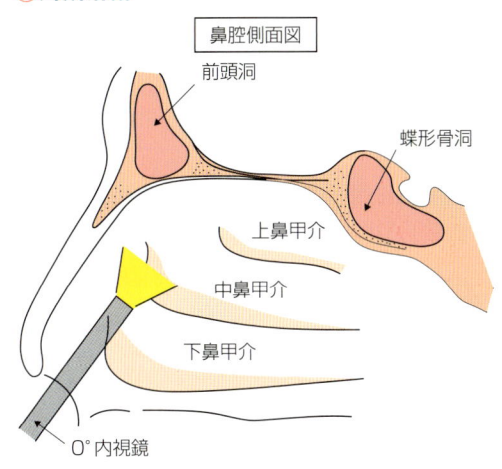

[鼻腔側面図：前頭洞、蝶形骨洞、上鼻甲介、中鼻甲介、下鼻甲介、0°内視鏡]

局所麻酔下の副鼻腔の手術では，痛みと出血のコントロールが重要である．また，鼻粘膜を収縮させることにより病変の詳細な観察が可能となる．

📡 術者の動き

あらかじめ病棟あるいは入室直後に挿入していたボスミン®，キシロカイン®綿花を内視鏡下に除去したのち，再度鼻内を観察しながら綿花を再挿入する．十分に表面麻酔した後，中鼻道を取り囲むように1％キシロカイン®Eの浸潤麻酔を行う．

❄ テキパキ！器械出しの注意ポイント

内視鏡，吸引チューブ，ボスミン®，キシロカイン®綿花をまず準備し，再挿入が終わった後，残りの器具を準備する．鼻腔内へ綿花が残存しないように綿花の数をカウントする．両側の場合，左右を間違えないようにする．

💧 流れを読む！外回りの注意ポイント

患者のバイタルに注意を払いながら，内視鏡，吸引チューブ，デブリッダーなどを接続する．術者の指示した時間に前投薬の追加投与を行う．挿入，抜去した綿花の本数を記載する．

②鉤状突起切除

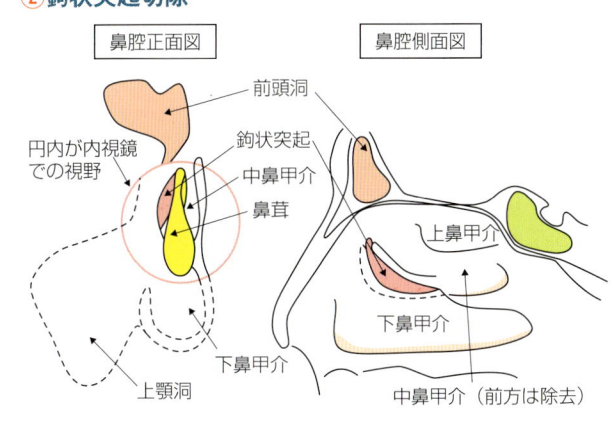

[鼻腔正面図：円内が内視鏡での視野、前頭洞、鉤状突起、中鼻甲介、鼻茸、下鼻甲介、上顎洞]
[鼻腔側面図：前頭洞、上鼻甲介、下鼻甲介、中鼻甲介（前方は除去）]

鼻内視鏡の手術の最初のステップである．前頭洞開放時の指標となるため，良好な視野での観察が重要となる．

📡 術者の動き

鼻茸を切除し，鉤状突起を確認する．粘膜刀で付着部を切開し，鉗子で除去する．切開が難しい場合，截除鉗子（バックワード），截除鉗子（上向き）で骨を除去し，軟部組織は鉗子やデブリッダーにて切除する．

❄ テキパキ！器械出しの注意ポイント

鼻茸を伴う場合，先に病理検査のため標本を採取し，デブリッダーで残りを切除する場合がある．術者の指示した器具を的確に手渡す．戻ってきた器具の先端を生食ガーゼにて清掃し，すぐ使える状態にする．

🔄 流れを読む！外回りの注意ポイント

手術開始後，患者に変化がないか注意深く観察する．特に疼痛が続くと，急な体動の原因となるため，血圧・脈拍の上昇や，下肢を動かしていないかなど，疼痛を示唆する所見がないかを確認する．

③篩骨蜂巣・蝶形骨洞開放

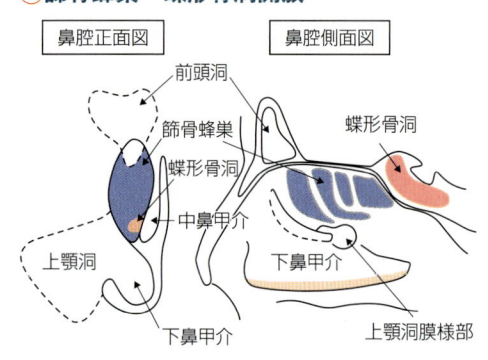

[鼻腔正面図] [鼻腔側面図]
前頭洞／篩骨蜂巣／蝶形骨洞／中鼻甲介／上顎洞／下鼻甲介／蝶形骨洞／上顎洞膜様部

0°内視鏡で操作する．内視鏡では奥行きがわかりづらいため，特に蝶形骨洞開放時は，嗅裂側からも操作し，奥行きを確認する．

📡 術者の動き

鑷子や截除鉗子で蜂巣を穿破し空間があることを確認した後，骨壁を上向き截除鉗子で鉗除していく．粘膜やポリープなどの軟部組織はデブリッダーで切除する．出血が多い場合は，適宜ボスミン®，キシロカイン®綿花にて止血をはかる．

✳️ テキパキ！器械出しの注意ポイント

吸引管，デブリッダーが詰まった場合に，すぐ清掃できるように準備する．蝶形骨洞内には視神経や内頸動脈が走行しており，より慎重な操作が必要なため，術者の指示した器具を的確に手渡す．

🔄 流れを読む！外回りの注意ポイント

術中に降圧薬や抗不安薬を使用することもあり，いつでも使用できるように準備しておく．

④上顎洞開放

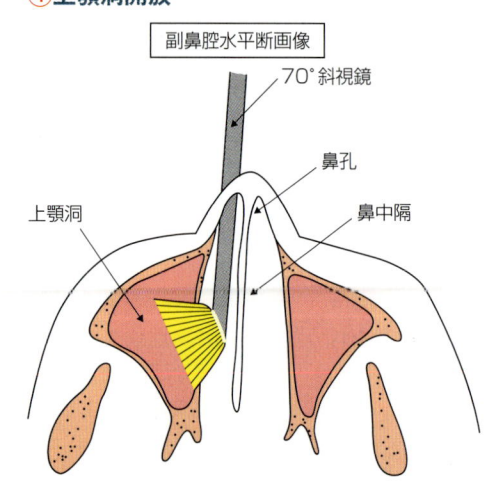

[副鼻腔水平断画像]
70°斜視鏡／鼻孔／鼻中隔／上顎洞

上顎洞は鼻腔の外側に存在し，0°内視鏡では洞内は死角となるため，70°斜視鏡で観察し，明視下に洞内の操作を行う．

📡 術者の動き

0°内視鏡下に剥離子で膜様部を開放した後，截除鉗子（直）（バックワード），デブリッダーを用いて開放部を広げる．ある程度開放されれば70°斜視鏡に変えて，明視下に観察しながら膜様部を追加切除する．自在吸引管，鉗子による洞内の清掃を行う．

✳️ テキパキ！器械出しの注意ポイント

術者が器具を術野外に出した時に，鉗子に付着した骨片，粘膜を生食ガーゼにてすばやく拭き取る．洞内に粘稠な鼻汁が充満している場合，吸引管が閉塞しやすいため，複数の吸引管を準備し，目詰まりした吸引管はマンドリンを使用し，通水することで通しておく．

🌀 流れを読む！外回りの注意ポイント

バイタルに注意を払いながら、変化があった場合は術者に報告する．特に上顎洞周囲は麻酔がうまく効いていないと痛みを伴うため，脈拍の変化や血圧上昇に気を付ける．

気合い！の理由

副鼻腔炎の手術対象症例では、上顎洞内に病変を認めることが多い．また、真菌症を合併している場合は、洞内の徹底した清掃が必要であるが、外側壁や下壁、前壁の近傍は思った部位へ器具を挿入するのが難しいため、器具の角度を調整しながら操作する必要がある．

⑤鼻前頭管開放

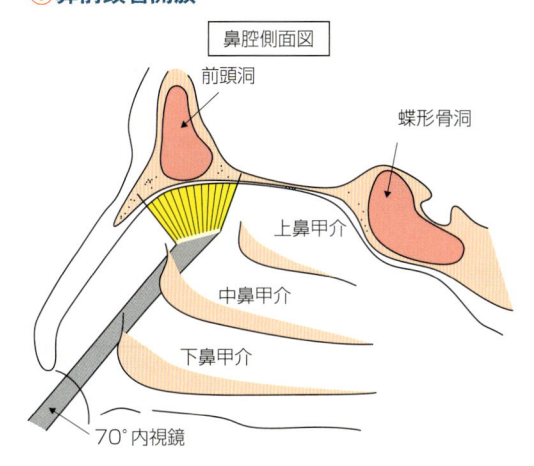

鼻腔側面図
前頭洞
蝶形骨洞
上鼻甲介
中鼻甲介
下鼻甲介
70°内視鏡

前頭洞は鼻腔の前上方にあり、0°内視鏡では洞内は観察できない．下から見上げるように70°斜視鏡で観察しながら鉗子操作を行う．

📡 術者の動き

斜視鏡で観察しながら、弯曲した鉗子、鋭匙、吸引管、デブリッダーを用いて鼻前頭管周囲の病変を除去する．外側には眼窩、頭側には天蓋があり、慎重な操作が必要なため、モニターから目をそらさず器具の受け渡しを行う．

❄ テキパキ！器械出しの注意ポイント

鉗子，吸引管，デブリッダーなどの器具はそれぞれ弯曲した器具を使用することが多いため、あらかじめ渡しやすいように準備する．予定した副鼻腔の開放が終了した後は、タンポンを挿入して手術終了となるため、タンポンガーゼにアズノール®軟膏を塗布し準備しておく．

🌀 流れを読む！外回りの注意ポイント

手術終了が近づけば、タンポンガーゼ、ベスキチン®を器械出し看護師に渡し、タンポン挿入を準備する．鼻腔内への綿花遺残を防止するため、手術中に鼻内へ挿入したボスミン®、キシロカイン®綿花の本数について最終確認を行う．

気合い！の理由

前頭洞の排泄ルートは症例によりばらつきが大きい．すぐ外側は眼窩であり、紙様板という非常に薄い骨で副鼻腔と境されているが、狭い排泄ルートを拡大させる際に損傷しないように細心の注意を払わなければならない．

引用・参考文献
1) 森山寛. 内視鏡下鼻内副鼻腔手術. 耳鼻咽喉・頭頸部手術アトラス 上巻. 犬山征夫ほか編. 小松崎篤監. 東京, 医学書院, 1999, 259-70.
2) 柳清. 入院診療における看護 鼻内内視鏡手術. JOHNS. 27 (3), 2011, 337-41.

産婦人科 6

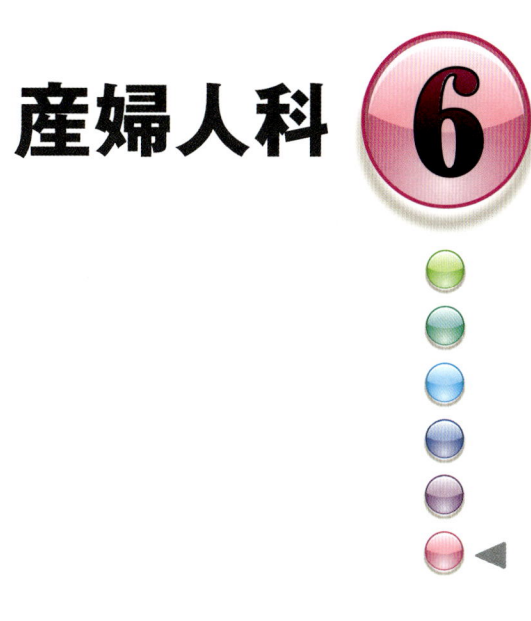

6 産婦人科

1 腹腔鏡下子宮全摘術

近畿大学医学部産科婦人科学教室医学部講師 **小谷泰史**
同主任教授 **万代昌紀**

■ 知っておきたい手術の内容と知識（図1）

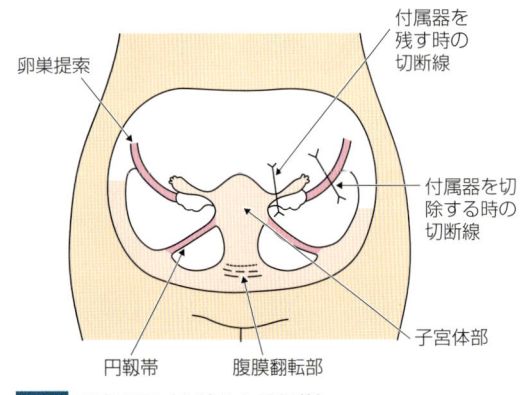

図1 子宮周辺（文献1より転載）

（ラベル：卵巣提索、付属器を残す時の切断線、付属器を切除する時の切断線、子宮体部、円靱帯、腹膜翻転部）

　子宮全摘術は，過多月経や月経痛の強い良性腫瘍の子宮筋腫や子宮腺筋症の患者に行う根治治療である．従来から行われてきた単純子宮全摘術には，腹式と腟式手術がある．近年，外科領域全体において，内視鏡機器の発達と技術の進歩により，従来の開腹手術を行っていたものがより低侵襲の腹腔鏡手術に置き換わってきている．

　患者の特徴としては，良性子宮筋腫，子宮腺筋症の症状（過多月経，月経痛，頻尿など）の伴う閉経前の女性が多い．月経痛など非常に強い子宮内膜症なども行うことがある．場合によっては，子宮頸部上皮内癌（CIN3）や子宮内膜異型増殖症も行うこともある．

■ 手術前の心構えと注意点

そっと教える術者の気持ち

　子宮筋腫は大きくなればなるほど術中の出血が多くなる．また，子宮内膜症により癒着が強固な場合もある．また，近年帝王切開率が上昇しており，帝王切開後の子宮は膀胱と癒着していることが多く，膀胱損傷に注意が必要である．臓器損傷に備え，解剖の再確認や少し困難な症例であっても腹腔鏡外科手術でやりきるという術者の強い気持ちをもって，手術に望む必要がある．また手術室看護師にも求めることは，内視鏡外科手術は多くの機器により成り立っているところも大きい．その機器の特性や出すタイミングなどを手術前には把握し

ていてほしい．

考えられるトラブル

子宮筋腫の大きさや子宮内膜症の癒着が強ければ出血も多くなり，臓器損傷や開腹手術へ移行する可能性もある．そのような時，他臓器損傷の場合は泌尿器科や外科との連携が必要であり，開腹手術の器具をすぐに展開できる必要がある．

▶ **オペナースは何をすればいい？**

腹腔鏡外科手術は，機器や配線の関係で術野が非常にごちゃごちゃした状態になる場合もある．術者は手術が困難になればモニターに集中し，配線が絡まると手術が非常にしにくくなる．手術室看護師は主に鉗子などの機器類の受け渡しが多いが，時間がある時に，「配線の乱れを直す」「電気メスの先を拭く」「糸を必要な長さに切断する」「カメラが曇らないようにお湯を入れた水筒にカメラをつける」などは大切な仕事なのできちんと行ってほしい．また，出血時はすばやい止血が必要であり，まずはバイポーラーなどで止血を行うが，それでもなかなか止まらない時は，針糸による縫合が必要であり，ガーゼや血管クリップを用いる止血方法もある．

使用する器具・器械

①ビデオスコープ ②気腹チューブ ③鉗子セット ④バイポーラー ⑤持針器 ⑥トロッカー ⑦腟パイプ

準備の注目ポイント

内視鏡外科手術の備品は非常に小さいものが多い．自施設でも鉗子の小さなネジが術中に腹腔内に落ち，回収が非常に困難になったケースも過去に存在した．小さな備品のゆるみや欠損なども術前の確認が非常に重要と思われる．必ず術後に鉗子を分解して洗浄し，また術前にはその分解した状態より組み立てている．小さい機器であるが，1本1本気をゆるめることなく欠損やゆるみをチェックすることが準備では大切である．

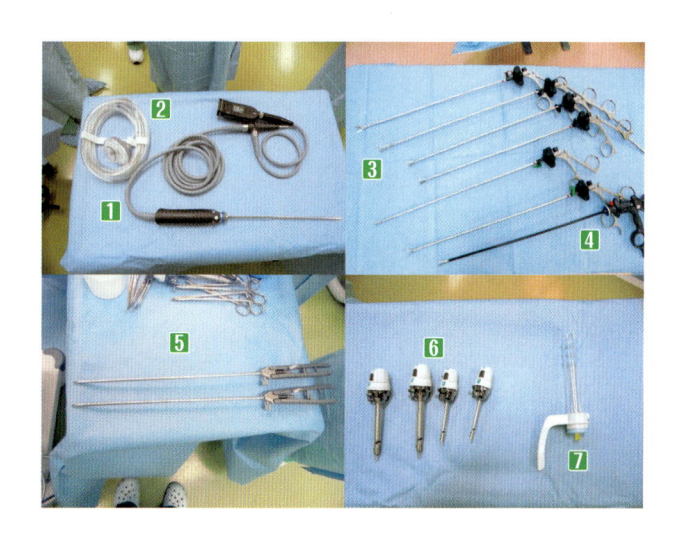

機器類の配置・体位・体温管理

機器類の配置

開腹手術も同様であるが，必要な物品をすぐに渡せる必要がある．特に腹腔鏡外科手術は，腹

腔鏡特有の機器なども多くある．必要物品を取りよせる時間がかかるとその分手術時間が長くなる．術者，手術室看護師両者ともに共通の認識として，次に使う可能性のある機器はあらかじめ手術室にあるように一つ先の行動を考えておく必要がある．

🅱 体位

骨盤高位でヘッドダウンを15～20°くらいで手術を行う．手術前より患者の体位がずれないように，固定が必要になる．ただし，過度に力がかかると術後患者の痛みを訴える．術後，特に肩と腰は痛みが訴えることが多く，器具との隙間にクッションを置くなどの配慮が必要である．

🅲 体温管理

気腹における二酸化炭素ガスや洗浄に使う生理食塩水は，温めてはいるが長時間手術になると冷えることがあるため，患者が低体温に至る可能性もある．そのような場合には，輸液や術野外の上半身の保温（ベアーハガー™）も必要である．

術者の気合いがわかる！フローチャート

① 気腹，トロッカー挿入，腹腔内全体の確認

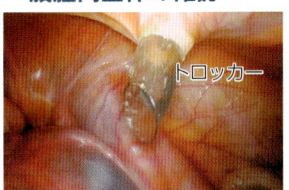

気腹し，トロッカーを挿入し，腹腔内を観察する．自施設は，臍と下腹部の3カ所（合計4カ所）にトロッカーを挿入している．トロッカー挿入時は十分に腹壁をつり上げて行わないと血管や腸管などを穿刺してしまう可能性がある．

② 後腹膜の展開・靱帯の処理，子宮動脈の処理 〈気合い！〉

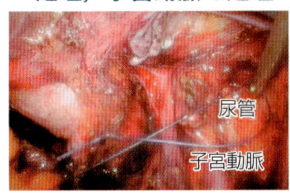

子宮摘出する際，子宮動脈を結紮しないといけないが，解剖学的に子宮動脈は尿管と子宮の外側で交差する．特に腹腔鏡外科手術は，視覚のみで触覚がほとんどないので，尿管を損傷しないように結紮する必要がある．

③ 基靱帯の処理 〈気合い！〉

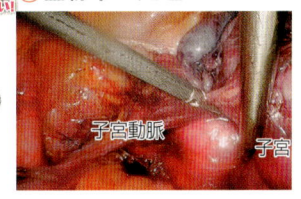

基靱帯の処理の時も，近くに尿管が走行しているため，その切断には細心の注意が必要になる．特に腹腔鏡外科手術は，開腹手術と比べ一般的に尿管の損傷のリスクが高いといわれている．また，直接的に尿管に接していなくても，凝固すると近くにある臓器も熱損傷を受けることがある．そのようなことも頭に入れて手術を遂行する必要がある．

④ 腟管の切開

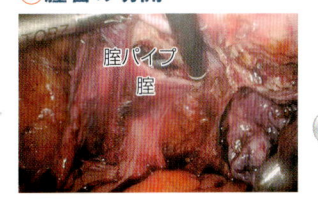

腟パイプを挿入し，その器具の先端の走行に沿って切開する必要がある．

⑤ 子宮摘出術

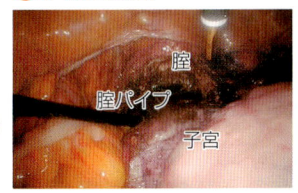

子宮は腟より摘出するが，大きさが大きければ切開しながら摘出することも必要である．

⑥ 腟壁の縫合，全体の洗浄，トロッカー抜去

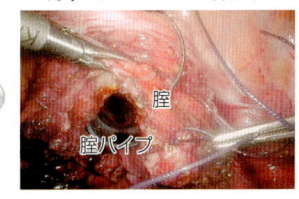

腟壁を1号バイクリル*にて連続縫合する．全体を十分に洗浄し，トロッカーを抜去し，手術を終了する．腹壁において，12mmの創部のみの筋膜と皮下を，2-0バイクリル*にて縫合する．皮膚はすべてスキントンテープ，オプサイトを貼る．

注意すべきポイントがわかる！手術の流れ

①気腹，トロッカー挿入，腹腔内全体の確認

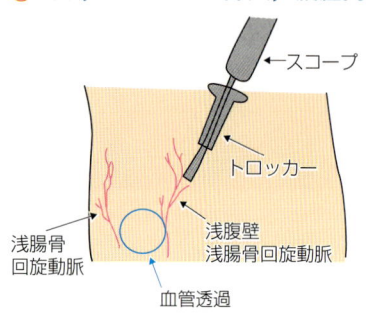

腹腔鏡手術の事故の多くは，一般的に穿刺時に起こることが多いとされる．特に開腹既往のある患者では注意が必要である．前回手術創部の下には癒着により腸管などがくっついている可能性がある．それらから少し距離を取り，穿刺する必要がある場合もある．

術者の動き

臍より第1トロッカーを挿入する．残りの第2，第3，第4トロッカーの挿入時，腹腔内よりビデオスコープの光源の光を用いて皮下に走る血管を透けさせて，穿刺部位を決定する．それにより無駄な出血を避けることができる．

テキパキ！器械出しの注意ポイント

術者が用いるトロッカーの必要な種類，本数をあらかじめ用意しておく．トロッカーは術者の好みや用途（大きさ，長さ）により異なる．多くの種類があり，あらかじめ使用するものを用意しておく必要がある．

流れを読む！外回りの注意ポイント

気腹の時点では，送気するボタンを押す作業やビデオの録画のボタンを押す作業など開始時の外回り看護師は忙しい．また，腹腔内にスコープが挿入されると，照明を落とすなどやることは多い．次に，何をすべきかを考えながら行動する必要がある．

②後腹膜の展開・靱帯の処理，子宮動脈の処理

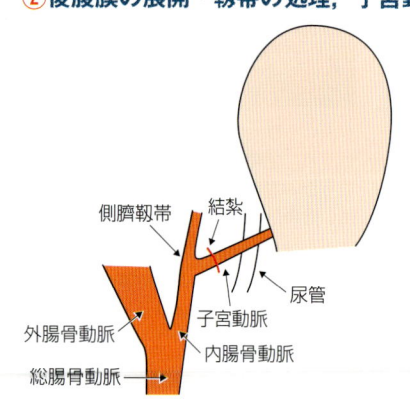

子宮動脈結紮時は，子宮動脈と尿管は子宮の外側にあり，上を子宮動脈が，その下を尿管が走行する．尿管損傷しないように十分に解剖を確認する必要がある．また，開腹手術では直接尿管を触るなどで確認できる．一方，腹腔鏡外科手術では触覚は乏しいが，スコープを近づけて，動脈の拍動を観察することにより蠕動している尿管と鑑別できる．

術者の動き

後腹膜を展開し，内腸骨動脈より分岐する子宮動脈を単離結紮する．当院では1号バイクリル*を通し，持針器を用いて結紮する．次に，円靱帯の切断，卵管と卵巣固有靱帯の切断を行う（卵巣を摘出する際は，卵巣提索を切断する）．

テキパキ！器械出しの注意ポイント

持針器や糸の渡しが必要となる．術者が結紮しやすいように指示された長さに糸を切る必要がある（約15cm）．

流れを読む！外回りの注意ポイント

子宮動脈を探す際，近くには外腸骨動脈などの大動脈が走っている．予期せぬ大量出血に備え，開腹手術に移行する時など迅速な対応が必要な場合も存在する．術者にとって，一連の手術の流れで最も緊張する手技の一つであるため，外回り看護師も少し緊張感をもってモニターを見ておき，何かあればすばやく対応する必要がある．

氣合い！の理由

後腹膜を展開する時は，出血したら大量出血につながる血管が多数存在する．常に解剖を確認しながら結紮する必要がある．

③基靱帯の処理

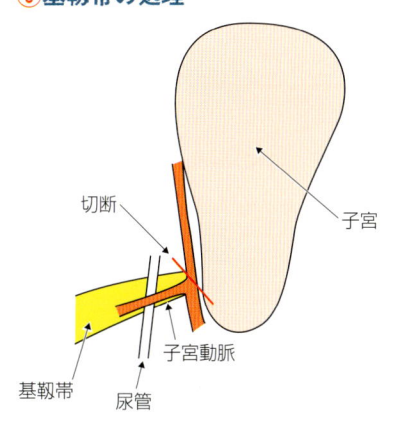

図中ラベル：切断／子宮／子宮動脈／基靱帯／尿管

基靱帯の処理時も，子宮動脈同様に尿管が近くに走行している．その切断には細心の注意が必要になる．子宮をできるだけ牽引することにより，尿管との距離を持つことが大切である．

術者の動き

子宮の側方に位置する左右基靱帯をバイポーラーで凝固後に切開する（施設によっては，1号バイクリル*などの結紮し，切開するところもある）．

テキパキ！器械出しの注意ポイント

凝固する時にバイポーラーの先端などが炭化することがある．それらを使用していない時にすばやく取り除くことが必要な場合もある．

流れを読む！外回りの注意ポイント

結紮する場合は，術者が指示した糸針を用意しておき，器械出し看護師に渡す必要がある．

氣合い！の理由

基靱帯の切断時も近くに尿管が走行しているため，注意が必要になる．特に腹腔鏡外科手術は，開腹手術と比べ，尿管の損傷のリスクが高いといわれている[2, 3]．

④腟管の切開

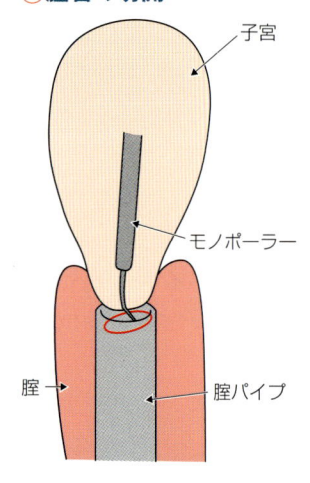

図: 子宮、モノポーラー、腟、腟パイプ

腟切開時は腟壁の前後をある程度切開した後に、左右側方を切開した方が、切開しやすい。

📡 術者の動き
腟パイプの先端に沿って、電気メスなどで腟壁を切開する。

✱ テキパキ！器械出しの注意ポイント
腟管を切開する時、腟が開いた瞬間より腹腔内より気腹が腟内に漏れ出てしまう。腟パイプを挿入する前に挿入部とは逆に穴が開いている、黄色の栓をする器具があるため、きっちりつけておく。

↻ 流れを読む！外回りの注意ポイント
腟パイプには30mmと35mmの2タイプがあり、どちらを選ぶかは術者の判断により決める。よって、念のため、両者を手術室に運んでおく。

⑤子宮摘出術

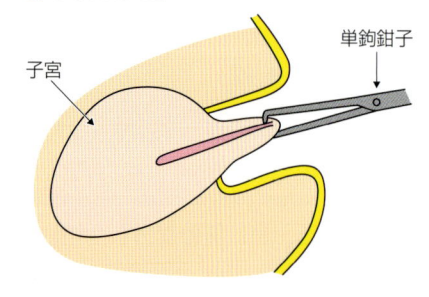

図: 子宮、単鉤鉗子

子宮は腟より摘出するが、大きさが大きければ切開しながら摘出することも必要である。悪性腫瘍の場合は、袋に入れてから回収する時もある。

📡 術者の動き
腟壁を切った子宮は、経腟的に回収する。すんなりと腟壁を抜ければいいが、大きい子宮筋腫などあれば、剪刀などで切開しながら断片的に回収する必要がある。

✱ テキパキ！器械出しの注意ポイント
スムーズに子宮が腟より摘出されれば、問題はない。子宮を切開しながら回収する際、腟式のセットが必要な場合もある。子宮が大きい場合、あらかじめ腟式のセットも必要か術者に聞いておく必要がある。

↻ 流れを読む！外回りの注意ポイント
筋腫が大きく、腟壁が非常に狭い例では、経腟的な回収が困難なら腹壁より砕きながら摘出する必要がある。その際、電動モルセレーターを使用することもあり、必要な際には準備する。また、摘出した子宮の測定や標本の写真撮影などが必要な時もある。

⑥腟壁の縫合，全体の洗浄，トロッカー抜去，終了時

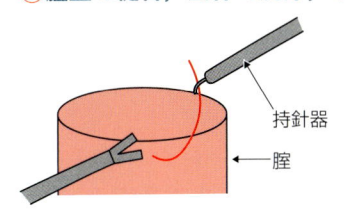

腟壁の縫合では，腟の両断端の出血が多くなることがある（子宮動脈など）．その部分をすばやく縫合する必要がある．ただし，尿管も近いため，縫合は慎重に行う．

術者の動き

腟壁を1号バイクリル*にて連続縫合をする．全体を十分に洗浄し，トロッカーを抜去し，手術を終了する．十分に洗浄を行った後に，腹壁は自施設では12mmの創部のみ筋膜，皮下を2-0バイクリル*にて縫合する．皮膚はすべてスキントンテープ，オプサイト*を貼る．

テキパキ！器械出しの注意ポイント

腟の縫合は当院では連続縫合で行っている．通常よりやや長い長さで糸を切る必要がある．次に，トロッカーを抜去し，手術終了時にガーゼ，器械のカウントなども行う必要がある．

流れを読む！外回りの注意ポイント

洗浄を行う際，手術室に必要な生理食塩水を温めて置いておく必要がある．また，手術終了時に気腹の時点とはまったく逆で，「送気を中止する」「ビデオ録画を停止する」「照明をつける」などで忙しい．また，この時点でガーゼ，器械のカウントなども要することもあり，できることをテキパキとこなす必要がある．

引用・参考文献

1) 忠内 薫．"産婦人科"．オペナースのための毎日使える解剖図カラーイラストブック．大阪，メディカ出版，2011，102．
2) Johnson, N. et al. Surgical approach to hysterectomy for benign gynaecological disease. Cochrane Database Syst Rev. 1, 2005, CD003677.
3) Johnson, N. et al. Methods of hysterectomy: systematicreview and meta-analysis of randomized controlled trials. BMJ. 330, 2005, 1478.

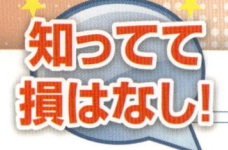

知ってて損はなし！ワンポイントレクチャー

近畿大学医学部産科婦人科学教室医学部講師　**小谷泰史**
同主任教授　**万代昌紀**

腹腔鏡外科手術の合併症について

　内視鏡外科手術の備品は非常に小さいものが多い．自施設でも鉗子の小さなネジが手術中に腹腔内に落ち，回収が非常に困難になったケースが過去に存在した．途中，把持鉗子の先端が閉じないことに気付き，手術室看護師が鉗子を観察し，鉗子の先端のリベットが脱落していたことを発見した．腹腔外を十分に探したがなかったため，ビデオを見直し，手術時にリベットがなくなっていることを確認した．その後Ｘ線で撮影し，リベットを確認した（**図1**）．その部分を中心に腸管の間の腹腔内を30分以上かけて探し，ようやく発見し回収した．

　腹腔鏡外科手術では，腹腔内で使用した針やパワーソースの先端や内視鏡の備品など比較的小さなものが破損し，腹腔内に迷入することがある．その場合，ビデオの再確認や場合によってＸ線撮影を行う時もある．しかし，腹腔内を探すことは非常に困難で，最悪開腹手術へ移行を余儀なくされる場合もある．すべてを防ぐことができるわけではないが，やはり準備の段階である程度，鉗子のネジや器械の開き具合など，機器の保守点検が必要である．当院の場合では，鉗子類は30回使用もしくは1年で業者にメンテナンスしてもらっている．

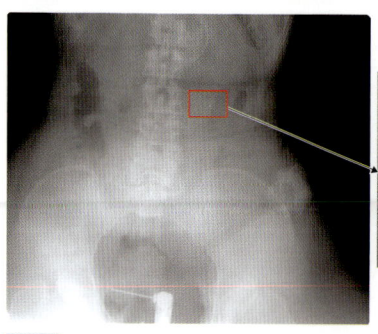

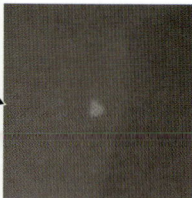

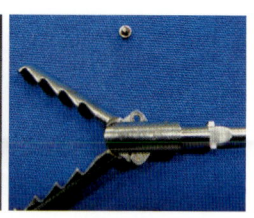

図1 リベットの紛失と回収

執筆者一覧

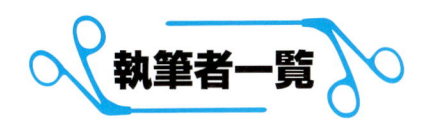

第1章
公益財団法人がん研究会有明病院　武田知子

第2章

①消化器外科

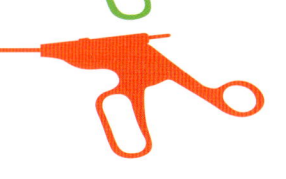

1. 佐賀大学　池田 貯
2. 岡山大学病院　西﨑正彦
3. 東京都立多摩総合医療センター　今村和広 ほか
4. 独立行政法人労働者健康福祉機構東北労災病院　松村直樹 ほか
5. 日本医科大学付属病院　清水哲也 ほか
6. 岩手医科大学　大渕 徹 ほか
7. 久留米大学　安永昌史
8. 関西医科大学　大石賢玄 ほか
9. 岩手医科大学　大塚幸喜
10. KKR札幌医療センター 斗南病院　川原田 陽

ワンポイントレクチャー　近畿大学　今本治彦

②呼吸器外科

1. NTT東日本関東病院　松本 順

ワンポイントレクチャー　NTT東日本関東病院　松本 順

③整形外科

1. 高岡整志会病院　中野恵介
2. 高岡整志会病院　中野恵介

3 福井総合病院　山門浩太郎
4 福岡リハビリテーション病院　花田弘文
5 阪奈中央病院　松井智裕 ほか
6 特定医療法人財団五省会西能病院　堂後隆彦
7 高岡整志会病院　今田光一

ワンポイントレクチャー　高岡整志会病院　今田光一
　　　　　　　　　　　東京医科大学　山藤 崇

④泌尿器科

1 NTT東日本関東病院　安部光洋 ほか
2 NTT東日本関東病院　安部光洋 ほか
3 NTT東日本関東病院　安部光洋 ほか
4 東京医科大学　滝澤一晴 ほか

ワンポイントレクチャー　NTT東日本関東病院　安部光洋 ほか

⑤耳鼻咽喉科

1 静岡県立総合病院　木谷芳晴 ほか

⑥産婦人科

1 近畿大学　小谷泰史 ほか

ワンポイントレクチャー　近畿大学　小谷泰史 ほか

メディカの書籍

好評発売中

重要ポイントがパッとひと目でわかる！
「なぜ？」「どうして？」がよくわかる
麻酔看護ポイントブック

愛媛県立中央病院副院長（麻酔科）　**髙石 和** 監修
愛媛県立中央病院手術室次席（手術看護認定看護師）　**渡部 早人** 著

麻酔看護における53場面の重要ポイントと、各ポイントにおける「なぜ？」「どうして？」の理由（根拠）を挙げ、麻酔看護のポイントをバッチリおさえた。特に重要な手技については、カラー写真とともに注意ポイントと理由（根拠）を解説しているため、理解したうえで実践できる。ポイントを網羅したオペナース必携の一冊。

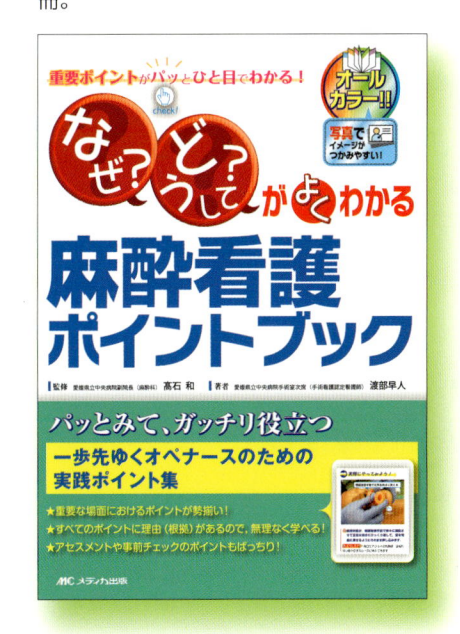

定価（本体2,800円＋税）
B5判／144頁　ISBN978-4-8404-4094-3
web T140060（メディカ出版WEBサイト専用検索番号）

内容

1章　入室～モニター装着／ルート確保
1. 手術室の準備（患者入室前の環境整備）
2. 患者確認・手術部位確認
3. 申し送り事項／4. 手術台への移送・移乗方法
5. モニター装着
6. 間欠的空気圧迫装置（フットポンプ）装着　ほか

2章　麻酔導入（全身麻酔）
1. 麻酔導入前の準備（必要物品の準備）
2. 純酸素投与（脱窒素）／3. 静脈麻酔薬投与
4. 気道確保・マスク換気／5. 筋弛緩薬投与

3章　気管挿管介助（経口挿管）
1. 喉頭展開／2. 喉頭鏡（ブレード）の挿入
3. 気管チューブ挿入／4. スタイレット抜去
5. カフエア注入／6. 呼吸回路接続・換気開始
7. 挿管困難の予測と対処方法

4章　術中麻酔看護
1. 血圧（観血的動脈圧）／2. フロートラック
3. 心電図／4. 出血量測定／5. 尿量測定
6. パルスオキシメータ／7. カプノメータ　ほか

5章　覚醒と抜管～退室
1. 覚醒前の確認事項／2. 麻酔薬投与の中止
3. 筋弛緩薬の拮抗／4. 口腔内・気管内吸引
5. 呼吸状態・循環状態・覚醒状態の観察
6. 抜管介助　ほか

6章　硬膜外麻酔・脊髄くも膜下麻酔
1. 物品・薬剤準備／2. 体位介助（側臥位時）
3. 消毒・ドレーピング
4. 局所麻酔薬（浸潤麻酔）の投与
5. 脊髄くも膜下麻酔（穿刺・薬液注入・体位変換）
6. 無痛域の確認と副作用の観察（脊髄くも膜下麻酔）
7. 硬膜外麻酔（針穿刺・カテーテルの挿入・固定）

MC メディカ出版

お客様センター　0120-276-591

www.medica.co.jp

本社 〒532-8588 大阪市淀川区宮原3-4-30 ニッセイ新大阪ビル16F

OPE NURSING バックナンバーのご案内

2014年（第29巻）

- **3月号** 完全保存版！
  術前・術中・術後のポイント攻略の決め手はココ！
  99種類の器具・器械・インプラント
  まるごと早わかりカード

- **4月号** 新人オペナースのための
  パッ！とわかる手術看護のこれだけレクチャー

- **5月号** 新人ナースの「わからない！」に応える！
  はじめての器械出し 41の押さえドコロ

- **6月号** 麻酔科医と先輩ナースが教える！
  新人ナースのための麻酔看護
  "誰でも使える"王道マニュアル

- **7月号** 6日間で覚える！麻酔の流れに沿って覚える！
  執刀前・中・後の合併症 先読みスクール

- **8月号** これでサクサク丸わかり！
  保存版 消化器外科・整形外科の疾患・手術
  早覚えMYオペノート

- **9月号** もう新人ナースとは呼ばせない！
  やりなおしの外回り・麻酔看護と
  1ランク上のアセスメント

増刊

- **2011年 秋季**／整形外科手術器械出し・外回り完全マニュアル 下肢編20術式
- **2011年 臨時**／手術看護の超重要ポイントマスターブック
- **2012年 春季**／整形外科手術器械出し・外回り完全マニュアル 上肢・脊椎編17術式
- **2012年 秋季**／消化器外科 開腹術・内視鏡手術完全マニュアル
- **2012年 臨時**／手術室モニタリング見きわめ力＆判断力 ビシッとマスターブック
- **2013年 春季**／麻酔看護力UP バッチリ使えるサポートブック
- **2013年 秋季**／保存版 超早わかり手術看護のササッと先読みポイント
- **2014年 春季**／オペナースがパッと調べてサクサク使える！手術室の薬剤122

読者の皆さまへ このたびは本増刊をご購読いただき、誠にありがとうございました。編集部では今後も皆さまのお役に立てる増刊の刊行をめざしてまいります。つきましては、本書に関するご感想・ご提案などがございましたら、当編集部までお寄せください。

OPE NURSING オペナーシング 2014年秋季増刊
The Japanese Journal of Operating Room Nursing

術式別でわかりやすい！
内視鏡外科手術実践マニュアル

編者・今本治彦
発行人・長谷川 素美
編集担当・荒木泰人　小川志保　井奥享子　井潤富美
発行所・株式会社メディカ出版
　〒532-8588 大阪市淀川区宮原 3-4-30
　　ニッセイ新大阪ビル16F
　編集 TEL 06-6398-5048
　お客様センター TEL 0120-276-591
　広告窓口／総広告代理店株式会社メディカ・アド
　　TEL 03-5776-1853
　E-mail　ope@medica.co.jp
　URL　　http://www.medica.co.jp
　印刷製本　株式会社廣済堂

2014年秋季増刊（通巻389号）
2014年9月15日発行
定価（本体4,000円＋税）
ISBN978-4-8404-4657-0

本誌に掲載する著作物の複製権・翻訳権・翻案権・上映権・譲渡権・公衆送信権（送信可能化権を含む）は株式会社メディカ出版が保有します。

JCOPY ＜（社）出版者著作権管理機構 委託出版物＞
本書の無断複写は著作権法上での例外を除き禁じられています。複写される場合は、そのつど事前に、（社）出版者著作権管理機構（電話 03-3513-6969、FAX 03-3513-6979、e-mail: info@jcopy.or.jp）の許諾を得てください。

乱丁・落丁がありましたら、お取り替えいたします。
本書の無断転載を禁ず。Printed and bound in Japan